本书为教育部哲学社会科学重大课题攻关项目"我国食品安全风险防控研究"阶段性成果

食品安全多元治理

主编 王 硕

南开大学出版社
天 津

图书在版编目(CIP)数据

食品安全多元治理 / 王硕主编. —天津：南开大学
出版社，2014.1
ISBN 978-7-310-04380-4

Ⅰ. ①食… Ⅱ. ①王… Ⅲ. ①食品卫生—卫生管理
—研究—中国 Ⅳ. ①R155.5

中国版本图书馆 CIP 数据核字(2013)第 295598 号

南开大学出版社出版发行
出版人:孙克强
地址:天津市南开区卫津路 94 号 邮政编码:300071
营销部电话:(022)23508339 23500755
营销部传真:(022)23508542 邮购部电话:(022)23502200
*
天津泰宇印务有限公司印刷
全国各地新华书店经销
*
2014 年 1 月第 1 版 2014 年 1 月第 1 次印刷
240×170 毫米 16 开本 18.625 印张 2 插页 300 千字
定价:39.00 元

如遇图书印装质量问题,请与本社营销部联系调换,电话:(022)23507125

编者按

　　"天津科技大学食品安全战略与管理研究中心"成立于 2008 年 12 月，是天津市人文社会科学重点研究基地。中心以"关注食品安全、凝聚科研优势、提升公众信心、勇担社会责任、培养创新人才"的战略思想为指导，依托天津科技大学轻工产业技术经济、食品科学与工程博士点和食品营养与安全教育部重点实验室，与国家食品安全风险评估中心、国家认证认可监督委员会等研究机构联合，协同研究食品安全重大问题，参与制定了"国家食品药品安全'十一五'规划纲要"，承担 2011 年度国家社科基金项目"中国食品安全战略研究"，2012 年度教育部社科重大项目"我国食品安全风险防控研究"。此外，"食品安全危害因子可视化快速检测技术"获得了 2012 年度国家科学技术进步二等奖，等等。中心重点围绕食品安全风险评估与标准、食品安全风险防控与治理、食品安全政策与法律三个研究方向开展深度研究，在食品安全领域具有明显的特色优势，已取得多项具有重要影响力的研究成果。

　　本书选编了天津科技大学食品安全战略与管理研究中心科研人员多年的科研成果，部分成果发表在一些学术期刊上。如狄琳娜的《完善我国食品安全监管体系的机制建设建议》一文部分成果发表在 2012 年 12 期的《经济问题探索》上；朱新华的《论食品权的发展及其国家保护义务》入选了天津市社会科学界第七届学术年会优秀论文集；刘文萃的《食品安全管理理念重构与行业协会自律监管》发表在 2012 年 01 期的《湖北社会科学》上。在此，我们对来自校内外专家学者给予的帮助与支持表示感谢。

　　希望本书的出版能给我国的食品安全治理研究提供一些新思路和解决食品安全实际问题的良方。

　　由于编者水平有限，书中难免会出现一些疏漏和错误，敬请广大读者批评指正！

本书编委会
2013 年 10 月

序　言

曹小红

　　食品安全是关系到人民群众生命健康和国家社会稳定的重大问题。近年来，在社会各界的共同参与和努力下，我国食品安全保障水平稳步提高，总体形势稳定向好。但同时也要看到，食品安全事件时有发生，食品安全事件不仅给人民群众生命健康造成严重危害，同时也给食品行业发展带来巨大的冲击，影响国民经济持续健康发展。食品安全问题更是一个涉及国家社会稳定的政治问题。群众利益无小事，在互联网等现代传媒高度发达的今天，任何一个小的事件，经过媒体的放大作用，最终都可能成为酿成影响社会稳定的公共危机事件，甚至会影响到政府的公信力。我国传统的"以政府监管为主导"的食品安全治理范式，已无法满足新形势下食品安全治理主体多元化的需要。协调食品安全治理主体利益分配矛盾，明确食品治理利益相关方的责任和义务，实现食品安全单一治理范式向政府、企业、行业协会及非政府第三方、媒体和消费者共同参与的多元治理范式转变是我国走出食品安全治理困境的必由之路。

　　随着人们对食品安全问题的不断研究，逐渐形成了对其归因的一致看法。从表面来看，食品检测技术手段落后、食品安全行政监管不力、食品安全法律体系不完善、消费者食品安全意识不足等已成为共识。这些研究人为地将引起食品安全问题的主体划分为政府、企业、消费者、行业协会和非政府第三方等。由于各食品安全主体的身份和所处的地位有所不同，容易过多地强调单个主体在食品治理过程中的重要性，而忽视各食品安全主体之间的联系。食品生产经营包括种植、养殖、生产、加工、贮存、运输、销售、消费等诸多环节，食品安全的未知风险、人为风险、衍生风险交织共存，任何一个细节出现纰漏都会影响最终产品的质量和安全，任何一个参与主体的失灵都会带来食品安全治理的整体失效，任何一个领域研究的滞后都会影响食品安全治理的有效推进。食品安全治理的系统性和复杂性对制定和实施食品安全治理政策和措施提出了高标准和严要求。我们在以往食品安全治理研究和实践中，主要关注对食品安全单一主体、各个环节的研究，而对协调食品安全治理主体利益分配矛盾，明确食品治理利益相关方的责任和义务，共同参与食品安全治理，亦即本书提到的多元治理却关注不够。

近年来，天津科技大学食品安全战略与管理研究中心立足食品安全领域研究，以老百姓最关心的热点问题为出发点，从政府、企业、消费者、行业协会和非政府第三方等不同角度，探讨研究解决食品安全问题的良策，取得了丰硕的研究成果。本书正是顺应食品安全治理的新形势，将中心最新的科研成果进行整合，以食品安全的整体性研究、全局性把握为特点，力求在国内率先推出食品安全多元治理的研究成果。内容包括国内食品安全的现状和归因、食品安全多元治理的内涵、食品安全多元治理的理论与方法、实践经验等篇章，尤其对食品安全问题的多个主体进行剖析，体现了食品安全治理过程中的由整体化—到化零为整的总体研究思路。

本书的出版，对于拓展食品安全科学研究的思路，完善食品安全治理体系建设，推动食品安全多元治理机制创新，均将发挥重要的作用。

（该序言作者曹小红系天津市副市长）

目 录

第一篇

食品安全多元治理综述

食品安全现状与多元治理理论

张文胜

一、我国食品安全现状与风险分类

（一）我国食品安全现状

"民以食为天，食以安为先"，我国政府高度重视食品安全问题，2009 年 6 月 1 日出台了《食品安全法》，2010 年成立了国务院食品安全委员会，2011 年成立了国家食品安全风险评估中心，并在国家"十一五"、"十二五"发展规划中对食品安全做出了具体规定。习近平总书记在 2012 年召开的党的十八大报告中提出：要提高人民健康水平，改革和完善食品药品安全监管体制机制。党的十八大后在国务院机构调整中将食品安全监管相关职能部门并入食药总局，成立了新的食品药品监管总局，其目的就是要加强与食品药品监管等部门的协调配合，强化信息通报和执法协作，形成监管合力，提高执法效能，我国食品安全问题被提到前所未有的高度。

我国食品安全总体形势尚好[1]，食品合格率从 20 世纪 90 年代中期的不足 60%，到现阶段已提高到 90% 以上，北京、上海、广州等一线大城市，合格率都在 95% 以上。但同时也要看到我国食品安全的严峻形势，自"三聚氰胺"、"苏丹红"事件后，先后又爆发了"瘦肉精"、"毒生姜"、"假羊肉"、"镉超标大米"等事件，中央及各地方政府部门食品安全监管越来越严厉，但食品安全事件还是屡屡发生，不仅涉及国内食品龙头企业，还涉及在华经营的跨国食品企业。为什么食品合格率逐年上升，食品安全事件却仍时有发生呢？

究其原因，食品安全问题不仅仅是客观存在的科学问题，同时又是主观认知问题，这主要表现在以下几方面：第一，食品生产分散化导致的不规范生产问题；第二，消费者健康和维权意识增强；第三，政府部门强化监管力度，使潜在的问题暴露出来；第四，企业诚信意识弱、守法意识不强，导致的安全生产不到位问题；第五，媒体虚假和夸大报道，导致食品安全风险被放大问题。以上这些因素复杂地交织在一起，使公众感到食品安全问题频频发生。食品安全问题有损人们对国产食品的信心，危及产业安全和经济发展。如果处置不当，个别问题、局部问题就会演变为全局性问题，甚至会酿成重大的公共危机，直接影响政府的公信力。

（二）食品安全风险分类

食品安全未知风险、人为风险、衍生风险交织共存，对公共安全和人民的生命健康具有重要影响，这里既有科技风险，也有管理风险；既有政策法律风险，也有社会和突发风险。[2] 如图 1 所示。

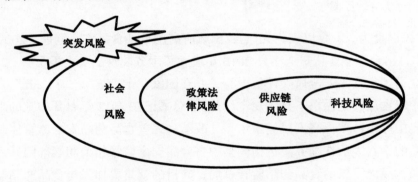

图 1　食品安全风险分类

1. 食品安全科技风险

科技风险即科学技术发展带来的风险，多来源于科研机构的科技成果，可以划分为科技使用风险和科技滥用风险。科技使用风险主要是来自于食品原料及其加工贮运过程中的物理、化学和生物的危害，包括致病菌、农兽药及重金属残留等风险。科技滥用风险主要是由食品原料及其加工贮运过程中滥用科技造成的风险，即本来在食品原料及其加工贮运过程中不应该出现的风险。

2. 食品供应链风险

食品供应链由农业、食品加工业、物流业和零售业等相关企业所构成。食品供应链风险可分为上游供应商风险、企业内部运行风险和下游销售商风险三部分。上游供应商风险是指上游供应商监控失效导致的初级食品源头污染风险；企业内部运行风险即食品生产过程中企业内部监管失效导致的食品质量安全标准不达标或非规范生产等带来的风险；下游销售商风险即流通销售环节、食品质量监控和管理不到位带来的风险。

3. 食品安全政策法律风险

政策法律风险即因食品安全政策法律变动带来的风险。食品安全政策法律的变动，一般来说，从批准发布到正式实施，都会有数月甚至数年的过渡期。例如，2009年《食品安全法》发布以来，国家大范围梳理相关的食品安全标准及法规；又例如，近期国家食品药品监管总局启动食品安全法修订等，导致许多企业不能及时应对这些变化。同时，企业食品安全法律意识淡薄、诚信缺失以及法规标准不明确也是导致食品安全政策法律风险的原因之一。

4. 食品安全社会风险

在现代传媒高度发达、经济社会正处于转型期的大背景下，公众对健康安全高度关心，食品安全问题具有显著的放大效应。一旦出现事件，哪怕是个别的不大的事件，也会在国内外迅速传播扩散，成为社会关注的热点、媒体聚光的焦点。如果各级政府部门应对不力、处置不当，个别问题、局部问题就会演变为全局性问题，将酿成重大的社会风险，直接影响政府的公信力。

5. 食品安全突发风险

食品安全突发风险是指由与食品安全相关的内外因素直接或间接引起的，在短时间内突然爆发，并直接影响到食用或接触相关食品的人们健康的，甚至危及生命的突发事件。这类突发事件影响极大，常常会导致人们的情绪恐慌或失控。如近期发生在我国的，已造成多个省份人员死亡的 H7N9 禽流感病毒的发生，就属于食品安全突发风险。食品安全突发风险不仅影响了有关人员的生命和健康，还对中国家禽养殖业和禽类加工及餐饮企业都造成了巨大的冲击。

二、食品安全多元治理相关理论[3]

（一）食品安全治理理论概述

发达国家在食品安全治理长期实践中，逐步探索出一些有效的理论和方法。分析和梳理食品安全理论，有利于科学地把握食品安全治理规律，总结食品安全治理的有效模式，为我国食品安全治理体系的构建提供理论参考。

1. 公共利益理论

公共利益通常是指符合社会大多数成员需要并且能为他们带来积极意义的利益。为实现公共利益，政府通常通过对市场中相关行业的微观经济主体行为直接干预，抑制市场的不完全性缺陷，协调各方利益冲突、降低社会交易成本、提高社会成员整体福利，从而达到保护社会公众利益的目的。因此，公共利益往往成为法律保护的目标、机制体制建设的取向和行为选择的标准。

2. 风险治理理论

关于风险社会的理解主要有以下视角：第一种认为风险社会的出现，是由于社会的发展所带来的未知和不确定性造成的风险。第二种认为风险社会的出现，体现了人类对风险认识的深入以及文化对认知的影响。第三种认为风险社会指社会现代化的一个阶段，在此阶段，工业化社会所带来的威胁开始表现在社会经济生活的方方面面，人类无时无刻不处于风险社会之中。风险的不确定性以及多种风险交织共存，协调和缓解社会各类风险成为社会治理的首要问题。

3. 全供应链治理理论

食品生产经营包括从生产、流通、销售最终到消费者手中的多个环节。食品安全监管一旦在其中某个环节出现问题，都会导致食品安全问题的发生。为此，国际上逐步探索出食品安全治理新技术，即食品全供应链治理，就是把供应链上各环节的企业都纳入统一监管的范畴，在遵循市场经济原则的基础上，通过协调企业内外资源来共同满足消费者需求，从而实现从农田到餐桌食品生产经营全程治理。

公共利益理论启示我们，公共利益和商业利益发生冲突，特别是在某些企业冲破法律和道德底线的时候,政府要始终坚定不移地站在公共利益一边,毫不动摇地维护公共利益。坚持公共利益优先,有利于形成社会共识,及时发现食品安全各种隐患,促进食品企业诚信经营,保障食品安全和公众的生命健康。风险治理理论说明,食品安全多种风险交织共存,安全与风险不存在绝对关系,没有零风险食品。只有遵循风险治理规律,坚持风险评估、风险管理和风险交流一体化战略,才能形成食品安全治理合力,科学认知和有效化解食品安全风险。全供应链治理理论要求,在加强食品供应链的整体监管的同时,应重视生产源头和生产经营各环节的联系,只有这样才能有效规避和防范食品安全各种风险。

(二)食品安全多元治理的内涵[4]

联合国全球治理委员会(CDD)对治理(Governance)做了权威定义。"治理"是指"各种公共的或私人的机构管理其共同事务的诸多方法的总和,是使相互冲突的或不同利益得以调和,并采取联合行动的持续过程",这既意味着治理是有权迫使人们服从的正式制度和规则,也意味着人们同意或符合其利益的非正式制度安排。此外,霍尔斯蒂强调治理就是秩序加上某种意向性。星野昭吉认为治理的本质是一种非暴力、非统治的机制,而不是权利的强迫和压制。

治理理论的主要创始人罗西瑙认为,治理是一系列活动领域里的管理机制,强调治理的非制度性特征。联合国全球治理委员会总结了治理的特征:第一,治理不是一整套规则和正式的制度,而是一种持续互动的过程;第二,治理过程的基础不是管理、控制,而是协调、配合;第三,治理既涉及公共部门,也包括私人部门和非政府组织。参考治理的定义和相关文献及资料,我们将食品安全治理定义为:包括政府、食品企业、行业协会和非政府第三方、新闻媒体以及消费者在内的食品安全利益相关者,在法制和平等、透明和诚信的原则下,通过某种正规"制度安排"及非正规"制度安排",动员各种力量参与经济、社会活动,对食品安全实施"共同治理",从而保证公众生命健康安全和实现社会利益目标的活动过程。鉴于食品安全治理,一方面受到政府决策者的观念和能力以及监管体系的影响;另一方面又受企业自律能力、社会诚信环境和公民参与监管等方面的影响。因此,有必要引入公共治理分析范式,构建包括政府、食品生产企业、行业协会和非政府第三方、新闻媒体以及消费者在内的食品安全多元治理体系，通过对各组织间互动、协调来实现对食品安全的有效治理。

三、我国食品安全多元治理体系的构建

（一）我国食品安全治理问题

食品安全已经成为衡量人们生活质量、社会管理水平和国家法制建设的一个重要方面，深刻地影响着中国社会的方方面面。食品安全治理理论创新和食品安全治理实践，为构建我国食品安全多元治理体系提供了理论依据和可借鉴的经验。

目前，在我国食品安全治理中形成了以"改善政府监管"为路径依赖的主流范式。但我国频发的食品安全事件表明，"以政府监管为主导"的食品安全治理范式遭遇到了重大挫折，面临着政府替代还是市场修正、公共利益还是部门利益、政府万能还是政府有限的逻辑性危机。同时，食品安全治理作为一个错综复杂的系统工程，如果没有相应的政策体制、监管体制以及具体运作的机制协调配合，食品安全治理就会失去动力。为此，加强食品安全治理职能，确保食品安全治理的有效性，已成为我国食品安全治理一项迫在眉睫的任务。构建食品安全治理主体的利益代表与利益表达机制、利益冲突与制衡机制、利益协调与利益保障机制，明确食品治理利益相关方的责任和义务，协调食品安全治理主体利益分配矛盾，是实现食品安全单一治理范式向政府、企业、行业协会及非政府第三方、媒体和消费者共同参与的多元治理范式转变的必由之路。

（二）我国食品安全多元治理体系的构建

随着现代科技和经济社会的快速发展，对环境、生态乃至整个人类自身可能产生的各种各样的影响也逐渐凸现出来。我国现阶段恰恰处于工业化和城市化快速发展期，也是风险社会各种矛盾的集中突发期，这就导致食品安全事件频频发生。食品安全未知风险、人为风险、衍生风险交织共存，如何构建符合我国经济社会发展实际的食品安全多元治理体系，明确政府、企业、消费者、行业协会以及新闻媒体等食品安全治理主体的职能至关重要。

第一，政府作为食品安全政策、法规的制定以及监管主体，代表公共利益，发挥着最权威的食品安全监管者的作用。第二，企业作为食品安全生产的责任主体，对食品安全承担主体责任，在食品供应链安全中发挥着最根本、最经济、最有效的作用。第三，食品行业协会是化解监管资源稀缺与监管对象数量庞大矛盾，提高食品安全监管效率的有效途径。第四，消费者是食品安全危害的直接受害者，也是食品安全治理的最终受益者，发挥着食品安全治理有效性最权威见证者的作用。第五，新闻媒体通过开展食品安全相关公益宣传，对违法行为进行舆论监督，是实现食品安全"社会共治"的有力推手和补充。

构建食品安全多元治理体系，还要从我国实际出发。现阶段我国食品生产企业的近90%是规模以下中小企业，有限监管资源与对数量庞大的中小食品企业的监管是我国食品安全监管的主要矛盾之一。为此，第一，应鼓励中小食品企业参加行业协会和食品安全技术培训，提高食品安全管理水平，提升食品行业整体形象；第二，促进企业加大食品安全研发投入，推动企业积极参与国家标准制定，从而保障食品产业健康发展；第三，政府及新闻媒体应加强企业守法意识和消费者食品安全意识教育，提升全社会食品安全意识、为食品安全治理创造健康的环境。

参考文献

[1] 胡颖廉，李宇. 社会监管理论视野下的我国食品安全[J]，新视野，2012(1)

[2] 徐景和.创新食品安全治理理念. 中国食品安全报, 2011-05-24

[3] 徐景波. 食品安全治理的若干理论视角. 中国食品科技网，[2013-03-02]. http://www.tech-food.com/news/2013-3-2/n0965575.htm

[4] 治理—MBA 智库百科：http://www.360doc.com/content/10/1203/13/3706336_74653218.shtml

[5] 王虎，李长健. 利益矛盾论视野下食品安全治理的一种模式变迁[J]. 经济体制改革, 2008（5）

美国食品安全监管体制改革争论及其启示

刘文萃

随着世界范围内食品安全问题的日益突出，许多国家开始重新反思和检讨传统的食品安全监管体制并开始做出调整，国际上的食品安全监管体制正在发生深刻的变革。美国是世界上食品行业最为发达的国家之一，其食品安全监管体制伴随着食品行业的发展而逐渐演化，历经一百多年的探索和积累，目前已形成了较为科学、全面和系统的食品安全监管体系。但近年来，随着经济社会形势的变化，美国"分散型"食品安全监管体制所固有的"分割性"、"重叠性"等问题和弊端日益凸显，有关食品安全监管体制改革的动议和争论，再次引起了美国社会和公众的广泛关注。

中美两国均属多部门分工联合监管的"分散型"食品安全监管体制，美国对于现行食品安全监管体制弊端的反思和探讨、改革的动议和争议，对于正在探索中的中国食品安全监管体制改革而言，都具有积极的启示和极为现实的借鉴意义。

一、美国食品安全监管体制的基本架构

总体而言，美国的食品安全监管体制属于多部门、多层级的"分散型"监管体制。作为联邦制国家，美国食品安全监管由联邦政府、各州政府和地方政府共同实行。全国范围内的食品安全监管由联邦政府相关机构负责，各州及地方政府则主要负责对其辖区范围内食品的安全监管工作，具体由法律明确规定其权限。

美国的食品安全监管体制建设，如果从 1906 年美国国会通过第一部全

国性的联邦食品安全法律《纯净食品与药品法》（Pure Food and Drugs Act）开始算起，已经走过了一个多世纪的发展历程。迄今，美国已经建立了包括 35 部联邦法律和 70 多部联邦政府部门间的食品安全监管协议（Interagency agreements），以美国农业部的"食品安全检验局"（Food Safety and Inspection Service，FSIS）和卫生部的"食品与药品管理局"（Food and Drug Administration，FDA）为两大主体的 15 个联邦政府行政监管部门，各州及地方政府食品安全立法与执法等众多部门共同参与的、复杂的食品安全监管体系。

作为"分散型"监管体制模式的典型国家，在联邦政府层面，美国具有食品安全管理职能的机构共有 15 个之多（详见表 1），这其中，具备制定食品安全法规和进行执法监管的联邦核心行政监管部门主要有 4 个。

第一，农业部（U.S.Department of Agriculture，USDA）。

美国农业部所属的与食品安全监管直接相关的机构主要有两个，即：食品安全检验局（FSIS），主要负责监管所有国产及进口肉类、家禽和加工蛋类产品的安全（不包括野味）；动植物卫生检验局（Animal and Plant Health Inspection Service，APHIS），主要负责动植物健康，防止植物和动物带有有害生物和疾病。

表 1　美国联邦政府食品安全监管机构及其主要职责

监管部门及其所属机构		监管职责及范围
农业部（USDA）	食品安全与检验局（FSIS）	所有国内与进口的肉类、家禽以及加工蛋产品
	动植物卫生检验局（APHIS）	保护美国农业资源（如动植物）的健康与价值
	谷物检查、包装与储存管理局（GIPSA）	建立谷物及相关产品的质量标准、检验程序、市场交易规则
	农业市场服务局（AMS）	建立牛奶、水果、蔬菜、家畜、肉类、家禽、蛋类产品的质量与卫生标准
	农业调查研究所（ARS）	开展食品安全调查研究
	经济调查研究所（ERS）	针对影响美国食品供应链安全的因素提供经济分析研究
	国家农业统计所	提供包括农业使用化学产品的数据以及相关的食品供应安全方面的统计数据
	州际研究、教育和技术推广所（CSREES）	支持开展食品安全调查研究、培训，以及开展在国立大学及相关的合作组织之间的项目

监管部门及其所属机构		监管职责及范围
卫生部 （DHHS）	食品与药品管理局 （FDA）	负责除肉类、家禽及经加工的蛋类产品以外的所有国内与进口食品安全监管
	疾病预防与控制中心 （CDC）	保障国家公共卫生，对食源性疾病的监测与调查
商务部	国家海洋渔业管理局 （NMFS）	对海鲜食品的安全与质量进行自愿性、收费型的检查
环境保护总署 （EPA）		规制杀虫剂的使用，设置食品与动物饲料农药残留限值
财政部	烟酒税收与贸易管理局 （TTB）	对涉及酒精饮料的生产、使用与销售进行执法
国土安全部 （DHS）		协调各部门食品安全事务（蓄意污染）
联邦贸易委员会		禁止虚假食品广告

资料来源：美国联邦审计总署（General Accounting Office, GAO, 2005），See U.S. General Accounting Office, Oversight of Food Safety Activities: Federal Agencies Should Pursue Opportunities to Reduce Overlap and Better Leverage Resources, GAO-5-213（Washington, D.C. Mar. 30, 2005），P.10.

第二，卫生部（U.S.Department of Health and Human Services, DHHS）。

美国卫生部所属的主要的食品安全监管机构也有两个：一个是美国食品与药品管理局（FDA），它负责食品安全检验局（FSIS）监管范围之外的所有食品安全，职责范围包括所有州际贸易中的国产和进口食品安全（不包括肉类、家禽和部分蛋类产品、瓶装水和酒精含量低于 7%的葡萄酒饮料）以及野味、食品添加剂、动物饲料和兽药安全，其监管的食品约占美国消费食品的 80%，是美国最主要的食品监管机构之一；另一个则是疾病预防与控制中心（CDC），主要负责国家公共卫生监督以及对食源性疾病的检测及预防。

第三，商务部（Department of Commerce）所属的国家海洋渔业管理局（National Marine Fisheries Service, NMFS）。

它负责对水产品安全和质量开展自愿性、收费型检验。目前，国家海洋渔业管理局每年要对国外和国内的 2500 个海产品企业进行收费性检查。

第四，国家环境保护总署（Environmental Protection Agency, EPA）。

国家环境保护总署是一个独立的联邦机构,其职责是维护公共健康和环境安全,主要负责农药的审批以及制定食品和动物饲料中农药残留限值标准,保护消费者免受农药危害。此外,它还负责制定安全饮用水的标准,帮助各州监测饮用水的质量,并预防饮用水被污染及有毒物质进入环境和食物链。

美国上述不同部门之间的分工是在既有法律体系框架内加以确定的。总体来看,在现有食品安全监管法律体系和制度框架下,各部门基本上能够按照职能分工开展自己的监管工作。联邦、州和地方当局在食品安全方面相互补充、相互合作,共同发挥作用。同时,在目前美国的食品安全监管体制下,主要的食品安全监管部门和机构采取按照食品种类进行监管职责的划分,即主要按"品种监管"的原则,由一个部门负责一种或数种食品的全部安全监管工作。这一监管原则的优势在于可以达到特定食品由特定监管部门或机构专门负责之状态,不利之处则在于对于一些多原料加工而成的食品,监管界限就变得不够明确,可能会出现交叉监管和重复监管的问题。例如,按照美国食品安全监管实践,对于肉或禽肉馅的三明治食品的监管,就取决于其是由 1 片还是 2 片面包制作,若为 1 片面包的暴露肉馅三明治则由 FSIS 监管,若为 2 片面包的非暴露肉馅三明治,则由 FDA 来进行监管[1];又如,比萨饼一般由 FDA 来监管,但是如果饼上的肉类超过 2%,就由农业部(USDA)来监管。这在理论上都较难以进行完全科学意义上的解释和说明,原因就在于美国现有的食品安全监管体制架构,是在自发形成基础上并经过长期的历史演进和复杂的利益博弈过程演化而来的,而非完全地按照科学原则设计和有序构建的。

二、美国食品安全监管体制存在的主要问题及改革争论

(一)美国食品安全监管体制存在的主要问题

长期以来美国相对健全的食品安全法律和监管体制,在确保美国社会和公众的食品安全方面发挥了至关重要的作用,也使得美国的食品安全监管成为世界范围内的典范。但进入 21 世纪,随着食品科技和工业的快速发展、食品供应链的全球化以及进口食品的增长,美国现有的"分散型"食品安全监管体制中的一些固有问题和弊端,在新的经济社会条件下日益凸显,并受到

越来越多的质疑与批评。这其中，美国联邦审计总署（GAO）的研究最具有代表性，它将美国现行食品安全监管体制的主要问题归结为其所具有的"分割性"（fragmentation，联邦政府多部门共同承担食品安全的监管职权）和"重叠性"（overlap，联邦政府多部门职权重叠和重复执法）特征，并认为由此产生的主要问题体现在三方面：第一，"监管不一致性"（inconsistent oversight）：联邦立法以及联邦政府机构有关食品安全的监管规定不一致；第二，"资源利用的低效率"（inefficient use of resources）：存在重复检查、执法与培训；第三，缺乏协调（ineffective coordination）：部门间信息交流不足[2]。

综合已有相关研究，目前美国国内实务界和学术界对其"分散型"监管体制的批评，主要集中于以下几个方面：

第一，缺乏一部基于风险分析的全面、统一的食品安全法。

在现行的美国食品安全监管体制架构下，共有 35 部法律、法规涉及食品安全，主要包括农业部执行的《联邦肉类检查法》《禽蛋制品检查法》和《蛋类检查法》，食品药品管理局（FDA）执行的《联邦食品、药品和化妆品法》以及《公共卫生服务法》等。这 30 多部法律、法规由 15 个联邦政府机构分别加以执行，由此不可避免地造成"分割性"，进而导致监管盲点、合作不畅、重复执法以及资源利用的低效率等一系列突出问题。

第二，食品安全监管权限不一致，造成执法效果不同。

现有法律和法规赋予各食品安全监管部门的监管和执法权限并不完全一致。以美国农业部所属的食品安全检验局和卫生部所属的食品与药品管理局这两个联邦核心食品安全监管机构为例，根据美国相关法律的规定，食品安全监督局（FSIS）有 3 项权力：一是可以要求被监管的食品公司登记注册以便随时接受检查；二是禁止使用可能造成潜在食品污染的加工设备；三是可以临时扣留任何可疑食品。相较之下，食品与药品管理局（FDA）（负责美国 80%左右的消费食品安全监管）却缺乏这些权力。由于联邦政府食品安全监管的权限不同，导致许多被污染的食品不能被及时清除出市场，带来了较大的食品安全隐患。[3]

第三，不同部门监管职能重叠，导致重复检查，造成监管资源浪费。

由于食品安全管理的职能分散在不同的部门中，各个部门管理范围及职能的清晰划分比较困难，且各食品管理机构相互独立，为了完成各自食品安全监管的职责，每个部门都需要建立相对独立的管理体系、质量检测体系、人员培训项目等，造成重复建设而导致资源浪费。美国联邦审计总署（General Accountability Office, GAO, 2005）通过调查表明，美国有 1451 个企业接受食品药品管理局（FDA）与食品安全检验局（FSIS）的双重管理，这两个部门在对食品生产企业的检查内容上，如对于企业是否符合卫生和操作规范、是否建立和使用 HACCP（危害分析与关键控制点）等方面，也存在颇多重复的地方，且两个部门并不共用检查资源；国家海洋渔业管理局（NMFS）与美国食品药品管理局（FDA）在海产品监管方面也同样存在重复检查的问题。另外，美国的食品安全管理机构在人员及项目培训方面也存在着重复，造成大量培训资源的浪费，如 USDA 和 FDA 的很多培训项目在内容上就几乎一致，在关于植物卫生、生产规范和 HACCP 体系建设等方面，除了针对的食品有所不同之外，培训内容完全可以通用。

第四，资源投入并不基于风险的大小，带有很大程度的盲目性。

在美国现行的食品安全监管体制下，食品安全管理职能分散在不同的部门，在分配资源时，并没有做到根据食品安全问题的风险大小，而是更多地依赖于过去的政策法规、传统分配方法及部门领导争取经费的能力。FDA 负责监管美国人所有消费食品的 80%，但长期以来，其获得的财政拨款远远低于 FSIS。两个部门的拨款与其所监管食品的风险性和具体工作量不成比例。奥巴马总统在谈及美国既有食品安全监管体制的弊端时也曾指出：食品和药品管理局（FDA）因资金和人手不足，造成每年有多达 95%的食品制造厂和货仓没有接受检查。"这严重危害了公共健康，是不可被接受的（奥巴马，2009）"[4]。

（二）美国食品安全监管体制的改革动议及其争论

作为"分散式"监管模式的典型国家，美国多部门分工联合型食品安全监管体制所存在的上述问题和弊端，很早就引起了理论界和实务界的关注，有关美国食品安全监管体制的改革动议和争论也几乎从未停止过（详见表 2）：

表 2　要求美国食品安全体系进行改革的报告及听证会（1949—1998）

报告、听证名称	年份	内容
胡佛委员会报告	1949	建议与食品相关保护消费者权利的行政职能均由美国农业部行使，其他产品的管理职能由公众健康局的药品司管理
白宫食品、营养与健康会议	1969	对食品安全、卫生、识别及标签应由一个统一的规制政策来管理
重新评估联邦组织的食品安全监督政策（联邦审计总署）	1970	没有特别指出联邦食品安全管理部门必须合并重组，但是对 FDA、USDA 的重复管理提出了批评，并建议预算司应对联邦食品监管的效率重新做出评估，并决定合并一些监管的职能是否可行
拉菲尔纳德报告	1972	发现食品检查仍然被 FDA 与 USDA 部门间的利益冲突和职能重叠所阻碍，报告建议 USDA 所管辖的肉类检查与化学品监控及 FDA 所管辖的食品检查应由新成立的食品安全局来执行，以进一步保障公众健康
参议院听证会	1972	成立一个独立部门来管理食品、药品及消费者产品；并对出台食品药品及消费者产品安全法案进行听证
政府事务参议院委员会报告	1977	建议将 USDA 的食品安全管理职能由 FDA 执行
卡特总统政府重组计划	1978	建议巩固 FDA 对食品的规制功能
理斯特克拉福德演讲	1980	建议重组 DHHS（卫生部）内所有的食品安全管理职能，将 FDA 的食品安全应用及营养中心与兽药中心移交给 USDA，至少也要将二者合并
寻求安全食品——知识与智慧	1989	建议成立特别委员会对优化食品安全管理组织提出建议，可以成立一个独立的食品安全管理部门
基于风险的食品安全检查	1992	建议议会组织完善联邦食品安全及质量体系的听证，包括建立基于一套完整的食品安全法律单独的食品安全管理部门
食品安全检验局，提交参议院政府事务委员会	1993	建议将所有的食品安全检验由一个独立的部门行使
国家效能评估	1993	建议将所有的食品安全责任由 FDA 承担
卡洛——塔克·弗尔曼和安全食品联合体	1993	联合体完全赞成副总统戈尔的意见，应将 USDA 食品安全管理职能移交给 FDA
支持副总统国家绩效评估——重建食品安全体系听证	1993	对副总统国家绩效评估报告中有关食品安全体系部门进行听证，认为副总统的建议是有根据的
食品安全重组法案，提交参议院政府事务委员会	1993	讨论是否要将 FDA、EPA、USDA 及内务与商业部的食品安全管理职能，由消费者产品安全委员会管理
凯蒂奥尼尔食品安全法案	1994	是否要将 USDA 对肉、家禽及蛋制品的管理职能转移给一个独立的"肉、家禽和蛋制品检验机构"
食品安全法案	1997	是否要将所有联邦食品安全、标签及检验的项目都由一个食品安全局管理

资料来源：Ensuring Safe Food: From Production to Consumption, Institution of Medicine, National Research Council, National Academy Press, 1998.

进入 21 世纪，美国接连发生了多起重大的食品安全事件（典型的如 2006 年的"毒菠菜事件"以及 2007 年和 2009 年两度发生的沙门氏菌污染"花生酱事件"），从而引发了美国社会和公众对现有食品安全体制的更为广泛的批评和质疑。20 世纪 80 年代以来，美国联邦审计总署（United States General Accounting Office, CAO）、美国国家科学院与国家公共事务委员会等机构对美国食品安全监管体制改革给予了积极关注，针对美国现有食品安全体制中的"分割性"、"重叠性"等突出问题，在广泛调研和科学分析的基础上，提出了一系列的改革政策建议。1998 年，美国国家科学院（NAS）在《确保从生产到消费的食品安全》（Ensuring Safe Food: From Production to Consumption）报告中，建议美国国会要建立一个统一的联邦食品安全管理系统或架构，该系统应由一个机构领导，支配所有联邦食品安全管理资源，并对所有的食品安全管理问题负责。[5] 事实上，在过去的 30 多年间，联邦审计总署针对美国食品安全监管体制展开了多项独立的调查与研究，并先后向美国国会提交了食品安全监管相关的研究报告 30 余篇（GAO, 2005）。此外，连续几届国会都有提议改革现行食品安全监管体系的呼声，如 2001 年，美国参众两院提案要求将食品监督检查以及相关工作整合到一个独立的食品安全局；2003 年第 107 届国会有立法提案：主张将 USDA 和 FDA 以及国家商务部海洋渔业管理局的部分食品监督职能合并。

在参考和综合国家科学院的报告、过去几年的法律提案、联邦审计总署和国会研究服务局的报告、其他国家的食品安全强化活动、公众意见和建议及其他来源的相关信息基础上，目前美国有关重建食品安全管理体系的方案大体有以下四个：[6]

第一，保存现有的食品安全管理机构，但为这些机构提供统一的协调组织；

第二，保持现有的食品安全管理机构，任命一个机构为食品安全管理的领导机构，以提供集中的行政领导与"一个声音"说话；

第三，机构合并，将现有的食品安全法定职能及其相关管理职能统一合并到一个机构；

第四，建立一个新的独立的食品安全管理机构，以促进食品安全和公共卫生目标的实现。

上述方案有一个共同点，即总体上都主张整合现有食品安全监管机构，加强食品安全监管机构的统一领导和协调配合，进而实现食品安全监管职能由一个统一的机构来组织或负责，以便开展统一、协调的管理活动，提高资源的利用率。在上述方案中，第一个方案对传统的食品安全管理体系冲击和影响最小，1998 年克林顿总统执政期间成立的"总统食品安全委员会"，就是其第一种改革方案的尝试和探索。其他的方案则至今尚未提上议事日程。

在美国国内关于合并现有食品安全监管机构、由分散监管走向统一监管的改革呼声日渐高涨的背景下，仍有不同的意见和反对合并的声音，概括起来，具有代表性的观点主要集中于以下几方面。

第一，美国现行食品安全监管体制经过长期的历史演进和实践调整，已经相对较为成熟稳定。尽管存在这样或那样的缺陷和不足，但总体上，美国的食品安全监管仍是世界上最为安全的食品安全监管体系之一，同时，亦没有充分的证据证明单一机构的集中监管体制可以从根本上解决上述种种问题。因此，简单合并并非解决所有问题的"灵丹妙药"，反而有可能会削弱已经较为成熟的运行机制与政策模式，并会伤害现有员工的士气。

第二，合并并非唯一选项，通过强化权力、加强协调可以解决现有体制弊端。一些反对的意见强调：重新改组现行的食品安全监管体制并不一定能提供更安全的食品。原因在于：一方面，美国现行体制下重复检查、交叉执法等问题，仅存在于食品安全监管的特定环节和某些领域，并非一种普遍的现象，尚不至于对美国既有食品安全监管体制的整体效率和公信力带来根本性损害；另一方面，现代社会食品安全问题本身的复杂性，也决定了其不可能由某一单一机构完全加以解决，因此，即使实现了机构合并，食品安全监管活动本身仍不可避免地是一个"多机构的行动"（a multi-agency activity）[7]。由此认为，在基本维持既有格局的基础上，通过促成不同机构间长期合作机制的形成，或将合并所需的资金用于弥补现在机构运作资金的不足[8]，都可能是一种更好的选择。

第三，合并的成本及改革风险都是必须加以综合考量的因素。美国人口众多，疆域辽阔，进口食品依赖度高。与丹麦、荷兰、爱尔兰、加拿大、新西兰等已完成了食品安全监管机构合并的国家相比，美国的食品安全监管规模和复杂性程度都更高。因此，考虑到美国的现实国情，把十几个分散的监管机构合并成一个，用以监管三亿多人口的食品安全，这一改革方案的可行性、改革的成本收益及其风险都是必须加以审慎考虑的问题。

此外，也有观点认为现行体制弊端的主要根源在于联邦立法上的缺陷，由于缺少一部统一的"食品安全基本法"，15 个部门在各自的法律框架下分别执法从而导致既有监管体制的"重叠性"、"分割性"等突出问题。因此，主张进行立法改革，通过建立统一的"食品安全法"，来彻底解决现存体制的问题和弊端。

总之，相对于要求重组和合并机构的改革呼声和政策建议，反对的意见则主张在保持现有多部门分工联合监管的基本体制架构前提下，强调通过加强监管机构之间的合作与协调机制建设、强化权力或立法改革，来解决现行体制的缺陷和弊端。

三、美国食品安全监管体制的改革争论对我国的启示

如前所述，美国分散型食品安全监管体制以及由此所产生的"分割性"、"重叠性"等弊端，并非一个新问题。对此的质疑、反思与批判以及主张将联邦层次的食品安全监管机构整合成单一的食品安全监管机构的改革建议，可以追溯到"食品与药品管理局"与美国农业部分立之时。进入 21 世纪以来，特别是在世界其他国家开始统一整合食品安全监管机构的改革背景之下，主张联邦政府应采取更为积极的行动，将分散的机构予以合并的改革动议，引起了更多的关注。

美国虽一直未对多部门分工联合监管体制做出根本性的调整，但作为对此的现实回应，为克服上述体制性弊端，进一步加强各食品安全监管机构间的协调和配合，也曾先后成立了"食品传染疾病发生反应协调组（FORC-G）"和"总统食品安全委员会（President's Council on Food Safety）"等机构，以加强各食品安全监管部门和机构之间的协调与联络。2011 年 1 月 4 日，美国总统奥巴马签署了《FDA 食品安全现代化法》。该法对 1938 年通过的《联邦食品、药品及化妆品法》进行了大规模修订，被视为是过去七十多年来美国在食品安全监管体系领域改革力度最大的一次。这次立法调整的核心内容之一就是进一步扩大和强化美国食品和药品管理局（FDA）的监管权力，旨在通过预防的战略进一步加强其对美国本土生产及进口食品的安全监管，重振美国民众对食品安全的信心。

美国食品安全监管体制的改革争论仍在继续，现在对美国未来食品安全

监管体制改革调整和转型方向做出定性结论为时尚早。但无论最终的结果如何，有一点可以肯定的是，美国对于现行食品安全监管体制弊端的反思和检讨，以及对于美国未来食品安全监管体制转型的改革争议与政策建议，对于正在探索中行进的中国食品安全体制改革，无疑都具有积极的启示和极为现实的借鉴意义。

第一，食品安全监管体制改革与调整，必须综合考虑我国的现实国情，立足本国实际，循序渐进，立法先行，而不能单纯依靠行政命令简单地加以推进。

从欧美等发达国家的经验来看，食品安全监管体制的改革与机构整合，一般都经历了一个渐进调整的过程。总体来看，这些国家基本都是立足本国国情，在进行科学的分析和充分论证的基础上，立法先行，而非简单地依靠行政命令的"单兵突进"。就美国而言，半个世纪以来，美国实务界与学界关于合并食品安全监管机构、实行统一监管的改革呼声一直没有中断过，但从实践来看，无论是美国国会还是历任总统，均未贸然做出根本性的调整。这其中固然有复杂的利益博弈和现实政治考量的羁绊，但其在食品安全监管体制改革问题上所秉持的科学分析、理性探讨和审慎态度，也是重要的原因之一。食品安全关涉民生福祉、经济发展和社会稳定，对相关改革秉持科学、理性和审慎的态度，十分必要。对改革风险的分析、对合并成本收益的评估、对相关机构职能整合的推进路径、人员分流及法律保障等一系列相关问题，都是我们在进行食品安全监管体制改革中必须面对并加以全面、审慎考量的问题，而这些都不是单纯地依靠行政命令进行简单的增减机构所能够加以解决的。

同时，食品监管体制改革也必须与各国具体的经济社会发展水平、历史环境和食品产业状况紧密联系起来。尽管经过30多年的改革开放，中国经济获得长足发展，但目前中国总体的经济社会发展水平仍比较低，工业化和城市化水平不高，与美国等发达国家相比，食品产业的规模化程度较低，食品安全的监管对象呈现出多、小、散、乱的特征，政府、社会、企业和公众对于监管成本的承受能力不高。中国经济社会发展的客观实际，决定了我国的食品监管体制建设，也"必须经历一个较长的历史调整时期，循序渐进，多方平衡，不能一蹴而就，而这样的渐进式改革从长远来看也是更加有利于我国食品药品安全监管改革的可持续发展。"[9]

此外，中国的改革历来以行政主导为特点，食品安全监管体制的改革亦不例外。在缺少立法机构的有效制衡和参与下，此种改革的合法性和共识性基础的缺失，也是以往改革中一个较为突出的问题。因此，今后食品安全监管体制的改革和调整，如何进一步发挥作为最高权力机关和立法机构的全国人大的作用，则是需要进一步思考的问题。

第二，要打破对于"集中型"监管体制的简单崇拜和改革迷失，从我国的基本国情出发选择食品安全监管体制改革的转型方向与推进路径。

"集中型"与"分散型"两种食品安全监管体制的优劣，尚不能轻易下定论，仍有待时间和实践的进一步检验。目前发达国家具有代表性的监管体制主要有两种：一种是以美国、日本等为代表的多个政府部门分工负责的"分散型"监管体制；另一种是以英国、爱尔兰、加拿大等为代表的由某一独立机构单独负责（如英国、爱尔兰）或以某一部门为主（如加拿大）的"集中型"食品安全监管体制。

从发达国家食品安全监管体制的实践历程来看，早期欧美发达国家多采用多部门联合监管的分散型监管体制，旨在针对食品安全问题的多领域、多环节与跨学科的复杂性特质，以多部门的专业化分工和合作来克服单一部门监管技术和力量薄弱的问题。但在这种多部门分工联合式的"分散型"监管体制下，如何实现多个监管部门和机构之间的协调与配合，将是一个不容回避的问题。若缺乏统一的领导和有效的协调机制，食品安全监管的不力、缺位、割裂、重复与冲突等问题的产生就在所难免。有鉴于此，欧盟率先于2002年成立了欧洲食品安全局（FSA），并由其统一管理欧盟所有与食品安全相关事务，欧盟部分成员国以及英联邦一些国家都纷纷调整原有监管体制，将分散在不同部门的监管职能进行合并，由分散监管改为集中统一监管。

但客观地讲，集中型监管体制是否就是一种更为完善的监管体制，这些由原来分散监管改为集中监管体制的国家具体改革成效如何？调整后的集中型监管体制是否就可以一劳永逸地解决原有体制的固有弊端？目前各国尚都缺少有效的纵向对比数据及实证研究，相关评估亦非常有限，仍有待于时间与实践的进一步检验。而从美国的食品安全监管体制变迁的历史脉络看，"最早美国的食品安全的执法监管职能也是统一归农业部负责，但后来因为食品行业与农业部门之间过于密切的利益纠葛，才将食品药品管理局从农业部分离出来"[10]。这种多部门共同参与的分散型监管体制，契合了美国社会长期以来形成的分权制衡的政治制度背景和自由主义的社会历史文化传统，这也是美国的食品安全监管体制改革长期以来难以取得实质性推进的社会文化和心理基础。

　　基于以上分析，本文认为，食品安全监管体制是分散还是统一，应该说是各有利弊。分散型监管体制考虑到了食品安全监管问题的复杂性，旨在调动和发挥部门专业化优势的基础上形成监管合力，这"比较符合食品问题的复杂性、多样性、技术性和社会性交织等特点，至少能够在概念上让人充分相信从上到下的国家机器都上了'润滑油'，在食品安全监管上获得了最大限度的运转机能。"[11] 但不足之处在于可能出现的职能交叉、重叠、监管空白、权责不清、协调困难等问题。而集中统一监管体制的优点是权责统一、协调高效，可在一定程度上克服分散型监管体制下容易出现的争权夺利、推卸责任、缺乏有效沟通与协作的弊端。但问题的关键在于即便实现了食品安全监管部门的合并，原来分散于各部门的监管职责也并不会因此而消失，食品安全问题的复杂性决定了食品安全监管仍然是一个"多机构的行动"，仍然需要在单一部门内部设置众多分散的机构。如果仅是将几个部门简单地合并为单一部门而没有实现监管职能的实质性整合，没有建立起运转协调、高效统一的领导和协调机制，则并不能从根本上克服和解决原有分散型监管体制的固有弊端，因为在一个部门内部机构之间也同样会存在各种矛盾和冲突，其结果可能仅是把原有矛盾从外部转移到了内部而已。同时，还需考虑到如何解决集中型监管体制下可能出现的监管机构规模过于庞大和缺乏有效制衡的问题。统一监管机构缺乏竞争性，权力和规模巨大，较易滋生官僚主义倾向。在此意义上而言，各国食品安全监管体制的确立，乃是在两种不完善的体制之间的权衡和选择。而从现实层面看，在集中型体制与分散型食品安全监管体制架构下，又都不乏成功的范例可循。鉴于此，超越这种"集中"与"分散"的表面上的体制纷争，问题的实质更可能在于：要摒弃"非此即彼"的简单的二元思维，成功的食品安全监管取决于能否从本国的实际出发，扬长避短，建立一个能够使其潜在优势最大化、潜在风险最小化的制度结构与机制。典型的例子如日本，与中国相类似，日本也是实行多部门、多环节监管的典型国家，但通过有效的协调机制建设，其监管成效有目共睹，日本的食品在国际市场也成为"高品质"的象征。

　　第三，从我国的基本国情出发综合考量食品安全监管体制改革的转型方向与推进路径。

与美国相似，我国也有很多学者建议在中国建立一个独立的食品安全管理机构或组织来全权管理或协调各部门的食品安全管理。实际上，早在2009年2月《中华人民共和国食品安全法》通过审议之前，对于应该维持原有的分段监管体制，还是成立一个权力集中、强势的单一监管部门进行集中监管的改革争论就一直存在，成立一个统一监管部门的呼声一度很高。但最终通过的《食品安全法》并未就多头分段管理体制做出根本性改变，而是选择在既有框架内进行"微调"。其原因一方面固然与已有的体系经过多年的运行已经形成一定的"路径依赖"有关，改革的决策者担心若贸然打破原有的监管格局，在新的体系形成之前会出现"监管真空"，可能会造成重大食品安全隐患；另一方面也与中国目前经济社会发展阶段所决定的食品安全监管问题的复杂性特质有关。就目前中国的现实情况来看，如果将食品安全监管职能归口到一个部门，则必将大大增加该部门的监管压力，而从中国目前食品安全监管部门的能力建设实际情况来看，尚没有哪一个部门可以独立承担起确保13亿人口食品安全的重任。

此外食品安全问题本质上乃是食品政治问题，食品安全监管法规、政策、体制机制设计与改革，均涉及方方面面复杂的利益博弈。就监管体制而言，与发达国家相比，我国"由于没有一个在食品安全领域做出过特别贡献的部门，致使监管职责的分配上一直存在较大的争议"[12]。因此，基于转型时期中国社会复杂的利益博弈的政治生态图景，以及受限于中国经济社会发展水平和食品产业规模化程度较低的基本国情，将原有多个食品安全监管部门统一到一个独立的监管机构，进行统一监管的改革路径，将会面临着比发达国家更多的现实阻力和付出更大的改革成本。认清这一点至关重要，这是我们思考和设计未来食品安全监管体制改革和转型之路的前提与现实基础。

从中国的现实国情出发，对于未来中国食品安全监管体制改革方向，美国以"品种监管"为主的监管原则，以及在既有体制框架内通过进一步强化部门之间的协调与合作的改革路径，均对中国具有特别的借鉴意义。

中国人多地广，地域差异性大且地区发展不平衡，食品生产企业呈现出"小、散、多、乱"的基本特点，且现有食品安全监管部门和机构经过多年运行，已经各成体系。有鉴于此，从中国的现实国情出发，美国在既有体制框架内通过进一步加强部门之间的协调与合作的经验和做法，对中国而言，可能是更为现实的选择。

基于以上分析，总结和借鉴美国的食品安全监管体制改革与建设经验，分析美国国内政界、学界对食品安全监管体制改革弊端的反思与争论，针对中国现行食品安全监管体制突出问题，提出以下两点改革建议。

首先，变"分段监管"为"品种监管"，解决监管权责不清问题。

总体来看，中美两国均属多部门、多级别架构的分工联合型的食品安全监管体制，但中国食品安全监管体制的基本特点是按照食品产业链进行"分段监管"，基本上按照"一个监管环节由一个部门负责"的原则进行食品安全监管部门的职责划分；而美国则主要按照食品种类来划分部门职能，以"品种监管"为主。

如前所述，尽管并不完善且饱受质疑，但客观来讲，美国的食品安全监管体系仍然是目前世界范围内较为科学、健全和安全的典范之一。体制相似的中美两国在食品安全监管实效上存在巨大反差，问题的关键在于美国的食品安全监管体制确立的以"品种监管"为主的监管原则。基于这一原则，美国通过较为明确的管理主体间的分工（尽管由于历史和现实种种原因，仍有待进一步调整和改进），在相当程度上解决了分散型监管体制下多部门监管可能导致的权责不清、监管越位与监管缺位并存等突出问题。

与美国相比，我国食品安全监管长期以来由十多个部门分段管理。虽然经过多次调整，各监管部门的职能得到了进一步明确，但我国食品监管部门和环节仍然过多；加之，我国食品产业链长、地域广，导致职能交叉、责任不清等深层次、瓶颈性问题始终难以在根本上得到解决。由此，现行的多部门分段监管体制非但"没有很好地发挥其各部门分工监管的专业优势，反而增加了部门之间协同监管的协调难度，加大了信息、资源、监管标准等因素的共享难度，模糊了监管部门的问责机制，削弱了国家作为统一的监管主体的监管权威，成为制约食品安全监管体制建设的瓶颈因素"[13]。

因此，参考和借鉴美国食品安全监管体制改革经验，若仍然保持既有的食品安全监管基本架构不变，则可以考虑将原来按食品生产链条进行划分的"分段监管"模式，改为按食品的类别在各个部门进行重新分工，确保每个部门独立地对自己所分管的食品从"农田到餐桌"进行全过程监管。同时，可考虑进一步整合现有食品安全监管部门，适当减少监管主体。美国食品安全监管部门和机构众多，但最核心的机构也只有 2 个，即食品安全检验局

（FSIS）和食品药品管理局（FDA）。

其次，完善协调机制建设，解决协调机构"虚化"问题。

从实行多部门监管体制的美国、日本等发达国家的基本经验来看，加强协调机制建设，建立超越部门利益之上的、具有独立性和高度权威性的专门食品安全协调机构，是其普遍的做法和经验，目的就在于通过设置权威性的协调机构和协调机制建设，消除多部门共同监管的分散与冲突，加强各部门和机构间的协调与配合。

我国 2009 年 6 月 1 日开始生效的《食品安全法》明确赋予卫生部承担食品安全综合协调、组织查处食品安全重大事故责任的职责；同时规定国务院设立的"食品安全委员会"作为最高层次的食品安全议事协调机构，对食品安全监管进行总体的协调与指导。该委员会于 2010 年 2 月 6 日正式成立。这样的制度设计和安排，旨在进一步加强食品安全监管部门间的协调与配合。但问题在于，《食品安全法》以及《食品安全法实施条例》均未对国务院食品安全委员会的工作职能和权限做出明确规定，这个作为议事协调机构的"食品安全委员会"是否具有足够的权威、资源和能力来协调和解决各食品安全监管部门间的冲突与分化，卫生部作为正部级单位何以协调同为正部级单位的农业、工商等其他几个部门，以及食品安全委员会与卫生部两个协调机构之间的职责分工和相互关系如何处理等，这些问题在既有的法律和制度框架下，都没有明确的界定和说明，都有待于更具体的制度安排以及相应资源配置加以解决。[14]

总体来看我国食品安全委员会主要职责与相关规定仍较为原则和笼统，须结合我国食品安全监管实际，借鉴国外已有相关经验，进一步细化食品安全委员会职责，完善食品安全委员会的权能设置与运行机制，强化其在食品安全风险评估机制、风险监控与信息沟通机制、食品安全危机应急处置机制、综合考核评价机制等方面发挥更大作用。从而解决食品安全委员会可能存在的"虚化"问题，真正发挥出其在食品安全监管体系中的综合组织、协调监督职能。

参考文献

[1] U. S. General Accounting Office. Federal Food Safety and Security

System: Fundamental Restructuring is Needed to Address Fragmentation and Overlap. GAO-04-588T, (Washington, D. C. : March 30, 2004), P. 5

[2] U. S. General Accounting Office. Oversight of Food Safety Activities: Federal Agencies Should Pursue Opportunities to Reduce Overlap and Better Leverage Resources. GAO-5-213(Washington, D. C. Mar. 30, 2005), P. 5

[3] 杨明亮, 刘进. 美国食品安全体系中存在的弊端及改革动向[J]. 中国卫生法制, 2005（3）

[4] 奥巴马. 美食品安全体系过时且危害健康, 须彻底改革[EB/OL]. [2009-03-15]. http://news.xinhuanet.com/world/2009-03/15/content_11013910.htm

[5] Committee to Ensure Safe Food from Production to Consumption, Institute of Medicine and National Research Council. Ensuring Safe Food: From Production to Consumption[M]. Washington D.C.: National Academy Press, 1998

[6] 陈锡文, 邓楠. 中国食品安全战略研究[M]. 北京: 化学工业出版社, 2004

[7] Richard A. Merrill, Jeffrey K. Francer. Organizing Federal Food Safety Regulation, 31 Seton Hall L. Rev. 2000, 61(170)

[8] Note. Reforming the Food Safety System: What If Consolidation Isn't Enough?[J]. Harvard Law Review, 2007, 120(5)

[9] 刘鹏. 公共健康、产业发展与国家战略——美国进步时代食品药品监管体制及其对中国的启示[J]. 中国软科学, 2009（8）

[10] 徐楠轩. 外国食品安全监管模式的现状与借鉴[J]. 中国卫生法制, 2007（2）

[11] 吴良志. 中美食品安全监管机构之比较[J]. 食品与发酵工业, 2005（11）

[12] 刘亚平. 美国食品监管改革及其对中国的启示[J]. 中山大学学报（哲学社会科学版）, 2008（4）

[13] 刘鹏. 中国食品安全监管——基于体制变迁与绩效评估的实证研究[J]. 公共管理学报, 2010（2）

[14] 颜海娜. 我国食品安全监管体制改革——基于整体政府理论的分析[J]. 学术研究, 2010（5）

防范食品安全事故频发要做到六个转变

孙效敏

一、变单一监管为综合治理

我国目前有食品生产加工经营企业 50 余万家，种植养殖点大约 1200 万个，由于数量众多、经营分散，现有国家食品安全监管力量与监管设备已远远不能满足消费者对食品安全监管的需求。为了解决政府食品安全监管力量与设备不足的问题，从理论上讲，可以通过扩充食品安全监管人员数量与增加设备来满足市场对监管力量的需求。但从我国实际情况来看，一方面，增加监管人员与设备的方法需要大量资金投入，财政压力较大；另一方面，政府投入到食品安全监管方面的资金，最终会转嫁到作为纳税人的消费者身上，如果投资过大则消费者也不愿"埋单"。

因此实施食品安全综合治理比较切合我国实际，在充分发挥政府监管主导作用的同时，运用社会监督和行业自律等手段的功能共同确保食品安全。社会监督主要指新闻舆论监督和消费者举报。新闻舆论监督的作用有目共睹，但消费者举报却往往为有关部门所忽视。在食品消费中消费者既承担着经济风险也承担着生命健康的风险，他们是不安全食品的"天敌"，具有弥补政府监管力量不足的巨大作用。但是在食品安全事故发生后不少消费者由于举证困难、诉讼成本高昂等因素，不得不放弃诉讼。为了充分发挥消费者对不安全食品的制衡作用，必须建立有奖举报制度。2007 年《国务院关于加强食品等产品安全监督管理的特别规定》肯定了这一做法，《食品安全法征求意见稿》第 9 条第 2 款也做出了类似的规定，但《中华人民共和国食品安全法》不仅删除了《征求意见稿》有关奖励举报人的规定，而且也对消费者请求 10 倍赔偿设置了"明知"的障碍，可见人们对消费者的制衡作用认识还不够到位。

在市场经济中行业协会既承担接受政府监管的义务又拥有监管其成员的权利，充分发挥行业自律的作用对保证食品安全具有极其重要的意义。行业协会可以通过倡导、指导、示范、培训、经验交流等方法，提高整个行业食品安全控制水平。但无论是行业自律，还是社会监督，都不能取代政府监管，政府监管始终是第一位的。

二、变有缝监管为无缝监管

为了解决监管缺位与越位并存的问题，实现从农田到餐桌的无缝监管，国家对食品安全监管体制进行了重大改革，确立了分段监管为主、品种监管为辅的模式。在理论上解决了各监管部门职责不清，协调性差的有缝监管问题。但在实际监管中，由于法律不健全，各级监管部门对法律政策理解不同，有缝监管问题仍然存在。

质监部门与工商部门分别负责食品生产加工与流通环节的安全监管。但对于大卖场现做现卖或者前店后厂的食品经营者来说，可能出现两个监管部门同时监管或者都不监管的现象。最近出现了"毒豆芽"无人监管的尴尬局面。因为，豆芽既不属于初级农产品，也不属于经过加工制作的食品，这样，农业部门与质监部门都认为毒豆芽不属于他们监管。因豆芽的生产销售不需要取得营业执照，工商部门也认为毒豆芽不归自己监管。

为了真正实现从农田到餐桌的无缝监管，彻底解决有缝监管问题，理论界和实务界提出建立统一的食品安全监管体制。事实上是实行统一监管还是分段监管，是建立"大而全"的食品安全监管体制，还是建立专业化的食品安全监管体制之争。国家环保部门对土壤污染与水体污染的检测能力高于其他食品安全监管部门，是否应该退出种植养殖环境污染监管，国家工商行政管理机关对流通领域的产品质量实施综合监管，是否不包括食品等问题，值得进一步研究。

建立统一的食品安全监管体制不符合我国实际，实行分段监管体制则符合我国实际。在坚持分段监管的基础之上，通过不断完善立法，明确、细化分段管理中各监管部门的具体职责和权限，破除职权交叉，弥合监管缝隙，形成监管合力，解决各监管部门职责不清的问题。同时进一步强化各级食品安全委员会的协调作用，赋予食品安全委员会更多的协调权，在发生监管缺位时，可以由食品安全委员指定某一监管部门监管；在发生监管冲突时，由食品安全委员会协调解决。只有这样，才能真正实现从农田到餐桌的无缝监管，杜绝类似"毒豆芽"无人监管的现象。

三、变消极执法为积极执法

近年来的食品安全事故频发与食品安全监管部门消极执法不无关系。食品安全监管消极执法主要表现为："慢作为"、"不作为"与"滥作为"。无论是今年的瘦肉精、染色馒头、回炉面包，还是以前的三聚氰胺事件、大头娃娃事件、假葡萄酒事件等，存在的"潜规则"在本行业里人人皆知，但当地监管部门却表现得"浑然不知"，因此必须从外在增加压力与内在激发动力两方面入手，变消极执法为积极执法。

就外在压力而言，要建立健全事前记录制度，严格执行事后问责、检查整改效果制度。要求基层食品安全监管人员详细记录每天的监管情况，并把这些记录当作对监管人员考核、奖惩的依据。就内在动力而言，要对那些工作认真负责、任劳任怨的监管人员给予物质奖励与精神鼓励，营造积极执法的氛围。

四、变重终端抽查为重过程监管

多年来我国食品安全监管一直采取"重终端抽查、轻过程监管"的模式。这种监管模式虽然具有操作简单、工作强度低、节约监管成本等优点，但其致命缺陷在于不能确保食品安全，或者说不能最大限度地保证食品安全。2008年三聚氰胺事件发生后，国家质监部门新闻发言人曾说三聚氰胺不在检测范围之内；2011年染色馒头曝光之后，上海有关部门也称人工色素不在检测范围之内。之所以如此是因为抽查样品的检测标准是有限的，而食品生产加工企业添加有毒有害物质是无限的。一旦食品生产加工企业在食品中添加了违禁物质或超剂量、超范围使用添加剂后，要想通过检测发现，就像大海捞针一样困难，这正是终端抽查的弊端。另外终端抽查还存在浪费大、成本高的缺点，一旦发现食品存在安全隐患只能全部销毁。

过程监管则不同，它把影响产品质量的所有因素、所有环节全部纳入监管范围，实现全过程监管。监管人员可以通过检测原材料是否符合食品安全标准、非食品原料使用是否合法、添加剂使用计量或范围是否合法、特种设备使用是否符合规定、生产设备是否运转正常等，及时发现问题，及时解决，最大限度地消除安全隐患。

五、变重事后处罚为重事前预防

食品安全监管部门普遍有重事后处罚、轻事前预防的思想，甚至个别监管部门因监管经费不足或为完成罚款任务而采取"养鱼执法"，将鱼养大后再重罚，这样的执法偏离了食品安全法的立法宗旨。要改变重事后处罚、轻事前预防的做法，一是要尽快整合现行的食用农产品质量安全标准、食品卫生标准、食品质量标准和有关食品的行业标准中强制执行的标准，统一公布为食品安全国家标准，并具有一定的前瞻性；二是要完善食品生产经营企业的预防控制措施，包括评估可能影响食品安全的风险，降低风险程度或预防风险的具体措施，保存监测的定期记录，详细说明一旦发生食品安全事故时将要采取哪些补救措施等；三是要加强食品安全监管部门事前预防措施，比如增加检测次数，审查企业原材料等生产记录，实施强制召回制度，指导制定预防安全隐患的操作规范等。

六、变重社会责任为法律与社会责任并重

对于企业来说逐利的冲动永远高于其自我约束能力，因此在食品安全问题上不能完全依赖食品生产经营企业的道德责任或社会责任。三聚氰胺事件、瘦肉精事件等足以说明这一点。因此，只有高额的违法成本与强有力的外部监管，才能迫使企业守法。我国已经初步建立起以食品安全法、农产品质量安全法、产品质量法等法律为核心的食品安全监管法律体系，但这些法律对违法责任制度化设计不尽科学，处罚力度普遍较低，威慑力不够，导致违法犯罪行为的收益远远高于其所付出的"成本"。因此，应当在制度设计上加大违法成本，同时确立违法企业法定代表人及主要责任人员责任的双罚制，而不是现在的单罚制。

第二篇

食品安全科技保障

食品安全控制中制度与技术的保障

刘钟栋

食品是生命的条件和生活幸福的重要因素，食品行业"在商言安全"，安全第一的规则是行业的底线和雷池。食品安全（food safety）指食品无毒、无害，符合应有的营养要求，对人体健康不造成任何急性、亚急性或者慢性危害。根据世界卫生组织的定义，食品安全是"食物中有毒、有害物质对人体健康影响的公共卫生问题"。食品安全是在原料、加工、存储、销售等过程中确保食品卫生及食用安全，降低疾病隐患，防范食物中毒的一个跨学科领域。在我国，从土地到餐桌，食品安全实行分段管理，农业、卫生、质检、工商、工信、公安等部门各负其责，国务院有专门机构和领导人统掌全局，构成人类有史以来对一个产业领域的行政级别最高的管理机构。《中华人民共和国食品安全法》是中国有史以来对食品制定的最为重要的法律，食品安全获得了空前程度的重视。本文认为，制度与技术方面的保障是以上高屋建瓴的具体操作，是实实在在的执行内涵，简论如下：

一、制度层面的保障

（一）食品安全标准

标准是制度的基础，目前食品安全方面的标准主要构成为：

（1）食品原料和产品的致病性微生物、农药残留、兽药残留、重金属、污染物质以及其他造成的公共卫生问题的食品安全标准；

（2）与食品有关的产品、家电、包装材料标准；

（3）婴幼儿、特殊人群的主辅食品的安全标准；

（4）食品的标签、标识、说明书、宣传材料标准；

（5）保健、生态食品安全标准；

（6）食品有关的检验方法与规程；

（7）食品生产环境、环节、条件标准；

（8）食品添加剂、配料、新资源的安全标准。

以上内容中仅食品包装材料标准就有 130 个以上，食品配料产品标准如果逐一制定，标准个数超过 300。食品安全标准已经构成一个法律法规体系，虽然内容并非绝对公平和谐，却是食品生产的规戒，必须严格遵守，否则食品无法安全。就发展而言，食品标准可以借鉴，欧盟、美国、日本都是食品标准的资源大域，各有特点：欧洲是较早完备食品安全法规的地区之一，欧盟各国在统一市场的过程中将食品标准（包括规定、指令等）推进了一步，其体系更加完善；美国的食品标准根据科学的发展调整迅速，食品安全的标准、监管决策均具有研究基础，与之相配套的是涵盖食品产业各环节的食品安全法律及产业标准；日本的食品标准集中行政资源，范围宽阔：检查食品制造和销售场所的卫生防疫情况，对进口食品进行登记备案，新食品上市前进行食品安全鉴定，以及制止有损消费者权益的行为等，对产品种类、产地、销售渠道、危险性指标要求较为苛刻。虽然以上食品标准有贸易壁垒之嫌，但是 Made in China 的食品在以上国家和地区已经成为重要的商品，具有价格低廉的特点，因此中国食品安全标准的发展，尤其对指标、条件的控制可以参考欧盟、美国、日本等先例，解决因为标准的缺陷而无法操作的问题，做到事半功倍。

（二）食品安全制度的贯彻

就食品安全机制的运行而言，应该具有合理的成本投入，对投入人财物的规模，食品安全与社会维稳应是同级考量。国家对食品安全的高度重视，需要体现在此。同时对于我国这种资源紧缺的发展中国家，更要智慧的运筹，避免浪费，在机构改革、管理调整、部门设立、权限分配的过程中，大到一支队伍，小到一台仪器，都需要发挥更有效的作用；否则，机制运行的成本过大将使食品安全制度无法贯彻。

在食品安全制度的贯彻中要完善食品安全应急体系和食物资源发展的

匹配机制，上述的食品安全标准贯彻是常规的制度，以防预为主；对于灾害性事件，如核电站事故、海域污染、有毒物质失控、蛊惑人心的信息传播、商业金融情报的泄漏等，都需要食品安全应急对应机制，以化解为主。突发事件无法预料，但发生之后就成为可以分析的问题。食品安全应急体系是储备性的、精干高效率的权威反应机制，一旦突发事件发生，事先优化组合食品、卫生、环境、质检、工商、信息等职能部门的应对资源同时启动，监管到位，使各有关部门的化解危机工作有机衔接起来，应急活动及应急法规得到贯彻执行，使突发事件对食品安全的影响降到最小。同时，当前的科学研究证明，环境的变化会引起生物物种的变化，气候、水源、辐射、生长条件将使食物资源发生变化并积累，产生可以引起安全性变化的影响。更值得注意的是，人类在农作物的优异种质培养方面发展越来越迅速，如转基因产品和大宗国际贸易产品，在安全性未得到肯定前，已经进入了我国食物链。对于这种情况，需要提高食品行业的质量控制意识，建立以食品安全回溯体系为标准的行业机制，从源头上杜绝不安全的食品入市；对于已经进入的食物新资源，需要建立监控—刹挚机制，实际也是一种以预防为主的应急机制，一旦发现问题，可以迅速控制不安全因素。同时建立"可逆"机制，食物新资源出现问题，食物原生态资源可以迅速恢复。

（三）前期反应与甄别机制

食品安全嫌疑情况，在目前的体制中是不能被全面监控的，任何一个省会城市的餐馆数量都超过一支武警总队的人员数量，发现问题的往往是消费者，第一反应的往往是媒体，如何在第一时间启动控制机制是"不失控"的重要环节。由于分段管理，责任出现真空或多头，必须解决发现食品安全嫌疑情况的人士、媒体不清楚如何找到正确的责任部门的问题，如何协调，使问题得到及时处理，需要建立一个接警—分配—行动体制和运行机制，不能因推诿和责任不清贻误食品安全的防微杜渐时机，直至酿成灾难后再掀起一场劳民伤财的食品安全整治"运动"和"战役"。

同时，对于安全嫌疑情况，对老百姓的质疑和媒体的曝光，安全体制需要准确的甄别：2009年11月，农夫山泉和统一企业的部分果汁饮品被海口市工商局检测出"含砒霜"，最后甄别结果，确认检测机构初检结果有误；同年10月，桂林红星化工公司生产的"泡打粉"被检测出"含洗衣粉"，最后甄别结果也是检测机构初检结果有误。同样，对于食品添加剂，全社会的认识几乎都是负面的，但是对于老百姓的质疑要甄别有数。食品添加剂是"现代神农"和食品安全的保障，利用现代技术与管理，对人类发现的 3000 万种已知结构物质和正在发现的新物质、新结构中可以作为食品行业使用的资源鉴出，研究其生理功能和应用效果，筛选精华，以联合国法典和各国标准形式公布，规范使用，否则违法。不论是各国宫廷秘方还是天然传统配料，只要不是基础主食，即使是食盐佐料也要经过严格的科学程序评价，按法典、标准执行。从 1985 年来，食品添加剂作为新兴产业，在我国从无到有已经形成每年 560 亿规模的产值，支撑着 3.6 万亿产值的食品生产，保障了我国食品资源、产业的主权完整，使我国食品价格低廉，并使我国成为联合国食品添加剂法典主席国。作为领先、公正、规范的强国崛起，以负面和危险性来把握食品添加剂，正是管理的智慧和机智；就目前制造业的发展水平以及对食品色香味形的要求而言，如果不加限制，达到要求的指标易如反掌，因此食品添加剂是使不法分子即使在制造伪劣食品时"也只能图财，不能害命"的保障条件。法律案例：不法分子以人工合成食品着色剂柠檬黄制造"染色馒头"，定罪为制造假冒伪劣产品，如果不法分子使用的不是柠檬黄而是雄黄，即使后者既天然又传统，也是投毒行为。使用食品添加剂可以抵制绝大多数非法物质的添加行为而使其可控，这是目前科学技术发展的重要成果，是食品安全的保障。对于媒体的曝光，如"反式脂肪酸"等引起关注的问题，要在问题反映的前期就正确甄别出是营养问题还是安全问题；甄别体制的缺失使老百姓对食品的安全性认识为"不管你信不信，反正我不信"，一旦政府被谎言误导甚至"绑架"，就会做出错误行为，错误的政府行为可能导致社会矛盾深受激化。

二、食品安全的技术保障

（一）国内食品安全技术与条件

上述食品安全标准的实施和食品有关的检验方法与规程的执行，需要各项科学技术与实验条件，我国建立了 3910 多家资质被认证认可的食品检验检测机构，拥有各类大型精密仪器 21300 多台(套)，形成了"国家级检验机构为龙头，省级和部门食品检验机构为主体，市、县级食品检验机构为补充"的食品安全检测体系，技术和水平不断提高，能够满足对产地环境、生产投入品、生产加工、储藏、流通、消费全过程实施质量安全检测的需要；通过加强国际互认、信息共享、科技攻关，保证了检测结果准确、公正，我国国家级实验室的检测能力和检测水平达到了国际较先进水平。各食品安全机构掌握的技术可检测各类食品中的农兽药残留、食品添加剂、重金属含量等 786 个食品安全卫生项目以及各种食源性致病菌。在大城市的大型超市、农贸市场设置检测仪器供检测使用，可由市场专职检测人员或民众抽检，随时对有关食品主要质量参数进行检测。

目前的发展需要有两项内容：一是县级基层检测机构的技术、条件的提高。因为作为基层单位，面对形形色色的食品和原料，容易出现误检，尤其是在标准方法更新滞后又针对新的配方时更容易发生错误，因此在基层单位发现"华南虎"和"本品不含×××"时需要多种检测技术的查证；为此，基层检测单位需要及时开展各类食品安全技术培训、研讨、交流和水平比对，需要加强对技术进步、设备充实的要求。二是国家应投入一定费用开展低成本快速检测技术的研究，供市场快速确认食品质量，使不安全的产品难以上市，也不敢上市。

（二）与国际先进的食品安全技术和条件的共享

发展同其他国家、地区和有关国际组织在食品安全领域的技术合作，注重借鉴国际先进检测技术，促进食品安全总体条件、水平的提高。自 2001 年以来，我国积极参与世界卫生组织的技术交流，食品安全机构先后同美国、意大利、加拿大、德国、英国、瑞士、丹麦、澳大利亚、新西兰和泰国等国家开展了一系列食品安全和实施卫生与植物卫生措施协定(SPS)领域的技术培训与交流项目，并于 2006 年 8 月，为 14 个南太平洋国家的专家代表举行了食品安全培训。为了及时了解国外食品相关法规，编译了美国、欧盟、俄罗斯、韩国等国家和地区的食品安全卫生法规和要求，邀请美国、欧盟、日本的专家来华举行 HACCP 指南及应用技术、贝类卫生控制计划、残留监控、肯定列表制度等专题技术培训，参与英国食品分析能力测试(FAPAS)，定期参加亚太实验室认可合作组织(APLAC)、澳大利亚国家测试认可委员会(NATA)等知名认可机构组织的国际间能力验证活动。国家级和十几个省级疾病预防控制中心参加并通过了世界卫生组织的食品安全检测能力考核。目前中国许多实验室是开放性实验室，世界各国和地区的同行可以访问和考察。

针对食品安全的技术与条件的发展，我国需要更多地参加各类国际食品安全组织的技术活动，包括派团参加各类国际食品法典委员会（CAC）、国际植物保护公约（IPPC）会议以及其他相关国际性会议，并在亚太经济合作组织（APEC）会议上正式倡导开展区域性食品安全合作，积极参与食品安全国际标准化，确保我国的食品质量、安全技术和条件与国际接轨。如2005年年底以来，中国出入境检验检疫机构不断从美国输华肉类产品中检出禁用药物残留、环境污染物超标和致病微生物等安全卫生问题，有效地保护了中国消费者的健康安全。

目前我国在食品安全方面的一些关键技术和条件长期依赖国外，对此要彻底改变，食品安全机构要注意加强与其他学科的合作与交叉，如我国2010年建成的同步辐射大科学装置——上海光源，可以进行多种射线和光学检测，食品安全方面的有志之士不妨在此平台开拓自主知识产权的工作，取得一些关键技术和条件方面的突破性进展。

磺酰脲类除草剂的
仪器分析检测技术研究进展

张曙光 王俊平 许小婧

一、前言

磺酰脲类除草剂于 1979 年开发成功，是 80 年代以来发展最快、药效最高的一类新兴除草剂。磺酰脲类除草剂共有 33 种，世界范围内已有 25 个磺酰脲除草剂品种被注册用于农业发展中。[1、2] 我国目前广泛应用的除草剂品种有氯磺隆、甲磺隆、胺苯磺隆、氯嘧磺隆、苄嘧磺隆、噻吩磺隆、吡嘧磺隆、苯磺隆、醚磺隆等。[3] 从结构上来看，磺酰脲类除草剂由芳环、磺酰脲桥及杂环三部分组成[4]，也称 DPX 系列麦田除草剂，其化学结构通式见图 1。磺酰脲类除草剂活性高、单位面积用量少、杀草谱广、选择性强，对许多一年生或多年生杂草尤其是阔叶杂草有特效且对作物安全，已广泛用于稻田、大豆田、玉米田、油菜田、草坪和其他麦田作物如马铃薯、糖用甜菜和芜菁的杂草控制上。[5、6]

磺酰脲类除草剂自问世以来，为世界的农业生产作出了巨大贡献，但近年来，随着该类除草剂使用量及使用范围的加大，其在环境中的残留逐渐增加，对人类健康的危害也越来越为公众所关注。已提出的磺酰脲类除草剂残留分析方法可分为三大类，即酶联免疫测定法、生物测定法和仪器分析法。目前常用的检测方法多为仪器分析法，主要包括色谱和色谱—质谱联用技术、毛细管电泳等。十几年前采用 GC 或 GC/MS 的测定方法较多，但磺酰脲类化合物具有热不稳定性，测定前必须进行衍生化处理，操作繁琐，不适合多种残留同时快速检测，因此，气相色谱法未得到广泛应用。截至目前，报道最多且应用最为广泛的磺酰脲类除草剂分析方法是高效液相色谱及其联用技术[7]，但由于该类除草剂常以痕量或超痕量水平存在于样品中，因此，样品的提取和净化是色谱检测的关键，也是仪器分析技术中的难点。本文将根据磺酰脲类除草剂在不同样品中的残留与基质特性对其分析检测技术进行评述，以期为从事该领域的研究人员提供科学参考。

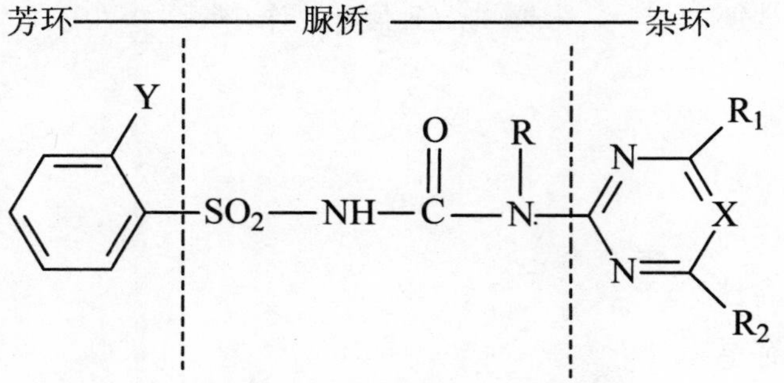

其中: X =N, CH

Y = Cl, COOH, CO_2CH_3 , $SO_2CH_2CH_3$, CH_2CF_3 , CF_3 , OCH_2Cl , OCH_3 , OCH_2CF_3 , NO_2 , OCH_2CH_3 , $O(CH_2)_2Cl$, $O(CH_2)_2 OCH_3$, $COOC_2H_5$, $CON(CH_3)_2$

R= CH_3

R_1 = CH_3 , Cl , OCH_3 , $CHOF_2$, $NHCH_3$, $N(CH_3)_2$, CF_3 , SCH_3

R_2 = OCH_3 , CH_3 , Cl , $CHOF_2$, OC_2H_5 , OCH_2CF_3

图 1　磺酰脲类除草剂的结构通式

二、不同样品基质中磺酰脲类除草剂的残留与测定

（一）水体中磺酰脲类除草剂的残留与测定

磺酰脲类除草剂在水中的降解速率主要取决于溶液 pH 值，酸性环境可加快磺酰脲水解，中性和碱性环境下磺酰脲常以阴离子形式稳定存在。欧小明[8]指出，磺酰脲除草剂的水解和光解产物既不表现出任何除草活性，也不存在其他毒理或生态毒理风险。因此，饮用水和表面水中磺酰脲除草剂的残

留物仅包括母体化合物。大量研究证明，0.05μg/L 的 LOQ 值足以满足表面水中磺酰脲类除草剂残留分析方法的要求。

一般来说，水样的净化过程较为简单，大多采用固相萃取法直接对水中的磺酰脲进行富集；若水体浑浊，可预先采用 0.45 μm 微孔滤膜过滤除去藻类等肉眼可见杂质。何成艳等[9]建立了同时测定 5 种磺酰脲类除草剂的固相萃取—高效液相色谱分析方法，采用 C_{18} 小柱萃取自来水与河水样品，在两种水样中的加标平均回收率为 73.0 %～99.4 %，相对标准偏差小于 4.15 %，方法检出限为 0.30～0.70 μg/L。Eri Ayano 等[10]研究了高效液相色谱—质谱同时检测水样中 5 种磺酰脲类除草剂多残留的分析方法，并比较了聚苯乙烯聚合物（PS）、ODS C_{18} 键合硅胶和 N-乙烯基吡咯酮聚合物（Oasis）3 种商业化固相萃取柱的富集效果，结果表明，Oasis 柱提取磺酰脲的效果和回收率最好，ODS C_{18} 柱次之，PS 柱最差。Perreau 等[11]分别建立了离线和在线两种形式的固相萃取与液质联用法，同时测定天然水中 6 种磺酰脲类除草剂及其 5 种主要代谢产物。在离线形式下，磺酰脲及其代谢产物在水样中的定量限可达到 0.1 μg/L；而采用在线样品前处理形式时，分析物的定量限可低至 1 ng/L。此外，毛细管电泳技术（CE）也被报道用来测定水样中的磺酰脲除草剂，尽管 CE 可有效分离磺酰脲类化合物，但它要求进样体积低，不能满足分析方法的灵敏度要求。[12、13]

（二）土壤中磺酰脲类除草剂的残留与测定

磺酰脲类除草剂在土壤中残留长短，主要决定于化合物本身的特性、土壤特性(土壤 pH、土壤类型)、温度及湿度等因素。一定条件下，磺酰脲类除草剂在土壤中可以发生化学降解和微生物降解，其降解产物无明显除草活性和任何毒理学意义。而一些长残留性磺酰脲类除草剂品种，如氯磺隆、甲磺隆、胺苯磺隆、氯嘧磺隆、单嘧磺隆等，在土壤中浓度达到 1 g/hm^2 时即可对后茬敏感作物产生药害，因而分析检测应在 1 μg/kg 或更低。[14]

土壤经过风干、过筛除大颗粒杂质等前处理后，采用溶剂萃取，得到的提取液经过疏水型吸附剂进一步净化与富集。土壤萃取溶剂常采用盐溶液，如碳酸氢钠溶液、磷酸盐缓冲液、碳酸铵溶液等初步提取，提取液 pH 值应至少大于 pKa 值（3.3~5.2）最少两个单位才易将磺酰脲从土壤中提取出来。此外，土壤的化学成分复杂，提取液中加入少量的极性有机溶剂（约 10 %～

20％甲醇、乙腈或丙酮）有助于疏水性强的磺酰脲类除草剂从有机质含量较高的土壤中释放出来。叶贵标等[15]建立了高效液相色谱—质谱（HPLC—MS）同时检测土壤中 10 种磺酰脲类除草剂多残留量的方法。土样采用 pH 7.8 磷酸缓冲液：甲醇（8:2，V/V）超声波萃取，提取液分别采用 Cleanert C$_{18}$、Cleannert HXN 和 Oasis HLB 3 种 SPE 商品柱净化，结果表明，Cleanert C$_{18}$和 Cleannert HXN 柱的净化效果和回收率均较好，10 种磺酰脲在土壤中的检出限介于 0.6~3.5 μg/kg 之间。谢小梅等[16]报道了采用 pH 7.8 碳酸氢钠溶液振荡提取稻田土壤中的甲磺隆、氯磺隆和氯嘧磺隆，提取液经 C$_{18}$ 柱净化富集后，由毛细管电泳进行分离和定量测定，3 种磺酰脲的残留检测限可达到 ng/kg 级，回收率大于 87%。Bossi 等[17]在 1999 年首次报道了 C$_{18}$ 固相萃取与高效液相色谱联用测定土壤中 4 种磺酰脲除草剂（氯磺隆、甲磺隆、噻吩磺隆和苯磺隆）的 5 种代谢产物。测定结果采用 LC-MS 确证，5 种化合物在土壤中的检测限在 10 至 50 mg/kg 之间。具有特异性吸附作用的分子印迹固相萃取材料近年来已被成功应用于农、兽药等分析检测的前处理过程中。陈小明等[18]合成了对甲磺隆有特异性吸附作用的分子印迹聚合物，该聚合物对结构相似物氯磺隆、苯磺隆、噻吩磺隆也具有一定的吸附性能。聚合物填装于固相萃取柱中，并与高效液相色谱联用，实现了对土壤中 4 种磺酰脲除草剂的同时测定，它们的加标回收率在 79.90%~103.51% 之间，检出限在 2.2~4.8μg/kg 之间。

（三）农产品中磺酰脲类除草剂的残留与测定

磺酰脲类除草剂大多为土壤处理剂，主要应用在水稻、玉米、大豆、油菜等农作物的种植过程，其中一些品种则会滞留在植株中。如与水稻一起种植的渗透计测定醚磺隆的长期转化证明，大部分醚磺隆会保留在稻株中。此外，在长期使用磺酰脲除草剂的大豆田中，该类化合物可能会迁移至灌溉水中被大豆植株吸收，因而会在大豆中有痕量残留。近年来，美国、欧盟和日本等国相继对进口农产品中的磺酰脲类除草剂制定了最大残留限量标准（MRL），然而目前在我国，大豆、蔬菜和粮谷等农产品中磺酰脲类除草剂多残留量的检测方法尚不健全，无法满足进出口贸易的技术要求。

一些农产品如大豆、油菜、粮食等，含有大量脂肪成分，单纯使用缓冲液萃取不能有效地从疏水性组织中提取磺酰脲类除草剂，通常加入有机共溶剂如甲醇或乙腈等对样品进行初步提取。为进一步除去提取液中的色素、脂肪等弱极性杂质成分，实验还要采取液—液分配、固相萃取等净化步骤，才能使样液满足进入 LC 或 LC-MS(-MS)等仪器中进行分析的要求。祁彦等[19]在 2004 年首次报道了采用液质联用法同时检测大豆中 10 种磺酰脲类除草剂多残留。样品经乙腈提取，正己烷液—液分配除大豆脂肪，弗罗里硅藻土吸附色素等净化步骤，最后采用 HPLC-ESI(+)-MS 测定。10 种磺酰脲类除草剂的加标回收率在 72.1 %~98.8 %之间，多次测定的 RSD 在 0.90 %~7.74 %之间，检出限均低于 10 μg/kg，可以满足最大残留限量的检测要求。此后，隋凯等[20]建立了固相萃取前处理净化技术——高效液相色谱同时检测大米中 12 种磺酰脲类除草剂残留的方法。实验分别采用 ENVI™-18(C_{18})硅胶柱和 ENVI-Carb(GCB)石墨化碳柱去除了脂类、色素等基质干扰成分，应用 C_8 色谱柱在梯度洗脱程序下实现了 12 种磺酰脲化合物的分离测定，且检出限可低至 0.01~0.02 μg/g。近期，葛宝坤等[21]采用相同的样品前处理与液相色谱方法实现了在大米、小麦、大麦、高粱、荞麦等粮谷中对 12 种磺酰脲类除草剂的同时测定。金雁等[22]还报道了采用凝胶渗透色谱净化和 C_{18} 固相萃取柱净化与液相色谱联用，同时测定甘蓝、番茄、洋葱、胡萝卜中 8 种磺酰脲类除草剂残留的检测方法。目前，已有报道将苄嘧磺隆为模板分子合成的分子印迹聚合物制备成固相萃取小柱，大豆样品的乙腈萃取液经过分子印迹材料净化与富集后，可直接进样测定 4 种磺酰脲类除草剂的含量。[23] 由此可见，采用具有特异性吸附作用的固相萃取材料可大大简化基质复杂样品的净化步骤，减少目标物损失，提高定量分析的准确性与实验效率。

三、展望

由于磺酰脲类除草剂具有非挥发性和热不稳定性，因此特别适于使用带各种检测器的高效液相色谱仪进行分离测定。目前，带三重四极杆的 LC/MS/MS 是准确定量分析磺酰脲类除草剂残留的首选方法，并且已由单残留检测向多残留检测发展，进而将由母体化合物残留检测向代谢降解产物检测发展。另一方面，为确保方法的准确性和灵敏性，样品前处理过程是进行成功分析的关键因素。到目前为止，固相萃取法在各类样品基质的前处理中占有绝对优势，其中，随着分子印迹技术的发展，对磺酰脲类化合物具有特异性吸附作用的固相萃取材料已在基质复杂样品的前处理中显示出独特的优越性。此外，近些年来，国际进出口贸易加大了对农产品中该类除草剂最大残留量的限制，因此，分析对象也由水、土壤等环境样品发展到大豆、大米、玉米、蔬菜等农作物样品。

参考文献

[1] 甄英琴, 垢敬, 李葳等. 浅谈磺酰脲类除草剂的发展现状[J]. 天津农林科技, 2004, 181(5)

[2] Degelmann P, Wenger J, Niessner R, et al. Development of a class-specific ELISA for sulfonylurea herbicides (sulfuron screen)[J]. Environmental Science and Technology, 2004, 38(24)

[3] 石桂珍, 王兴涌. 磺酰脲类除草剂的研究进展[J]. 淮阴工学院学报, 2005, 14(3)

[4] 张敏恒. 磺酰脲类除草剂化学[J]. 农药译丛, 1991, 13(2)

[5] 李璟, 李秀峰. 磺酰脲除草剂的研发进展[J]. 河北化工, 2005(5)

[6] 李正名, 赖城明. 新磺酰脲类除草活性构效关系的研究[J]. 有机化学, 2001, 21(11)

[7] 齐勋, 叶非. 磺酰脲类除草剂的高效液相色谱法残留检测技术的研究进展[J]. 农药科学与管理, 2009, 30(10)

[8] 欧小明. 磺酰脲类除草剂残留检测分析研究新进展[J]. 精细化工中间体, 2006, 36(1)

[9] 何成艳, 黎源倩, 王和兴. 固相萃取—高效液相色谱测定水中 5 种磺酰脲类除草剂[J]. 现代预防医学, 2008, 35(3)

[10] Ayano E, Kanazawa H, Masanori A, et al. Determination and quantitation of sulfonylurea and urea herbicides in water samples using liquid chromatography with electrospray ionization mass spectrometric detection[J]. Analytica Chimica Acta, 2004, 507(2)

[11] Perreau F, Bados P, Kerhoas L, et al. Trace analysis of sulfonylurea herbicides and their metabolites in water using a combination of off-line or on-line solid-phase extraction and liquid chromatography–tandem mass

spectrometry[J]. Anal Bioanal Chem, 2007, 388(5-6)

[12] Dinelli G. Vicavi A, Catizone P. Use of capillary electrophoresis for detection of metsulfuron and chlorsulfuron in tape water[J]. Journal of Agricultural and Food Chemistry, 1993, 41(5)

[13] Krynitsky A J. Determination of sulfonylurea herbicides in water by capillary electrophoresis and by liquid chromatography/mass spectroscopy[J]. Journal of AOAC International, 1997, 80(2)

[14] 张蓉, 岳永德, 花日茂等. 磺酰脲类除草剂残留分析技术研究进展[J]. 农药, 2005, 44(9)

[15] 叶贵标, 张微, 崔昕等. 高效液相色谱/质谱法测定土壤中10种磺酰脲类除草剂多残留[J]. 分析化学, 2006, 34(9)

[16] 谢晓梅, 廖敏. 毛细管电泳定量测定稻田土壤中痕量磺酰脲类除草剂残留[J]. 农药学学报, 2004, 6(2)

[17] Bossia R, Vejrup K, Jacobsen C S. Determination of sulfonylurea degradation products in soil by liquid chromatography-ultraviolet detection followed by confirmatory liquid chromatography-tandem mass spectrometry[J]. Journal of Chromatography A, 1999, 855(2)

[18] 陈小明, 杨慧, 陈春燕等. 分子印迹固相萃取—高效液相色谱法测定土壤及水中磺酰脲类除草剂[J]. 湘潭大学自然科学学报, 2009, 31(2)

[19] 祁彦, 李淑娟, 占春瑞等. 高效液相色谱—质谱法测定大豆中磺酰脲类除草剂多残留量的研究[J]. 分析化学, 2004, 32(11)

[20] 隋凯, 李军, 卫锋等. 固相萃取—高效液相色谱法同时检测大米中12种磺酰脲类除草剂的残留[J]. 色谱, 2006, 24(2)

[21] 葛宝坤, 赵孔祥, 王云凤等. 固相萃取—高效液相色谱法测定粮谷中多种磺酰脲除草剂残留量[J]. 食品研究与开发, 2009, 30(6)

[22] 金雁, 姚家彪, 赵颖等. 高效液相色谱法测定蔬菜中磺酰脲类除草剂多残留量的研究[J]. 检验检疫科学, 2008, 18(6)

[23] Tang K J, Chen S W, Gua X H, et al. Preparation of molecularly imprinted solid phase extraction using bensulfuron-methyl imprinted polymer and clean-up for the sulfonylurea-herbicides in soybean[J]. Analytica Chimica Acta, 2008, 614(1).

食品包装安全与质量控制

韩永生

随着社会的发展和科学技术的进步，人们的饮食水平与健康水平普遍提高。另一方面人类食物链环节增多和食物结构复杂化，以及人们对食物色香味过度的追求，又增添了新的饮食风险和不确定因素。于是，如何解决吃得好、吃得安全的问题就被提了出来。

食品安全是指在种植、养殖、加工、包装、贮藏、运输、销售、消费等活动中，食品质量应符合国家强制标准和要求，不存在可能损害或威胁人体健康的有毒有害物质以及导致消费者病亡或者危及消费者及其后代的隐患。食品安全问题直接关系到人民群众的身体健康和社会的稳定，已在世界范围内引起了广泛关注。

食品安全从技术角度看在整个产业链条中，即种植、养殖、加工、包装、贮藏、运输、销售、消费等活动中，任何一个环节出现问题都将对消费者的身体健康造成威胁。本文仅就产业链条中影响食品包装安全的技术细节进行探讨。

一、食品包装安全包括的主要内容

对包装原材料中的有害物质，如对纸包装材料中造纸原料中农药残留和塑料包装材料中树脂的有害单体及添加剂超标的控制。

包装容器生产过程中杀菌不足，残存微生物、灰尘等的去除。运输贮存过程中的破损、虫咬、受潮、暴晒，与有毒有害物质的混装、混存的防止。分销过程中冷藏链的间断弥补和对超过保质期销售的治理。消费者正确的消费方式、卫生意识的加强等。只有以上几个方面都做到，才能保证真正的食品包装安全。

二、包装材料及容器的杀菌方法

（1）化学杀菌剂杀菌（主要采用氯化物和过氧化物），使用的浓度、温度和时间取决于食品特性、包材特性和杀菌效率要求。

（2）使用食品本身杀菌后剩余的热量对包装容器进行杀菌，如饮料的热灌装。

（3）对耐热性包装材料或容器如玻璃、金属等直接进行加热杀菌。

三、食品包装过程的控制

食品包装过程控制的首要任务是避免微生物等外界因素对食品的二次污染。根据食品对包装的要求不同，包装方式也不相同。分类如下：普通包装、保鲜包装、热灌装、无菌包装、二次灭菌包装。

（一）普通包装

对于普通包装，包装设备及周围环境的清洁卫生是食品安全的基本前提，目的是延长食品的保质期。需带有基本的技术装备，符合被包装食品的卫生标准，多用于调味品、碳酸饮料、固体食品、粉状食品、果蔬类的包装，常温下运输和贮存。

在普通包装的基础上又开发出真空包装、气调包装等技术。

真空包装是排除了包装容器中的部分空气(氧气)，能有效地防止食品腐败变质；采用阻隔性优良的包装材料及严格的密封技术，能有效防止包装内容物质的交换，既可避免食品减重、失味，又可防止二次污染；真空包装容器内部气体已排除，加速了热量的传导，这既可提高热杀菌效率，也避免了加热杀菌时，由于气体的膨胀而使包装容器破裂。

气调包装在国外又称 MAP 或 CAP，国内称气调包装或置换气体包装、充气包装，是采用具有气体阻隔性能的包装材料包装食品，根据客户实际需求将一定比例 $O_2+CO_2+N_2$、N_2+CO_2、O_2+CO_2 混合气体充入包装内，防止食品在物理、化学、生物等方面发生质量下降或减缓质量下降的速度，从而延长食品货架期，提升食品价值。

气调包装作为一种食品包装技术，已有较长的历史，早在 20 世纪 30 年代欧美已开始研究使用 CO_2 气体保存肉类产品；20 世纪 50 年代研究开发了 CO_2+N_2 气体置换牛肉罐头和奶酪罐的空气，有效延长了保质期；20 世纪 60 年代由于各种气密性塑料包装材料的开发，很多食品如肉食品、水果、蔬菜、蛋糕、茶叶和乳制品等都成功地采用了气体置换包装技术；20 世纪 70 年代生鲜肉的充气包装在欧美各国广泛使用，从此气调包装在全世界蓬勃发展。

（二）保鲜包装和热灌装

保鲜包装：带有附加的卫生装备限制二次污染，用于冷藏液体食品的包装。如屋顶包，复合塑料袋、塑料杯等。保鲜包装必须注意的是包装材料原始的卫生条件，包装环境的卫生，贮存时不间断的冷藏链。

热灌装：在 83～95℃条件下进行灌装，杀灭包装物及顶盖上的微生物，符合商业无菌条件，常温下运输和贮存。用于茶饮料、低营养液体食品等的包装。

（三）无菌包装和二次灭菌包装

无菌包装：将经过灭菌的食品(饮料、奶制品)在无菌环境中包装，封闭在经过杀菌的容器中，以期在不加防腐剂，不经冷藏的条件下得到较长的货架寿命。排除任何微生物，包括细菌孢子，符合商业无菌的条件，常温下运输和贮存。

二次灭菌包装：将食品先行包装，然后进行灭菌处理以期延长食品的保质期，如罐装、瓶装(玻璃瓶、塑料瓶)、袋装(蒸煮袋)等。二次灭菌包装必须注意的是罐内壁涂料的安全性及塑料包装中有机物向食品的迁移。同时应该考虑到灭菌处理过程中食品营养成分的损失。

四、包装与食品中营养成分的关系

（一）包装材料的阻隔性对食品营养成分的影响

食品包装内部的氧气以及通过包装材料渗入包装内部的氧气对食品中

营养成分都能造成损失。例如维生素由于氧化而分解，脂肪由于氧化而变性，蛋白由于氧化而沉淀。

包装非液体食品时，包装材料对水蒸汽的阻隔性能也十分重要。水蒸汽的渗入可以增加食品的含水量，导致食品发霉。

防止方法为使用高阻隔性的包装材料。如：

玻璃：玻璃材料的优点是阻隔性强，缺点是包装运输过程中易破碎，重量较大。但加热杀菌比较容易，因此玻璃瓶的无菌包装（啤酒、饮料、液态奶）应该是一个发展方向。

复合材料：复合材料是目前广泛采用的包装材料。主要有纸、铝箔、塑料复合而成的材料；高阻隔性塑料（PVDC，EVOH 等）与其他塑料复合而成的材料；镀铝塑料膜与其他塑料复合而成的材料，纸、高阻隔材料与其他塑料复合而成的材料等。

金属罐（两片罐、三片罐）。

（二）包装材料的透光性对食品营养成分的影响

各种食品对光的敏感性各不相同，主要取决于 VB_2 含量，同时取决于硫化物、抗氧化物和不饱和脂肪酸的含量及组成。光的透过可以造成 VB_2 及其他维生素的损失，降低氨基酸含量，增加过氧化物含量，从而产生食品营养损失及风味和色泽的变化。最敏感的产品是酸奶和奶油。

因此应采用各式各样能够阻隔光的包装材料。例如：金属材料、黑白塑料薄膜、镀铝塑料薄膜、纸塑复合膜、铝塑复合膜等。

用玻璃瓶包装食品时，最好采用红褐色瓶。

（三）食品原有嗅觉、味觉及风味的变化

食品原有风味发生变化的原因可以是食品本身发生变化以及不合理的杀菌，但也来源于食品与包装材料的相互作用。

包装材料的影响主要来源于包装材料本身的成分（包括印刷层）与食品成分间的相互迁移和环境中有害物质向食品的渗入。

包装材料与被包装的食品成分之间不可避免地通过吸收、溶解、扩散等途径相互交换。交换的结果可能是产生毒性，影响食品风味。轻微的影响消费者感觉不出，但会存在。关于嗅觉和味觉的"阈值"取决于很多物理化学

条件，如包装材料与食品的匹配性。比较敏感的食品有脱脂奶、苹果汁、奶油、巧可力奶等。

异味的产生还可能来源于氧气和光照的影响。保存时间、保存温度、单位体积食品的表面积、塑料包材的成型方法等对食品异味的产生也有不小影响，以聚乙烯为例，淋膜法更易产生异味。塑料包装材料的生产工艺、材料、添加剂、印刷层等都必须严格控制，尽管这样不同批次之间还会有差别现象。

包装材料中如含有某些金属离子（来源是塑料合成过程中加入的催化剂、制造过程中加入的助剂）的渗入可以起催化作用，加速食品中某些成分的氧化，使食品出现金属味、油腻味。

（四）食品内的有害物质

食品内的有害物质主要来源于食品本身，也可以来源于不合理的杀菌以及包装材料与食品的相互作用；不合理的加工与包装；过分或不足的杀菌带来微生物毒素的残留；包装材料或包装设备杀菌或清洗时使用的杀菌剂、清洗剂残留，例如氯化物或过氧化物的残留等，以及环境中有毒物质的浸入，如 2012 年 4 月发生的山西可口可乐饮料事件。

（五）包材与食品间成分的相互迁移

包装材料向食品的迁移可以分为三类：（1）基本成分的迁移，例如单体的迁移；（2）包材生产时添加剂，例如增塑剂、润滑剂、稳定剂、乳化剂的迁移；（3）由于生产需要或环境控制不严带来的有害物质，例如印刷层、空气中氮氧化合物的迁移。

几乎所有的包装材料都会发生迁移，包括塑料、玻璃、陶瓷、纸、金属等。有些成分迁移到食品中随食品进入人体会危害消费者健康。

影响成分迁移的因素很多，例如食品性质（干食品、水性食品、油性食品、pH 值等）、接触面积、顶隙、接触时间和温度、光和其他的作用等。不同国家对迁移作了严格的规定。

五、保证食品包装安全的措施

（一）建立健全并不断更新配套的国家标准和行业标准

目前我国基本上已经建立了比较完整的国家标准和行业标准体系，如能遵照执行，足以保证食品及食品包装的安全。问题是一些标准与国际先进标准不完全接轨且比较被动，食品安全标准体系结构设计不够合理，对标准的深入研究不够，部分标准的实施较差，甚至强制性标准也未得到很好的实施等。随着科学技术的发展，现有标准需要不断更新，新的标准需要不断增补，对现行标准应确定解释权，应明确许可证制度。

（二）合理调整监管渠道，加强检验机构的技术力量

我国食品安全监管体制是一种"分段管理为主，品种管理为辅"的模式，导致食品安全管理出现条块分割、沟通不畅，同时食品安全多头监管的局面导致一些领域重复检测，而一些领域得不到检测，出现监管上的漏洞甚至"真空"。所以应合理调整监管渠道，做到各个领域不重不漏、各司其职，避免监管真空。同时增强检验人员的技术水平，增配必要的检验仪器，研发新型检测设备，开发快速检验技术。

（三）建设食品安全信用体系，增强全民的食品安全意识

我国在食品安全方面的信用体系建设相对滞后。目前，掌握企业食品卫生质量的信用状况难度较大，很难起到消除信息不对称、鼓励守信者、打击遏制失信者、追究责任、形成诚信经营氛围的作用。特别是号称要在中国做负责任的企业的跨国公司，有些采用国内国外双重技术标准，出现问题既未对其产品从原料到生产的各个环节展开全面调查，又未在基于事实的基础上第一时间把相关信息向消费者发布，而是推卸责任，尽力为自己开脱。所以这一点国家应该有所作为，要求食品生产厂家、食品包装材料和设备生产厂家、运输、贮存和分销单位，各有关管理部门以及消费者自己都要自觉主动地树立和增强安全意识，为保障我国食品安全做好自己应做的工作。

第三篇

食品安全风险控制

完善我国食品安全监管体系的机制建设建议

狄琳娜

一、食品安全事件频发，我国食品安全体系亟待完善

由于近年食品安全事件频发，导致消费者对食品安全的信心下降。食品安全是食品质量的底线，它关系到人民群众的身体健康与生命安全，关系到国家社会的和谐稳定，更关系到民众对的政府公信力的认可和信心。[1] 2011年4月，胡锦涛总书记到天津市产品质量监督检测技术研究院的国家加工食品质量监督检验中心考察期间指示："民以食为天，食以安为先，食品安全是关系广大人民群众身体健康和生命安全的大事。作为食品安全的守卫者，一定要坚决执行食品安全法，严格把好食品安全关，确保广大人民群众都能够吃上放心的食品。"

据中国青年报社会调查中心一项调查显示，95.4%的民众认为当前食品安全监管领域中的"被动执法"现象普遍存在；97.4%的人认为监管部门应该对频繁发生的食品安全事故负责；89.5%的人建议对重大食品安全事故实行"一票否决制"，加大食品安全监管惩处力度。由此可知，百姓对完善我国食品安全监管体系、加大食品安全监管力度的迫切要求。

二、中国食品安全监管体系现存的问题

为加强食品安全监管，我国于2002年设立国家食品药品监督管理局，该机构的主要职能包括食品安全管理的综合监督、组织协调和组织开展对重

大事故查处。2004年9月1日，国务院出台了《关于进一步加强食品安全工作的决定》（国发[2004]23号），明确了农业、畜牧、质监、工商、卫生等部门在食品种植养殖、生产加工、流通、消费的监管职责，基本确立了我国以分段监管为主、品种监管为辅的食品安全监管体制。尽管我国已经颁布实施《食品安全法》[2]，但我国在食品安全的行业准入标准、诚信体系建设、长效监管机制建立等方面，仍然缺乏更具有操作性的配套制度，为食品安全监管留下了不少"盲区"。

（一）缺少食品行业的技术标准

如何界定食品质量合格的技术标准是食品安全监管的重点，也是难点。我国目前食品行业的准入门槛普遍较低，要确保我国食品安全、维护消费者权益，关键是要建立完善从农田到餐桌的食品安全质量标准和监管法规，提高食品行业的准入门槛。如果没有明确的食品质量标准，企业就会有生产不安全食品的动机，食品安全事件发生的机率就会大大增加。因此，估算食品安全事件发生的概率，加大食品质量相关技术的投入，准确测定原材料及配料安全性，制定明确的食品技术标准就显得十分重要。食品行业的技术标准的制定是政府、生产者和消费者各方利益博弈的结果，具体到某种食品的质量准入标准的制定，需要有关食品行业的专业技术人员参与制定。美国曾经发生过企业贿赂专业技术人员事件，从而在提交给政府的报告中减轻了对阿斯巴甜等添加剂对人体健康的负面影响。[3] 因此，我们应该研究如何运用博弈论的思想平衡各方利益、有效建立食品行业技术标准的制定机制，完善我国食品行业的技术准入标准、有效遏制食品安全恶性事件的发生。

（二）政府监督执法尚存在盲点、缺乏长效监管机制

我国食品安全监管机构在食品安全监管中仍然存在执法盲点。从监管执行效果来看，我国的食品安全监管人员在执法过程中，存在执法不严、违法不究、索贿受贿等渎职问题。由于监管资源分散、缺乏有效整合，因此对农村郊县的食品监管不到位、城乡结合部执法力量薄弱，致使农村成为假冒伪劣食品的主要倾销地。同时，在监管方式上，仍然以突击式专项整治为主，缺乏长效、系统地监管监督机制。

（三）食品供应链尚未实现全程监管

食品行业生产环节供应链存在集约化、规模化、标准化程度较低，生产工艺落后、从业人员素质不高和食品安全监管意识薄弱等问题。也存在消费环节食品供应链各环节的监管不到位，超市食品质量快速检测、进货渠道把关、保质期界定管理不严，超市内自制食品滥用添加剂等问题。[4]

三、食品安全事件频发的原因分析

在我国不断加强食品安全监管的同时，食品安全恶性事件仍不断出现。本文认为食品安全的深层次原因包括以下三点。

（一）违法成本过低、违法收益高

食品安全恶性事件频发的的原因之一是违法行为人知道违法成本低、违法收益高。在低违法成本和高额违法收益的诱惑下，违法行为人宁可铤而走险，知法犯法。我国颁布的《食品安全法》中的第九十六条规定"生产不符合食品安全标准的食品或者销售明知是不符合食品安全标准的食品，消费者除要求赔偿损失外，还可以向生产者或者销售者要求支付价款十倍的赔偿金"。相对于此前颁布的《消费者行为保护法》中规定，消费者可向食品安全恶性事件的违法行为人进行最高两倍的索赔。[5] 政府正在逐步通过立法提高违法行为人的违法成本，不断加大惩处力度。

（二）消费者维权成本大，放弃了应有的维权机会

食品安全事件发生后，消费者对食品安全的诉讼往往需要受害消费者集体诉讼，这就加大了诉讼的难度。此外，在诉讼过程中需要消费者能够对诉讼的案件的技术细节充分了解。对于普通消费者而言这也大大增加了消费者维权的难度。因此，大多数消费者在受到食品安全事件侵害后，都放弃了应有的维权机会，这也给违法者以逍遥法外的机会。

（三）食品生产小企业、小作坊多，造成监管不利

我国大量存在的食品生产小企业、小作坊导致食品安全监管成本大，收

效低。我国的食品生产企业中，小企业、小作坊所占比重大，导致政府监管很难覆盖全面，监管到位。[6] 一百年前美国的食品安全问题也非常严重，然而，美国通过整合小企业将其重组为大企业，大大提高了监管效率。

四、完善我国食品安全监管体系的建议

我国现行的食品安全监管体系以"分段监管为主，品种监管为辅"的方式进行监管。政府机构在监管中应该进一步明确划分各部门的监管职责和范围，有效发挥各级食品安全部门的监管职能，充分利用执法资源，促进食品安全体系的有效完善。本文从政府监管、技术投入和机制建设3个层面提出完善我国食品安全监管体系的建议。

（一）完善我国食品安全监管体系——实现监管重心下移

农村已经成为食品安全事件的高发地。在此情况下，政府应通过监管重心下移，加强对广大农村地区食品安全的监管工作。为此，各级地方政府需要把农村食品安全监管作为工作的重中之重。各地方政府应该按照区、县、乡、村逐层成立食品安全监管委员会，争取做到全覆盖、无盲点。与此同时，完善监管保障制度和责任追究制度以明确各层级的监管责任；充分发挥本地食品安全协管员熟悉当地环境的优势，加强对分散在城乡结合部的无证照小作坊、黑窝点、小商铺、小饭馆的监管和整治；此外各级政府还可以通过拉网式监管建立食品安全监管预警机制有效预防食品安全恶性事件的发生。监管重心下移将能够更加有效覆盖监管盲点，更加突出食品安全监管的重点。[7]

（二）加大食品安全检测技术的投入，减少检测失误

食品安全问题已经成为阻碍我国食品行业发展的重大问题，解决食品安全问题需要加强对食品安全检测技术的投入，以先进的食品质量检测技术促进食品安全的监督管理。科学的检测能够有效地提高食品检测的准确率，减小不安全食品流向市场的概率。按照 Qualicon（2005）的研究，食品质量检测出现的错误包括检测错误和样本错误。检测错误的发生是指由于检测结果不准确而出现的错误，检测错误可以分为正向错误和负向错误。检测的正向错误是指把合格的食品错误地检测为不合格的食品；检测的负向错误是指把

不合格的食品错误地检测为合格的食品。由于食品生产和消费的数量庞大，任何国家的质量检测机构都很难做到对所有的食品逐一进行检测，而只能采取抽样检测的方式。这就可能发生检测的另一种错误——抽样检测错误，如采集食品样本与样本所属批次不符所造成的抽样检测错误。检验设备和检验手段的先进性是减少样本检测错误与样本错误的有效手段。因此，我国的质检机构需要进一步完善检测程序的规范性以提高食品检测的准确性。同时，政府要完善食品检测程序的建设，把食品安全检测所需的相关经费纳入政府的财政预算，保证检验检测设备、检测经费的投入，以有效的检测手段促进食品安全监管。[8]

（三）完善我国食品安全体系的机制建议

政府可以通过完善食品安全的配套执行机制预防食品安全恶性事件的发生、保障食品质量安全。这些食品安全机制包括建立甄别机制、第三方评分机制和信用监督机制。以食品企业签署生产质量安全食品承诺书的方式促进食品企业生产合格产品；采用第三方评分机构对食品进行食品安全等级评分，帮助消费者甄别食品的品质；通过食品安全信用监督机制建立企业信用体系，有效地实现企业生产的自律。

1. 建立甄别机制——企业签署生产食品质量安全承诺书

从经济学视角来看，由于食品的生产者和消费者对食品质量的相关信息的掌握具有不对称性，故而消费者想获得食品质量完全信息的成本极高且很难实现。[9] 食品安全承诺书能够帮助消费者更多地了解和掌握相关食品的生产加工信息、有效纠正信息不对称所导致的食品安全问题的发生。食品安全承诺书的设计应该为进行安全食品生产的企业乐于签署，同时让生产合格食品的企业得到更多消费者的了解和认可。承诺书中应该明确规定食品的最低参考价格、食品安全技术指标（或幅度）、选取样本的步骤（包括如何取样，在食品生产的哪一个环节取样）以及食品安全恶性事件发生后如何处理等细节问题。食品安全承诺书对相关食品安全检测指标和技术参数的设计，应该能够同时甄别出食品的厂商，使其知难而退，不愿意签署承诺书。食品安全承诺书将成为消费者购买安全食品的重要依据，并促进企业积极生产安全合格的食品。

2. 建立第三方食品安全评分机制——避免逆向选择

食品安全监管的第三方评分机制是通过第三方监督机构对食品质量安全进行评分，并标注在食品上，以帮助消费者准确了解产品信息。[10] 建立该机制能够有效地对企业生产安全食品进行监督管理，避免消费者由于信息不对称而发生逆向选择。欧盟的经验能够成为我国有效建立该机制的参考与借鉴。欧盟通过第三方评分机构对蔬菜、水果等农产品进行百分制的评分，评分标准包括食品的营养成分、健康程度等多项指标。消费者能够在标签上看到所选购食品的评分结果。显见的结果是，如果在价格相同的情况下，消费者更倾向于购买种植安全，营养价值高的高评分食品。第三方评分机制通过独立的第三方对食品的客观评价帮助消费者了解食品质量安全信息，有效地解决了由于信息不对称所造成的市场上劣币驱逐良币的"柠檬市场"问题，通过完备信息规避由于信息不对称所造成的逆向选择问题，从而让消费者购买到健康、安全的食品，让诚信守法的食品企业也得到应有的回报。

3. 建立信用监督机制——促进生产者自律

政府可以为公民建立个人信用账号与信用记录，将个人诚信记录作为每一位公民贷款、就业的重要依据，真正发挥诚信监管的作用。政府应该着重树立整个食品行业的信用意识，建立食品生产企业的信用监督机制。通过建立完善信用信息的征集、发布、使用等制度，全程记录食品生产加工企业的信用。[11] 政府可以通过推行食品卫生规范（GHP）、危害分析关键控制点（HACCP）等监控方法，引导食品生产者诚实守信，提高企业食品安全的信誉等级，并通过政府网站、新闻媒体等信息发布平台定期发布食品生产企业的诚信信息、公布企业信用等级。同时，政府可以通过食品安全监督机制对信用等级较低的企业加强监管，督促食品生产者实现安全生产。

五、结语

完善我国的食品安全体系，应该从政府、企业、消费者、媒体等多方共同监督治理。从监管层面，政府应该明确食品安全界定的方法和准则，实行监管重心下移。从机制建设上，通过让食品加工企业签署食品质量安全承诺书的方式，督促企业生产放心合格的食品；通过建立第三方评分机制对食品的安全性进行评分，通过公开信息避免信息不对称导致的消费者逆向选择；通过建立食品安全信用监督机制，用诚信机制降低企业生产不安全食品的风险，实现食品加工企业的生产自律。

参考文献

[1] Marion Nestle. 食品政治：影响我们健康的食品行为（Food Politics: How the Food Industry Influences Nutrition and Health ）[M]. 北京：社会科学出版社, 2004

[2] 全国人大常委会法制工作委员会行政法室. 中华人民共和国食品安全法释义及实用指南[M]. 北京：中国民主法制出版社, 2009

[3] 世界卫生组织. WHO 全球食品安全战略[R]. 日内瓦：世界卫生组织, 2002

[4] 中国国家认证认可监督管理委员会. 食品安全控制与卫生注册评审[M]. 北京：知识产权出版社, 2002

[5] 中华人民共和国食品安全法. [EB/OL]. [2008-04-21]. http://npc.people.com.cn/GB/7142517.html

[6] 中国社会科学院. 社会蓝皮书[M]. 北京：社会科学文献出版社, 2008

[7] 夏黑讯. 我国食品安全监管协调机制的现状与完善[J]. 科学经济社会, 2010

[8] 杨思永，侯为道. 关于发挥技术支撑在保障食品安全方面作用的思考[J]. 中国卫生事业管理, 2010

[9] 刘录民，董银果，王荔萍. 食品安全监管能力建设探讨[J]. 农业经济, 2009

[10] 周小梅. 开放经济下中国食品安全管制:理论与管制政策体系[J]. 国际贸易问题, 2007（9）

[11] 赵霖，鲍善芬. 21 世纪中国食品安全问题[J]. 中国食品与营养, 2010(4)

食品安全风险综合指数的界定初探

张臻竹

一、食品安全风险综合指数研究提出的背景

首先，食品安全直接关系到人类的生命健康，影响人类的生活质量，食品安全问题一直是受全世界广泛关注的重大问题。调查表明，由致病微生物及其他病毒、有害因素引起的食物中毒和食源性疾病是危害最大的一类，并且食物中毒和食源性疾病的发生在全球范围内呈上升趋势，不仅在发展中国家，即使在经济发达国家也经常爆发流行。由于食品生产、加工的工业化以及新原料、新技术、新成果的应用和推广，食品贸易的全球化，造成食品污染的因素日趋复杂，原有的问题还没有完全解决，新的问题又不断涌现。这就促成了对食品安全问题进行研究的迫切性和关键性。

其次，食品安全事件不仅对人体健康造成不同程度的影响，同时还在经济上造成重大损失，对政治、社会发展也会产生重要影响。保障人类健康和促进国际贸易的食品安全是摆在国际社会和各国政府面前的重大战略课题。作为世界上的人口大国，我国在以人为本的科学发展观指导下建设物质文明、精神文明及政治文明，就更应高度重视人民的食品安全。

再次，食品安全监管体系亟需不断完善。从某种意义上讲食品管理就是食品安全风险管理[1]，如何采用有效的手段对食品安全风险进行预警，进而采用有效措施进行前置性管理是政府行政作为的一种表现，为此需要探讨食品安全预警机制建立问题。首先就是我们对食品高风险性的界定，对这方面的研究在国外有很长时间的发展历史，并且也积累了丰富的经验，但是由于

饮食习惯、生活环境等各方面的原因，国外先进的高风险食品的界定标准体系在我国存在一定程度的"水土不服"的偏差，我国目前存在着很多种关于高风险食品的理解，其中既有相关职能监管部门的，也有地方政府的，还没有形成一致的判断口径，综合起来基本上都是在发生了较严重的食品危害事件后对食品源头的反思和归纳，大多还停留在感性认识的层面上，而没有形成一种统一的、科学的高风险食品判断标准。为此，接下来我们需要建立食品安全的标准体系及在此基础上的综合指数构建，为管理部门进行前置管理提供依据。

二、食品安全风险综合指数研究框架

构成食品安全风险的因素很多，它们对食品安全的影响也各不相同，如何确定其影响，并从总体上把握一个区域食品安全的状况，这可以引入综合指数的研究方法，来确定食品安全风险综合指数。在此我们借鉴西方统计指数的研究方法，更主要是采用东方的指数理论，结合我国食品安全的实际情况，来确定食品安全风险综合指数。

（一）食品安全风险综合指数问题初步的研究思路

本研究采用系统科学的分析法作为基本方法之一，从内在逻辑关系上考虑研究中所有必要的因素和过程。

1. 明确研究对象

本研究拟建立"从农田到餐桌"的全过程食品安全管理控制体系，从而从过程到结果、从行为到检测结果全面地反映食品安全状况。但是考虑研究的难度以及研究结果的不确定性，拟采用从易到难，从简到繁的思路，分阶段进行研究，第一个阶段将主要从技术检测结果指标出发，确立指标体系，从指标结果中发现问题，追溯过程，寻找原因，提供预警，进而设计解决问题的方案和对策。食品安全风险综合指数的研究对象是与人们日常生活紧密相关的食品，为此，这一阶段的研究对象是直接面对消费者的最终食品，拟以人们日常生活中食物营养的摄入量作为依据选择有代表性的几类食物作为研究重点[2]，它的选择确定采用信息搜集法、专家咨询法以及知识挖掘等方法，并以信息搜集法为主。

2. 设计指标体系

食品安全风险综合指数制定的设计从对我国食品安全的理解出发,在遵循科学性、合理性、可行性等一般性原则的基础上,还应遵循完备性、系统性、动态性、可测性、重要性等食品安全评价指标设置的原则,筛选出能尽量准确评判我国食品安全现状的一套健全的食品安全综合评价指数体系。

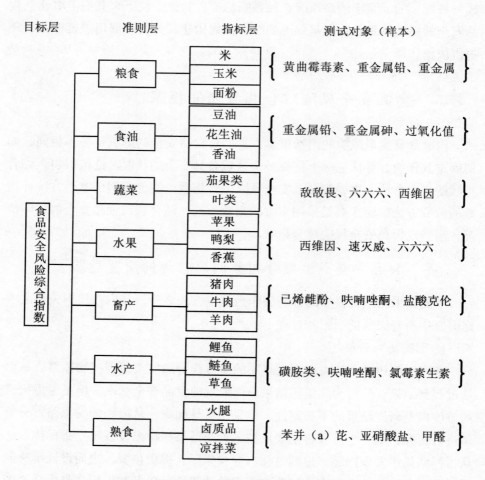

图1 食品安全风险综合指数评价体系框架图

(1)对评价指标的选择。

该体系初步考虑设计成四级指标体系,第一级(目标层)是"食品安全风险综合指数";第二级是食品种类,结合我国"菜篮子"产品及农产品组成分类，确定食品安全风险综合指数涉及的食品有 7 大类，具体为粮食样本、食油样本、蔬菜样本、水果样本、畜产品样本、水产品样本和熟食样本。第三级是在第二级基础上的进一步的食品品种的细分。其基本框架如图 1 所示。

（2）指标的无量纲化处理。

对于选定的指标将采用无量纲化的处理方法。所谓指标量纲化就是将指标的实际测量值转化为评价值，即通过一定方式消除指标中不可综合的因素——量纲，达到指标既可以综合，又能保留主要原始信息的目的。我们第一阶段所选择的指标均为量化检测指标，因此准备采用阈值法，即功效系数法进行指标的无量纲化处理。[3] 在这里将指标实际检测值与其国家标准值进行对比，用比值作为评价值。另一种方法是在指标测试值的基础上，给其中的每个指标对顶两个数值，一个是食品安全风险满意值，即以国家标准为上限，以食品安全风险不允许值，即一票否决值为下限，然后计算出各指标的功效系数作为评价值。如果以 60 分为最低分，则可计算各指标的功效系数为：

$$a_{ij} = \frac{x_{ij} - x_{j\min}}{x_{j\max} - x_{j\min}} \times 40 + 60$$

然后，根据这些单项功效系数，用加权算法，得到最后的食品安全风险综合评价指数。

（3）评价方法及因子指标权重确定。

权重确定方法中最常用的是层次分析法，即 AHP 法。它是一种将定性与定量进行有机结合的方法，是 20 世纪 70 年代美国科学家沙旦提出的。该方法的基本思想就是将决策者对评价体系中各因素优劣整体的判断转变为对因素之间的两两比较，然后再转为对因素的整体优劣排序判断及确定各因素的权重。

3. 综合指数的确定

（1）分级思路。

依据营养学、病理毒理学等专门知识及专家咨询判断，确定综合指数的分级分段及其意义，并采用信号系统显示，初步打算以颜色进行风险程度的体现，该方法是一种动态的关于食品安全的指数体现，目的是为人民生活提供参考，为政府监管提供依据。

同时，考虑通过门坎——线性式法对监测对象进行初筛，即在几个提前确定的关键检测指标中只要有一项超过限定值者，就将被检测目标归为不合格食品，也就是打算将其归为高风险食品的范畴，从而启动相应的市场退出机制，对于在检测合格范围内的对象再结合本研究项目的实际特性，有选择地运用。

（2）食品安全风险综合指数的确定流程。

对食品安全风险综合指数的确定流程如图2所示。

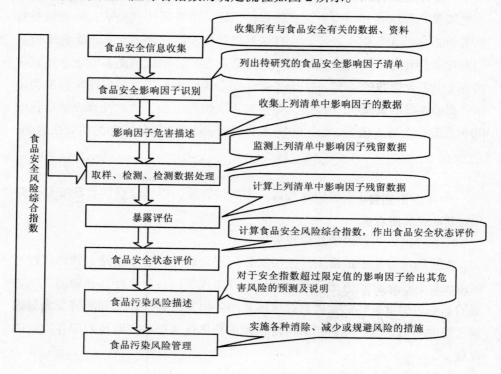

图2　食品安全风险综合指数确定流程

三、食品安全风险综合指数运用于食品安全监管的思路

从食品安全风险的预防角度分析，食品安全风险的监管应从系统论的视角出发，进行综合管理，包括建立完善的法律法规预防体系，建立统一的食品安全技术标准体系，建立科学的食品安全检测体系，建立全面的食品安全

信息体系以及建立快速的食品安全应急体系。但是所有这些需要有一个如晴雨表一样的信号系统进行预警，从而启动各种手段进行前置性的管理，而不是发生问题再行处理。食品安全一直是关系民生的大事，近年来发生的一系列食品安全事件，不能不让人惊出一身冷汗。更为可怕的是有些人，甚至有些领导和监管部门仍然将这些事件看成是一个个孤立的事件。当然，这些事件本身并没有逻辑上的必然联系，一个事件发生的时间、地点、起因、结果并不会直接影响其他事件的发生。但是，如果从深层次分析，这些事件实际上暴露出我们的一些公共安全领域的薄弱之处。从哲学角度分析，偶然中存在必然，许多表面上看似不相干的所谓"突发事件"，事后分析发现其实是有征兆和苗头的，只不过当时没有引起人们的重视而已。因此我们提出食品安全风险综合指数的研究课题，目的就是将食品安全监管从事后管理前移至事前管理，以尽量减小食品安全风险事件发生的概率，也提高人们食品安全风险防范的意识，从而增进全民的健康水平。

（一）树立食品安全风险意识

"从农田到餐桌"的理念是全程食品安全的理论基础，食品安全涉及食品形成过程的所有环节，都需要实施食品安全管理的重要规范和技术措施。[4]在解决问题的过程中，可以进行溯源，信息的及时处理以及处理手段的科学化，信号反映系统的准确性将是提高监管水平的前提条件，因此监管更是食品安全风险事前管理的手段。

（二）强化食品安全风险监测的同时提高食品安全的技术标准

一方面严格食品安全的检测，为食品安全风险综合指数的计算提供准确的信息资料；另一方面通过检测，从执行角度对与食品安全相关的所有利益主体起到规范的作用，引导这些相关者严格执行食品安全标准，严格按照标准进行企业运作，包括"从农田到餐桌"这一食品链的全过程的各个环节。通过这种机制的建立，从而强化食品安全相关者的责任意识，提高风险防范的自觉性，从而使我们的食品安全标准与国际标准接轨，进而形成食品安全风险监测能力提升与食品安全技术标准不断提高这样一个良性互动的格局。

（三）通过结果溯源过程，构建立体化的食品安全网络

通过食品安全风险综合指数的研究，可以定期发布某一地区的食品安全整体状况，按照食品摄入量进行系统分析，确定风险级别，进而追溯风险产生的环节，分析产生的原因，准确界定控制风险的重点部位。这就要求建立一体化的食品安全网络，不仅包括"从农田到餐桌"的种植、养殖、生产、销售的全过程，而且包括政府监管、社会监督的外部环境，前者是食品安全的内部治理结构，而后者则是食品安全的外部监督。唯有如此，才能将食品安全风险管理前移，将食品安全危害降至最低，切实解决民生问题，建设和谐社会。

参考文献

[1] 林镝，曲英. 我国食品安全公共管理的市场基础分析[J]. 科技进步与对策, 2003（12）

[2] 陆勤丰. 保障中国食品安全的全过程管理体系构建[J]. 粮食科技与经济, 2002（3）

[3] 李聪. 食品安全监测与预警系统[M]. 北京：化学工业出版社, 2006

[4] 谢明勇，陈绍军. 食品安全导论[M]. 北京：中国农业大学出版社, 2009

食品安全危机评价及管理研究

李 杨 杜子平

食品安全问题是一个国家经济持续稳定发展的基础，是社会稳定与繁荣的保证。因此，食品安全是各国政府的主要政策目标之一，保证食品安全的可持续性必须是一项长久的基本战略。不同的国家和地区所发生的食品安全问题的类型都有所不同，较发达的国家和地区，如美国和欧洲很少出现人为造成的食品安全问题，大部分属于技术缺陷引发的操作不当或新类型的细菌感染等。但在发展中国家，特意添加有害物质销售现象较多，由管理缺陷引发的食品安全问题多于技术缺陷引发的食品安全问题。尤其我国近年来食品安全事件频发，折射出地方政府监管还存在诸多漏洞。为此，建立一套科学合理的评估指标体系及时发现食品安全隐患对区域食品安全监管和社会稳定都有着重要意义。

一、食品安全和食品安全危机

（一）食品安全的概念和内涵

食品安全问题是 1974 年联合国粮农组织提出的，经过 30 年发展，食品安全的概念已经被公认包含三个方面的内容，即食品供给数量的安全、食品的质量安全、食品的生态安全。

食品数量安全，亦称食品安全保障，是指一个单位范畴（国家、地区或家庭）能够生产或提供维持其基本生存所需的膳食需要，从数量上反映居民食品消费需求的能力。它通过这一单位范畴的食品获取能力来反映。以发展生产、保障供给为特征，强调食品安全是人类的基本生存权利。[1]

食品的质量安全，即狭义的食品安全，是指食品的内在成分能够确保使用者对其质量、卫生、营养、人种延续性的要求，不会对人的身心和基因稳定性造成伤害；食品的销售方式不会危害购买者的身心健康，伴随食品销售的各种服务能确保智力正常的购买者不被误导，不致上当受骗。食品安全性强调食品中不应含有可能损害或威胁人体健康的物质或因素。食品不安全的因素产生于人类食物链的每个环节，从原料生产、加工、存储、运输、销售到最终消费的整个过程，其中既有因农业、工业发展带来的各种污染，也有弄虚作假或对食品安全性了解不够等人为因素。[2]

食品的生态安全，或者称食品的可持续性安全，是指一个国家或地区，在充分合理利用和保护自然资源的基础上，技术和管理方式都能确保食品质与量持续和稳定，既满足现代社会的需要，又造福于人类后代，所有人随时能获得保持健康生命所需要的食品。[3]

食品危机多指粮食供应的危机事态，也就是食品数量的危机（又称粮食危机），而本文所关注的食品安全危机，则主要是食品质量与生态安全方面的危机。

（二）食品安全危机

危机是一个会引起潜在负面影响的具有不确定性的大事件，这种事件及其后果可能对组织及其人员、产品、服务、资产和声誉造成巨大的损害。[4]危机通常是决策者的核心价值观念受到严重威胁或挑战、有关信息很不充分、事态发展具有高度不确定性和需要迅捷决策等不利情境的汇聚，它造成了高度的紧张和压力。[5]公共危机则是指危机具有社会广泛性，其中包含了"突发事件"的概念，突发事件针对的是群体而不是个体。一般意义上的危机事件要具备四个特点：具有突发性和紧急性、具有高度不确定性、具有一定的社会性以及非程序化决策性。[6]食品安全突发事件是指由食品的质量与生态安全问题引起的突然发生的，造成或者可能造成公众身体健康严重损害的重大食物中毒、食源性病害等突发事件。如果不能及时采取应对措施，有效控制事件发展，会对经济社会持续健康发展、公众健康和生命安全带来严重危害，形成食品安全危机。

食品安全危机本意是指食品本身的安全性危机，具有低频高危的特点。

实际上，由于现代社会中人员、市场流动加快、信息技术发达等原因，食品安全危机的影响往往突破其本身的概念范畴，并且通常具有由单一性危机迅速演变为复合性危机的趋势，[2] 不仅涉及公共卫生领域的危机问题，而且涉及国家经济安全、社会安全和政治稳定等领域的危机问题，一旦危机发生，往往有很多衍生危机使得食品安全危机在时间和空间上的影响加剧。张喜才等[7]指出，食品安全危机具有预示性、爆发性、专业性、广泛性、非线性和产业负外部性的特点。食品安全危机所带来的恐慌远大于事件本身，尤其在信息通讯迅捷的环境中，频繁发生食品安全危机使得危机产生的危害效果叠加，进而引发衍生危机。同时，危机的影响范围广泛，由于食品产业链较长，在食品产业链中的任何一个环节引发食品安全危机，其影响不仅在于食品的消费者，同时对食品安全整个产业链都会造成强烈的冲击，甚至危害相关产业的发展。

由于食品安全危机的自身特性，其在爆发前往往会有在相关指标上的预示事件发生，从零星的小规模事件逐渐演化或者爆发为食品安全危机，从其发展特征上来看，食品安全危机可以预测，并且在形成大规模危机事件之前不同的管理手段的实施对危机的发展影响很大。

二、食品安全危机评价指标体系

食品安全危机在爆发之前会有一定的预示事件发生，故而可通过对食品安全危机评价实现危机预警管理。有关食品安全危机评价指标的构建相对于一般社会的评价来说已经有了较多研究成果，但在理论上和实践中仍没有达成社会各界共同认知的体系范畴。由于食品安全危机的非线性特性，预示事件的发生不一定直接反映在检测方面，也可能反映在产业发展、市场交易、管理制度等方面。因此要分析食品安全危机，就要对涉及食品安全的各方面分析，构建一个科学的评价指标体系。

评价食品安全危机需要收集、整理食品安全危机暴露及不确定性来源的所有信息，确定危机的范围。本文将影响食品安全危机的因素归纳为：食品产业链因素、市场因素、监管环境因素。食品安全危机评价指标体系如表 1 所示。

表 1 食品安全危机评价指标体系

一级指标	二级指标	三级指标
食品安全危机评价指标体系		

一级指标	二级指标	三级指标
食品产业链因素评价指标（A）	源头环节控制指标（A1）	货源组织方式（A11）
		货源登记制度和认证制度建立情况（A12）
		三证检查情况（A13）
		检验机构按国家规定检验项目和化验标准（A14）
		检测原料、辅料情况（A1）
		生产流程规范和同步检测情况（A15）
	加工环节控制指标（A2）	车间选择、布局和设计符合卫生标准情况（A21）
		车间、质量管理人员持有健康证明和卫生知识培训情况（A22）
		车间卫生管理制度和岗位责任制制定和遵守情况（A23）
		生产设备、工艺装备和相关辅助设备配备情况（A24）
		加工工艺水平（A25）
		配备产品检测仪设备和专业质检员情况（A26）
		按国家规定检验项目按批次检验出厂和检验纪录情况（A27）
	流通环节控制指标（A3）	库房通风情况（A31）
		按入库的先后批次、生产日期分存与定期质量检查情况（A32）
		运输工具和各种容器符合卫生要求情况（A33）
		产品运输按产品分装情况（A34）
市场因素评价指标（B）	消费控制指标（B1）	产品销售流通纪录情况（B11）
		产品标示符合标准情况（B12）
		产品正确食用方法的宣传情况（B13）
		设置处理消费者投诉的专门机构和制定制度措施情况（B14）
		问题产品及时处理的信息技术支持条件（B15）
		问题产品召回赔付执行情况（B16）
监管环境因素评价指标（C）	政府部门监管指标（C1）	生产许可认证状况（C11）
		经营范围、经营方式等登记事项遵守情况（C12）
		企业按内部规章制度和章程运行情况（C13）
		企业守信纪录（C14）
		企业 ISO9000 认证和年检情况（C15）
		企业 HACCP 认证和年检情况（C16）
		企业 QS 达标率和年检情况（C17）
		食品违法案件的执行力度（C18）
		食品安全法案的完备状况（C19）
		食品违法案件的执行力度（C1a）
		监管政策的连续性稳定性（C1b）
		食品安全突发事件应急处理能力（C1c）
		居民人均食品安全经费（C1d）
		食品质量抽检合格率（C1e）
		食品中毒事故发病人数（C1f）
	社会评价指标（C2）	遵守行业规则的情况（C21）
		行业内公平竞争情况（C22）
		投诉处理措施符合国家法律法规的情况（C23）
		消费者满意度（C24）

食品安全危机评价的定量分析首先要确定区域食品安全危机的划分等级和不同等级各个指标的评价标准，按照各个指标实际值的大小，对比标准值给每个实际值赋予不同的分值 f_i；各指标的权重 w_i 的计算采用层次分析法，在此不多介绍。

三、食品安全危机管理

在 2006 达沃斯国际减灾会议上，有关专家提出危机管理工作的实质可概括为：管理不可避免的；避免不可管理的。[8] 危机事件总体上可以划分为预警期、爆发期、缓解期、善后期四个阶段。[9] 食品安全危机管理是一个包括不同阶段的周期性管理过程，在每个阶段均需要有相应的风险管理理论加以支持，从而使整个管理过程科学化，并达到整体管理效益的最大化，如图 1 所示。

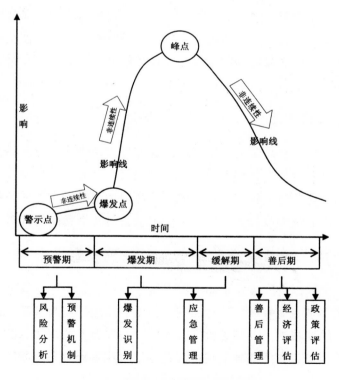

图 1　食品安全危机管理阶段示意图

食品安全危机具有可预警性，但由于食品安全自身的复杂性，其危机管理框架应包含从原料、加工、销售、消费到政策环境的各个环节，食品安全危机可由任一环节的问题导致。因此食品安全危机的管理框架应从整条产业链以及产业链环境着眼进行建立。基于上述分析，本文对食品安全危机管理提出如下建议：

（一）加快食品安全信用体系建设

食品安全信用体系的构建可将食品生产诸多环节纳入政府职能部门的监管之下，其建立过程应由政府主导，在市场经济条件下，通过一系列的法律法规、制度规范的建立和相应技术手段的使用规范食品生产经营活动，对食品企业进行信用建设，进而形成和维护良好的食品安全信用秩序。

（二）完善食品安全监测检验机制

食品质量安全检测数据是食品安全风险研判和实施食品安全科学监管的重要技术依据。对食品的品质与卫生质量进行监测检验，是食品安全危机预警的重要技术支撑。政府部门应该建立食品监测检验机制，及时掌握食品安全的监测数据。

（三）加快食品安全信息系统建设

信息技术用于食品安全信息管理已成为必然趋势，正越来越受到重视。目前我国食品安全信息化程度较差，只有北京、上海等少数城市处于尝试阶段，并且信息化覆盖面较窄，远不能对从产地环境到生产、加工各环节的整条食品安全产业链形成覆盖，同时系统也缺乏对各类食品的针对性。

（四）建立食品安全数据仓库和危机预警平台

食品安全数据仓库涉及食品工程、统计分析、数据库、信息管理系统、计算机网络等多专业领域，以食品安全检测、监测数据为基础，通过数据筛选、清洗与转换将数据存储于数据仓库中。数据仓库的建立有助于食品安全数据的高效利用，在此基础上利用信息化技术建立食品安全危机预警平台。

（五）建立食品安全危机管理的善后处理机制

食品安全危机的危害性很大，如果不能及时采取应对措施，有效控制危机事件发展，会给经济社会持续健康发展、公众健康和生命安全带来严重危害。为此，有必要形成以政府为主导的善后处理机制，以便在危机管理发生后更好地进行善后管理。

（六）建立食品安全危机管理的评估体系

我国虽然经历了多次食品安全危机，但却没有形成食品安全危机管理的评估体系，不能够客观地评价危机管理的社会成本和经济成本，不能够很好地推动危机管理水平的不断提高。因此，建议形成定性和定量相结合的危机管理评价体系，客观评价危机管理，不断提高管理水平。

参考文献

[1] 李哲敏. 食品安全内涵及评价指标体系研究[J]. 北京农业职业学院学报, 2004(01)

[2] 邹立海. 食品安全危机预警机制研究[D]. 北京: 清华大学硕士论文, 2005

[3] 刘於勋. 食品安全综合评价指标体系的层次与灰色分析[J]. 河南工业大学学报(自然科学版), 2007(10)

[4] Barton L. Crisis in Organizations: Managing and Communicating in the Heat of Chaos [M]. Cincinnati: South-Western Publishing Company, 1993

[5] 刘晓霞. 我国食品安全危机管理机制研究[D]. 华中科技大学博士论文, 2006

[6] Robert Heath. Working under pressure: crisis management, pressure groups and the media[J]. Safety Science, 1998, 30(2)

[7] 张喜才, 张利庠. 食品安全危机管理机制构建与对策研究[J]. 生态经济, 2010(7)

[8] 刘婧, 方伟华. 区域水灾恢复力及水灾风险管理研究[J]. 自然灾害学报, 2006(12)

[9] 周波. 危机管理在食品安全突发事件处理中的应用[J]. 中国质量技术监督, 2009(5)

发达国家食品安全标准对我国食品出口的影响

于丽艳

　　根据中华人民共和国卫生部的规定，食品安全标准是为了保障人民群众的身体健康与生命安全，满足人体营养需求，防止食源性疾病发生，对食品、食品添加剂、食品相关产品的卫生要求及其在生产、加工、贮存和稍售等方面所规定的技术要求和措施。

　　技术壁垒即"TBT"，是国际贸易中商品进出口国通过技术法规、协议、标准和认证体系（合格评定程序）等形式，对其进出口商品进行管制的一种非关税壁垒形式。技术性贸易壁垒应用于国际贸易领域，主要以技术标准要求为主要表现，所以，技术性贸易壁垒具有双重性、隐蔽性、复杂性和争议性的特征。[1]

　　我国食品出口遇到的主要技术性贸易壁垒是发达国家的食品安全标准。由于产业结构和市场需求的原因，一直以来，我国食品出口的主要市场是日本、欧盟等发达国家和地区。而以日本的肯定列表制度、欧盟食品安全委员会的欧盟食品安全标准为代表的发达国家食品安全标准，其对进口食品的要求是非常苛刻的。例如，日本的肯定列表制度中的"暂定标准"对734种农药、兽药及饲料添加剂设定1万多个最大允许残留标准，被认为是世界上要求最为苛刻的食品安全标准。当然，作为进口国，出于保护本国消费者的身体健康、保护食品安全的角度，对进口产品规定相关的标准是合理合法的。但是，进口国的食品安全标准若要求过于苛刻，超出了保护国内消费者和环境的目的，以至于使得食品出口国无法达到这些技术指标，进而不得不放弃进口国的市场，这便形成了一种贸易保护。尤其是对发展中国家来说，由于经济发展水平与发达国家存在巨大的差异，造成发展中国家在技术、安全和卫生标准方面与发达国家的差距也是很大的。所以，发达国家关于食品安全的法律法规和技术标准对于发展中国家是难以达到的，发展中国家在面对发达国家的食品安全标准时，往往是放弃出口市场。同时也造成发展中国家对发达国家的食品安全标准持反对的态度。如很多学者认为发达国家实施的严格的标准是"借贸易保护之名，行贸易保护之实"。

一、与发达国家食品安全标准的差异造成我国产品出口的技术壁垒

由于经济和技术发展水平的差异，与发展中国家相比，在国际贸易产品中，发达国家存在着技术优势，正是由于技术方面的优势，发达国家能够生产出高技术指标和高标准的产品；而发展中国家由于技术水平低等原因，很难生产出发达国家要求的高技术指标的商品，若要技术达标，则要花费较高的成本，这样，在国际竞争中就失去了发展中国家的低成本的竞争优势。[2]从产品的角度来看，由于技术水平的差异，发展中国家的标准往往也低于发达国家的标准，而且，发达国家的食品安全标准也存在着一定的差异。关于这方面，普遍的水平是：欧盟和日本的食品安全标准较高，往往高于美国，发达国家的食品安全标准要求普遍高于发展中国家。例如，在 2010 年美国麦当劳爆出在美国销售的麦乐鸡中含有化学成分"聚二甲基硅氧烷"和"特丁基对苯二酚"，对此事件，中国麦当劳发函回应说："这两种物质含量均符合现行国家食品添加剂使用卫生标准"。通过这句话我们可以分析出：麦当劳承认在中国销售的麦乐鸡中同样含有这两种化学物质，含有这两种化学物质的麦乐鸡是符合中国的食品安全标准规定的。同时，人们发现，同样在英国销售的麦乐鸡中就未检测出这两种化学物质，对此，当时有专家分析说，其原因是欧盟的食品安全标准要求高于美国。不仅仅是麦乐鸡事件，2009 年可口可乐公司的芬达在英国被检出杀虫剂超标，而对于在中国大陆销售的芬达，商家解释说是完全符合中国法律规定的。对于类似的食品安全事件，我们发现那些大的跨国公司通过对各国食品安全标准的分析，对不同的市场提供不同标准的产品，从而保证其利益的最大化。同时，我们发现，我们的食品出口企业要想将我们的食品出口到欧盟、日本甚至美国这样的发达国家和地区，要达到发达国家的食品安全标准要求要花费更大的成本和精力，这样发达国

家的食品安全标准在一定程度上就构成了发展中国家产品出口的技术壁垒。

表 1　CAC、欧盟和中国部分食品添加剂限量标准

名称	CAC	欧盟	中国	备注
甜蜜素 sodium cyclamate, calcium cyclamate	250 mg/kg,调味和/或发酵乳基饮料	250 mg/l,不含酒精饮料—低热量、不加糖的奶和奶衍生品或果蔬基料的饮料	0.65g/kg,冷冻饮品	食品甜味剂
核黄素 Riboflavin	300 mg/kg,调味和/或发酵乳基饮料(如巧克力奶、可可奶、蛋酒、酸乳饮料、乳清饮料)	100 mg/L	0.3(g/kg),干制蔬菜(仅限脱水马铃薯)	食品着色剂
双乙酸钠 sodium diacetate	----	----	3.0(g/kg),预制肉制品	食品防腐剂

资料来源：根据中国技术性贸易措施网进出口食品安全部分整理

注：CAC 的上述食品添加剂标准限量为 2010 年开始实施的，欧盟的上述食品添加剂限量是 2006 年实施的，而我国的上述食品添加剂限量是 2011 年实施的。

二、我国食品生产加工的全程产业链与发达国家有一定的差距

欧盟、美国和日本都强调食品生产的全程产业链控制，即"从农田到餐桌"的食品安全控制。这就要求食品在种植、加工、运输、仓储、生产和销售的全过程中，都要达到相关的标准。对于我国多数的食品加工行业来说，为了满足出口的技术要求，进行技术认证，按照国际标准进行生产是可以实现的。但是，作为食品源头的农田在环境方面很难保证达到相关的技术标准要求，从而使得很多食品生产从源头上就不能满足相应的技术指标，所以以这些不达标的原料加工出来的食品也就不能逾越食品出口的技术性贸易壁垒。由于农业发展等多方面的原因，我国生态农业和有机食品的开发较晚，发展水平也较低，质量标准不高，受环境污染影响严重，同时，我国的食品安全标准规定不规范，经常出现国家标准、行业标准与企业标准不一致甚至

矛盾的情况。同时，我国的食品安全风险评估工作起步较晚，信息的采集及数据的收集能力有限。另外，我国的食品安全标准与国际接轨较差，导致在对食品安全标准的沟通上出现问题等，这些因素成为影响我国食品出口的重要原因。[3]

表2　2006—2008年日本、欧盟扣留中国食品情况统计

国家	日本		欧盟	
批次	1121		1059	
扣留最多的食品种类	食品种类	占百分比%	食品种类	占百分比%
	农产加工食品	25.6	坚果及其制品	30.4
	水产食品	23.6	食品直接接触产品	24.5
	农产食品	19.6	水产品	11.8
违反的内容	内容	占百分比%	内容	占百分比%
	成分规格不合格	54.1	黄曲毒素	28.7
	违反《食品卫生法》第11.3条关于农药残留的规定	14.8	物质迁移	22.1
	检出非指定添加物	8	兽药和农药残留	8.5

资料来源：根据濮阳食品工业网数据整理

三、借鉴发达国家经验，完善我国的食品安全标准

由于技术水平和环保意识的差异，使得发达国家的产品和产业顺利进入发展中国家的市场，而发展中国家的产品则由于不能达到发达国家的高标准，出口频频受阻。所以，发达国家的食品安全标准成为影响我国食品出口的主要技术性贸易壁垒。在深入研究发达国家食品安全标准的同时，我国应该积极主动借鉴发达国家的经验，不断完善我国的食品安全标准。

（一）以风险评估为基础制定食品安全标准

食品安全问题是一个科学的问题，一种物质究竟对人体有没有害，有多大的害，应该以评估的结果作为依据。纵观欧盟、日本、美国等发达国家的食品安全标准的制定，都是建立在食品安全风险评估的基础之上的，我国食

品安全标准的建立，也应该建立在以食品安全风险评估所获得的科学数据的基础之上。我们知道，食品安全风险评估是一项复杂的系统工程，就其体系来说涉及环境、养殖、种植、研究、加工、食品流通、饮食卫生、医院临床、检测机构、垃圾处理等多部门。就其手段来说包括应用动物学、植物学、临床医学、化学、毒理学、药理学、分子生物学、流行病学、医学统计学等多学科的知识。所以，食品安全评估工作涉及的范围极其广泛，需要政府部门统一协调、指挥。同时，畅通的信息渠道是必不可少的。在欧美等发达国家，食品安全管理部门往往建立专门的网站来收集涉及食源性疾病等信息，他们尤其重视来自医院的信息，因为发生食源性疾病的人往往在其去医院就诊时，接诊医生会十分重视其疾病信息的收集并及时报告。而我国由于人口众多，地区差异较大，信息沟通不畅等原因，食品安全评估工作开展起来困难重重，但是，我们应该以科学的数据和方法来进行我们的食品安全标准制定，所以，食品安全标准的制定必须以食品安全风险评估为基础。[4]

（二）发展有机食品生产，完善农药、化学品残留量标准

保护健康意识的增强，使消费者对食品安全的要求越来越高，这就要求在食品加工生产的全过程中都要注意食品安全问题。欧盟、美国和日本都强调食品生产的全程产业链控制，即"从农田到餐桌"的食品安全控制。这就要求食品在种植、加工、运输、仓储、生产和销售的全过程中，都要达到相关的标准。现在欧美正大力发展有机食品的生产，有机食品很可能是未来食品出口的主要品种。我国生产的食品要想达到有机食品的标准，除了在生产环境、生产流程、流通、仓储等方面达到相关标准外，笔者认为，最关键的是要完善食品的农药、化学品残留量的标准，在这方面，我们要注意，我们的标准要尽量与国际接轨，这样就不会造成我国食品出口时的障碍。

参考文献

[1] 薛荣久. 如何跨越绿色贸易壁垒[J]. 国际贸易问题, 2002(12)

[2] 马进军. 入世后中国农产品出口遇到的绿色壁垒及其成因和对策[J]. 国际商务研究, 2007(1)

[3] 于丽艳，王殿华. 发达国际食品安全标准对我国食品出口的影响[J]. 华东经济管理， 2011(11)

[4] 焦红. 建立食品安全评估和预警体系之我见[J]. 检验检疫科学， 2005(15)

第四篇
食品供应链安全控制

全球化背景下食品可追溯体系研究

赵雅玲

一、引言

在经济全球化背景下食品安全问题也呈现出全球化的特征。即便是欧盟等被认为是全球食品安全管理最严格的地区，同样也不断出现各种各样的食品安全问题。食品可追溯体系由于其控制风险卓有成效，成为许多国家控制农产品质量安全有效的手段之一。不仅如此，欧盟、美国等发达国家和地区还要求对出口到当地的部分食品必须具备可追溯性，也使得食品可追溯成为食品国际贸易发展的趋势之一。因此，建立和完善食品可追溯体系，加强食品安全管理成为各国共同面对的问题之一。本文拟从全球化的视角分析关于食品可追溯体系的发展和瓶颈，并就如何突破瓶颈提出一些建议，希望对我国今后完善食品可追溯体系有一定的借鉴意义。

二、可追溯体系的发展概况

欧盟委员会在 EC178/2002 条例中将食品可追溯性（Food Traceability）解释为在生产、加工及销售的各个环节中，对食品、饲料、食用性动物及有可能成为食品或饲料组成成分的所有物质的追溯或追踪能力。目前，许多国家无论是政府机构还是消费者群体，都在致力于食品生产和食品供应链中可追溯方式的应用。

（一）国外可追溯体系的发展

可追溯系统的产生起因于 1996 年英国的"疯牛病"引发的一系列食品安全事件，为了重塑消费者对政府食品安全监管的信心，欧盟开始着手可追溯系统的建立。2000 年欧盟出台了（EC）No 1760/2000，要求自 2002 年 1 月 1 日起所有在欧盟国家上市销售的牛肉产品必须要具备可追溯性。欧盟178/2002 号法令则要求，从 2004 年起，在欧盟范围内销售的所有食品都要能够进行追踪和追溯，否则就不允许上市销售。韩国 2005 年 4 月起实施食品可追溯。美国农产品可追溯体系主要是企业自愿建立，政府主要起推动和促进作用。美国 FDA 规定凡输往美国的食品和动物饲料的生产必须可追溯。日本不仅制定了有关农产品追溯的相应法规，而且大部分超市已经安装了产品可追溯终端，供消费者查询信息使用。加拿大从 2002 年 7 月 1 日起开始实施强制性活牛及牛肉制品标识制度，要求所有的牛肉制品采用符合标准的条码来标识。

（二）中国食品可追溯发展状况

中国约在 2000 年后开始建立可追溯管理体系，并且把保障食品安全作为追溯体系实施监管的重点。2002 年，国家有关部门启动了条码工程，积极推进食品跟踪与追溯。农业部的"动物免疫标识管理办法"、国家质检总局实施的"中国条码推进工程"、《食品召回管理规定》、69 种重点产品实施强制性加贴产品质量电子监管码等工作的开展，为进一步完善中国产品质量和食品安全追溯体系的建立奠定了基础。目前国内的几大溯源系统包括上海食用农副产品质量安全信息查询系统、北京市农业局食用农产品（蔬菜）质量安全追溯系统、国家蔬菜质量安全追溯体系、中国肉牛全程质量安全追溯管理系统、世纪三农"食品安全溯源管理系统"等。

综合进行比较，我们能得出以下几点：第一，各国农产品可追溯系统多是在政府主导下建立的。第二，可追溯食品，多是从畜产品尤其是牛肉、蔬菜等开始的。第三，消费者可支付意愿是影响可追溯体系实施的重要因素之一。以中国为例，王锋、张小栓、穆维松等（2009）经过对北京、山东、浙江等地的跨地区调研发现，这些地区消费者对可追溯农产品的支付受到职业、购买行为和信息等因素的影响，消费者对可追溯农产品的认知程度较低，大多数受访者愿意为可追溯农产品支付高于普通农产品的价格。[1]

三、全球化背景下可追溯体系推行中遭遇的瓶颈分析

　　欧盟拥有全球著名的"从农田到餐桌"的食品安全管理制度,然而,"疯牛病"、"口蹄疫"、"二噁英"、"李斯特杆菌"、"沙门氏菌"等均与欧盟有关。2011 年 5 月,由于"毒黄瓜"引起的溶血性尿毒综合征在德国、瑞典、丹麦、英国、荷兰等国爆发,也是对欧盟食品安全可追溯体系的一场考验,事实证明,欧盟食品安全可追溯体系并不那么有效。笔者认为,这与全球化给食品安全带来的新的挑战有关。

(一)可追溯的范围并没有覆盖全部食物链

　　关于可追溯的范围,一般认为,有效的可追溯性应覆盖从农田到餐桌的全部食物链。然而从农产品生产到食品加工,再到食品流通,直到最终消费者,全食物链涉及的环节和领域多,涉及的企业等当事人多,这使得全食物链的可追溯体系建设难度非常大。很多国家在推行可追溯过程中并不能一步到位,而是在重点农产品、重点食品的部分环节推行,如在肉类、蔬菜、乳业等易发生问题的食品加工或流通环节先推行可追溯,继而再逐步向其他环节推广。因此,在相关食品发生问题时,可追溯体系并不能帮助有关部门确认食品安全问题的关键环节,从而影响到控制和监管效率。

(二)可追溯信息载体存在缺陷

　　在电子商务迅速发展的背景下,食品包装和可追溯标签成为可追溯信息的重要载体。然而,这些载体作用的发挥和其背后的信息统计及处理等信息化建设进展密不可分。美国等发达国家不仅标签等信息载体较为完善,作为支撑的信息统计处理也较先进。[2] 很多发展中国家由于种种原因,可追溯的信息载体还处于较原始的阶段,例如沿用传统的书面购销台账记录产品从生产到流通环节信息,这些资料整理过程中受人为因素干扰大,并且易发生遗失,从而大大影响了可追溯体系的效率。

（三）可追溯标准国际化工作有待推进

目前在全球范围内有两套著名的可追溯国际标准体系。一是 EAN·UCC 系统①，其发展目标是实现无缝的有效的全球标准，2005 年 2 月 EAN International 更名为 GS1。GS1②既是一个全球系统，又是一个全球标准，主要通过电子产品代码（EPC）、射频识别 (RFID) 技术标准等提供可追溯解决方案，帮助企业遵守国际的有关食品安全法规，实现食品消费安全。目前全世界已有多个国家和地区采用 EAN·UCC 系统对食品的生产过程进行跟踪与追溯，获得了良好的效果。另一套是 ISO 的可追溯性国际化食品标准——ISO 22005（2007 年 7 月建立）。此标准在 ISO22000 基础上添加了食品管理体系，从而更有利于实现食品的可追溯性。然而各个国家可追溯标准化的推进进展差异很大。作为首推 EAN·UCC 等标准的国家(地区)，从本国安全和利益出发，期望其他国家（地区）沿用该标准，而大部分发展中国家由于监管机制不健全，政府财政支持力度不够，企业和消费者对可追溯认知度和支付意愿低等因素，可追溯体系覆盖范围有限，可追溯体系国际标准采标率进展极慢。在这种特点下，一旦发生跨境的食品安全问题，可能由于地区标准差异导致食品问题无法溯源。

（四）食品可追溯体系利益主体对其接受程度差异较大

企业是推行食品可追溯体系的重要主体。而可追溯体系建立的初期，主要依靠政府的强制推行。但是，企业自身基于利益动机的收益—成本分析也会直接影响到可追溯体系的推进。一般认为影响企业建立可追溯成本的因素包括可追溯系统的深度、宽度和精确度，企业与上下游各部门之间的协作关系，产品生产流程，技术因素等，而企业建立可追溯体系所获得的收益则主要受消费者对可追溯性食品的支付意愿大小、食品安全问题发生的概率、食品安全问题给企业带来的损失、建立可追溯系统后供应链管理效率的改善程

---

① 早在 1973 年美国就制定了以 12 位数字为标准的"统一产品代码"-UPC 码，为了和美国协调一致，欧盟也制定了类似的商品编码体系。2002 年美国统一代码委员会和加拿大电子委员会加入 EAN，自此 EAN International 成立，

② 采用 GS1 全球标准，产品在全世界都能够被扫描和识读，全球数据同步网络（GD-SN）确保全球贸易伙伴都使用正确的产品信息。

度等因素影响。欧美等国家可追溯体系发展之所以快，是因为其有一套较为完善的机制能提高企业推行可追溯体系的意愿。而那些只强调可追溯重要性但没有给予企业利益更多关注的国家，可追溯体系推进就会困难一些。[3]

除了政府的推进因素外，消费者对可追溯食品的认知度及支付意愿是从需求角度影响企业建立可追溯体系的重要因素。发达国家消费者对可追溯食品支付意愿普遍较高。[4] 很多发展中国家的消费者受教育程度和收入水平普遍较低，对可追溯食品关注度低，而对由于采用可追溯技术所导致的价格上涨关注度则比较明显，因为对可追溯食品支付意愿低，从而让可追溯食品失去市场，相关企业也就失去了供给可追溯食品的动力。同时，可追溯信息查询方式也是影响可追溯技术市场认知的因素。发达国家的公民对食品包装和标签条形码等查询方式容易接受，并且会主动去查询信息，而发展中国家只有少数人群能适应这种转变，很多消费者只有在出现问题食品时，才会主动关注这类食品可追溯信息状况。此外，消费者维权意识的高低直接决定食品安全问题给企业带来的潜在损失的大小。消费者维权意识越高，维权行为越积极，食品企业就越倾向于加入可追溯体系。发达国家就符合这种情况，因此企业会有强烈的动机加入可追溯体系。发展中国家的情况略有不同，本身维权法规和意识欠缺，再加上目前可追溯技术多在肉类、蔬菜等快速消费品上采用，其周期很短，发现问题要维权，也会遭遇证据缺失的情况，这样企业就有机可乘，会选择尽量不参与可追溯。中国国内已有学者对与可追溯食品相对应的消费行为进行过较为系统的研究。[5]

四、全球化背景下食品可追溯体系推进的对策

（一）加强可追溯体系与农产品质量安全管理体系的结合

从欧美发达国家（地区）可追溯体系的实践看，以超市环节为主导，建立农业标准化流程或操作规范的情况居多，这种局面的形成是因为食品市场零售商占优，以此为基础可构建 HACCP 系统基础上的良好农业操作规范，以提高食品的可追溯性。自疯牛病等对欧洲农业产生打击后，欧盟形成了以食品零售商为主的农业市场格局，在市场占优的零售商为提高市场竞争力，研究构建了基于危害分析与关键控制点（HACCP）系统的欧洲良好农业操作

规范（GAP）等农业标准化流程，提高了欧洲农业生态链监控和安全质量管理的可追溯性。当前德国能及时发现受污染的蔬菜并锁定各个危害分析与关键控制点，与其标准化的流程管理体系关系密切。发展中国家在可追溯体系推行过程中也可从流通环节的超市入手，进而向建立整个食物链的可追溯性过渡，最终实行全食物链的可追溯性。

（二）积极推进可追溯标准国际化

在当前食品贸易日益发展的情况下，各国对进口食品的可追溯性要求越来越高。倘若食品的可追溯国内标准和进口国标准不一致，达不到国外进口食品的要求，势必会阻碍本国食品出口的发展。因此，应不断加强食品可追溯全球标准的研究和推进。另一方面，基于发展中国家的农产品生产和食品现状，要迅速推行符合全球标准的可追溯体系并不现实。所以作为发展中国家，要加强本国食品可追溯标准化的研究，制定出符合本国国情的可追溯发展进程，以促进本国食品安全和食品贸易的发展。

（三）可追溯体系的推行需要政府的强力介入

可追溯体系的建立是一项无利益而又使成本增加的投资，消费者和零售商不愿看到价格上涨，企业并不愿意引进可追溯体系，只有靠政府强制要求。在欧洲能够实施可追溯体系的原因之一就是食品法律的强制要求。企业对政府的政策性支持需求主要体现在培育、开发市场和维护市场秩序方面。政府的支持应体现在引导优质优价市场的形成，开拓追溯产品市场的国内外市场空间，加大和强化在追溯产品实施过程中的培训力度，维护市场秩序等平台建设方面。

（四）建立食品相关企业加入可追溯体系的激励机制

当前，可追溯食品在部分发展中国家陷入"概念"食品的尴尬局面，一方面企业在政府强制下提供的可追溯食品价格普遍高于同类普通食品，另一方面消费者对可追溯食品望而却步。要消除这样的局面，可考虑以下举措：

（1）加大对追溯技术的研发投资，降低企业提供可追溯食品的成本。具体而言，可以通过支持相关研究机构加强该项技术的研发，进而推进新技术的市场化，也可通过给采用可追溯技术的相关食品企业提供补贴的方式，来降低企业采用该类技术的成本。

（2）对消费者加强食品安全教育，增加可追溯食品的市场需求。在消费者食品安全意识高的国家，不论是否出现过问题，消费者对部分敏感食品可追溯性均有要求，会主动去查询其可追溯信息。而食品安全意识低的国家，消费者可能仅对出过问题的食品可追溯性比较关注，而对常规食品的可追溯性不关心。只有通过不断加强消费者食品安全教育，让可追溯性和食品安全联系起来，才能从需求角度拉动可追溯体系的建设。要让消费者充分认识可追溯技术对预防和减少食品安全问题的必要性和重要性，提高消费者对可追溯食品的支付意愿，减少企业可追溯食品的市场推广成本。

（五）在电子商务平台基础上加强可追溯体系建设

在全球电子商务迅猛发展的背景下，让可追溯系统的建设搭载电子商务信息平台，能有效提高可追溯效率。为此，就要做到：

（1）以超市等零售环节为突破，借助食品包装和标签实现可追溯。不论是发达国家还是发展中国家，大中型超市的包装和标签管理制度起步早，发展也快。因此可以借助超市等电子信息化程度高的零售环节现有平台，再进一步向上游从生产加工到包装、运输、储存等各环节扩展可追溯信息。

（2）通过各种途径提高消费者查询食品可追溯信息的便利性。

（六）完善追溯后的责任追溯制

部分发达国家已经有与追溯相对应的明确的事后追责惩罚制度，甚至一些国家把这种责任追溯上升到刑事诉讼的程度，以加强约束力。而在可追溯建设起步晚的国家，可追溯的重心放在可追溯制度本身的推行上，法规等主要为这一目标服务，对追溯后的追责惩罚制度尚未给予足够的重视。笔者认为，要提高可追溯效果，发挥其加强食品安全质量控制的作用，这一问题应引起重视。因此，要不断完善相关法规，加强执法力度，加大违法企业的违法成本。

中国作为发展中国家，食品可追溯体系的推行刚刚起步，还有很多问题和障碍需要消除。全球化背景下我们的机遇和挑战并存，我们应在借鉴欧美发达国家食品可追溯体系建设经验的基础上，进一步结合我国实际，深入研究和探讨相关问题的解决思路和方法，尽快建立一套适应当今全球化需要的且行之有效的食品可追溯体系，以保障我国国民的食品安全和健康，促进我国食品贸易的发展。

参考文献

[1] 王锋，张小栓，穆维松等. 消费者对可追溯农产品的认知和支付意愿分析[J]. 中国农村经济, 2009(3)

[2] Loureiro, Maria L., Umberger, et al. A. Choice Experiment Model for Beef: What US Consumer Responses Tell Us about Relative Preferences for Food Safety, Country-of-origin Labeling and Traceability[J], Food Policy, 2007, 32

[3] Dickinson, David L., Von Bailey, et al. Experimental Evidence on Willingness to Pay for Red Meat Traceability in the United States, Canada, the United Kingdom and Japan[J]. Journal of Agricultural and Applied Economics, 2005, 37(3)

[4] 杨秋红，吴秀敏. 食品加工企业建立可追溯系统的成本收益分析[J]. 四川农业大学学报, 2008, 26（1）

[5] 徐玲玲. 食品可追溯体系中消费者行为研究[D]. 江苏: 江南大学博士论文, 2010

食品供应链质量安全管理 Petri 网建模与分析

李孝忠　　刘　颖

随着经济社会不断进步，经济全球化不断深入发展，人们的饮食文化日益多样化，食品卫生与安全成为备受关注的热门话题并发展成为一个世界性的问题。近年来，从食品供应链层面研究食品安全问题已成为业界的共识。孙小会等在《农产品供应链质量安全管理研究》一文[1]中指出我国现阶段农产品供应链质量安全管理中存在的问题，提出了基于过程的农产品供应链质量管理系统，来保障农产品质量安全。武力在《基于供应链的食品安全风险控制模式研究》一文[2]中强调食品安全风险因素存在于食品供应链的各个环节，需对食品供应链的各个环节进行风险控制，并重点研究了源头供应环节和食品加工环节的风险控制方式。游军等人[3]分析了供应链上食品安全问题发生的主客观两方面原因，提出了食品安全控制的对策。陈小霖、Y. Li、M. Kramer 和 Ke Zhang 等[4~6]则分别从食品供应链角度讨论食品安全控制问题并作了预警分析和控制。

HACCP（Hazard Analysis Critical Control Point，即危害分析和关键控制点）体系已经成为国际上共同认可和接受的食品安全保证体系，主要是对食品中微生物、化学和物理危害的安全进行控制。近年来政府及消费者对食品安全性的普遍关注和食品传染病的持续发生是 HACCP 体系得到广泛应用的动力。孙立荣等[7]依据 HACCP 质量管理体系，对草莓生产过程主要危害因素进行分析，确定出生产地环境、种苗繁育、投入品使用、包装贮运环节为关键控制点（CCP），并提出相应的控制措施，为草莓产品质量安全控制提供借鉴。

Petri 网[8、9]是分布式系统的建模和分析工具，在它那里既有严格的数学表述方式，也有直观的图形表达方式以及丰富的系统描述手段和系统行为分析技术。Petri 网特别便于描述系统中进程或部件的顺序、并发、冲突以及同步等关系，它在计算机科学技术（如操作系统、并行编译、网络协议、软件工程、形式语义、人工智能等），自动化科学技术（如离散事件动态系统、混杂系统等），机械设计与制造（如柔性制造系统），管理科学与工程（如工作流、供应链等）以及其他许多领域都得到广泛的应用。本文基于 Petri 网理论，抽象出食品供应链中危害分析和关键控制点，用表示状态的元素进行描述，建立食品供应链的 Petri 网模型，进而分析供应链中各关键控制点及整个生产过程的危害程度。根据该程度，相关人员可给出相应的控制措施或食品质量的评价。

一、Petri 网基础知识

定义 1　三元组 N=(S,T;F)称为 Petri 网，如果它满足如下条件：

（1）$S \cap T = \phi$；

（2）$S \cup T = \phi$；

（3）$F \subseteq S \times T \cup T \times S$；

（4）$dom(F) \cup cod(F) = S \cup T$，其中 S 为网 N 的库所集，T 为网 N 的变迁集，F 为网 N 的流关系，S 中元素称为库所或 S 元素，T 中元素称为变迁或 T 元素。

定义中 ϕ 表示空集合，× 是两集合的笛卡尔积运算，F 是由一个 S 元素和一个 T 元素组成的有序偶集合，dom(F)是 F 所含有序偶的第一个元素所成的集合，cod(F)则是 F 所含有序偶的第二个元素所成的集合。即

$$dom(F) = \{x \mid \exists y : (x,y) \in F\} \tag{1}$$

$$cod(F) = \{x \mid \exists x : (x,y) \in F\} \tag{2}$$

它们分别是 F 的定义域和值域。

易知，Petri 网是由库所、变迁和连接库所与变迁间关系的有向弧线所组成的一种有向图。通常，在 Petri 网的图形表示中，库所 $s \in S$ 用圆圈 "〇" 表示，变迁 $t \in T$ 用直线段 "|" 或小矩形表示，流关系用箭头 "→" 表示。

每个库所中可包含零个或多个托肯（token），可用黑点表示。随着网络活动的执行，托肯的数量可能发生变化。状态代表托肯在库所中的分配。

Petri 网中，改变网络状态的活动组件——变迁的触发规则可归结为：①变迁 t 被使能：变迁 t 的每个输入库所 p 中都至少含有一个托肯；②变迁 t 可触发：如果一个变迁被触发，则该变迁的每个输入库所中消耗一个托肯，并在该变迁的每个输出库所中生成一个托肯。

定义 2　一个六元组 FN=(S，T;F;α，β，λ)称为模糊 Petri 网，如果它满足：

（1）N=(S，T;F)是一个 Petri 网，即基网；

（2）α是一个映射，即α: S→[0，1]称为库所的信度映射；

（3）β是一个映射，即β: T→[0，1]称为变迁的信度映射；

（4）λ也是一个映射，即λ: T→[0，∞)，称为变迁的阈值映射。

模糊 Petri 网可用于模糊知识的表示与推理[10、11]，本文在构造模糊 Petri 网模型基础上，讨论食品安全问题。

二、食品供应链安全与管理

食品供应链是指在将食品或服务提供给最终消费者的活动与过程中，所涉及的农民（农业生产者）、生产商（农产品采购加工企业）、批发商、零售商、最终消费者等"从田头到餐桌"上下游企业构成的网链结构体系。

食品从最初的农产品种植（或养殖）到加工、流通，最后被消费者食用，经过了一个相当长的链条式演变过程。在这其中，气候、土地（或养殖环境）、加工技术、贮藏与流通方式等，以及供应链各参与主体的利益动机都会对食品供应体系产生影响（如图 1）。

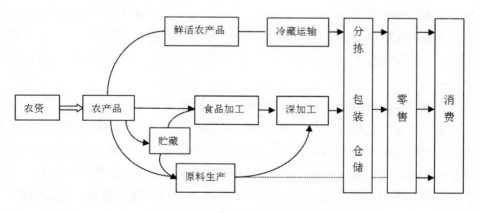

图 1　食品供应链模型

从图 1 可以看出，食品供应链由不同的环节和参与主体构成：种子、饲料等农资供应环节（种子、饲料供应商）——农产品生产环节（农户或生产企业）——食品加工环节（食品生产企业）——产品运输与仓储环节（加工企业、物流企业）——食品销售环节（批发商、零售商）——消费者。

食品的质量安全，是指其质量状况对食用者健康、安全的保证程度，即用于消费者最终消费的产品，不得出现因食品原材料、包装或生产加工、运输、储存、销售等供应链中各个环节上存在的质量问题对人体健康、人身安全造成任何不利的影响。

食品供应链问题与提高农产品的质量水平和保证质量安全问题紧密地联系在一起。食品供应链管理研究的范围已经进一步向上游延伸到了农产品的最上游企业（如种子供应商等）；食品供应链管理的目的在于保证消费者食用质量安全的食品，保护消费者的健康。跟踪和追溯农产品质量安全问题，以便快速和有效地发现并解决问题。

HACCP 是 "Hazard Analysis Critical Control Point" 英文缩写，即危害分析和关键控制点。HACCP 体系被认为是控制食品安全和风味品质的最好最有效的管理体系。

国家标准 GB/T15091-1994《食品工业基本术语》对 HACCP 的定义为：生产(加工)安全食品的一种控制手段；对原料、关键生产工序及影响产品安全的人为因素进行分析，确定加工过程中的关键环节，建立、完善监控程序和监控标准，采取规范的纠正措施。国际标准 CAC/RCP-1《食品卫生通则1997 修订 3 版》对 HACCP 的定义为：鉴别、评价和控制对食品安全至关重要的危害的一种体系。

在 HACCP 中，有七条原则作为体系的实施基础，它们分别是：①分析危害；②确定临界控制点；③制定预防措施；④监控；⑤纠正措施；⑥确认；⑦记录。

近 30 年来，HACCP 已经成为国际上共同认可和接受的食品安全保证体系，主要是对食品中微生物、化学和物理危害的安全进行控制。近年来政府及消费者对食品安全性的普遍关注是 HACCP 体系得到广泛应用的动力。中国食品和水产界较早关注和引进 HACCP 质量保证方法。2002 年 12 月中国认证机构国家认可委员会正式启动对 HACCP 体系认证机构的认可试点工作，开始受理 HACCP 认可试点申请。

三、基于 Petri 网的草莓生产供应链建模与分析

孙立荣等[7]给出草莓生产流程及草莓生产过程危害因素分析。草莓生产流程包括：引种（品种抗病性）——苗繁育（繁育方式）——定植（园地环境，包括土壤、大气、水）——种植管理（投入品，农药、化肥等）——果实采收（采收期）——分级包装（包装容器）——贮运及销售（环境、容器等）。

针对草莓生产流程，对每一环节影响产品质量的潜在危害进行分析。草莓生产主要危害来源于环境毒素、农药化肥等投入品及采收后微生物及有害物质污染等，主要危害因素有化学性危害（重金属、亚硝酸盐、农药等）和生物性危害（寄生虫、致病菌等）。

通过对草莓生产流程进行危害分析，将生产地环境、种苗繁育、投入品使用、包装贮运环节确定为关键控制点。根据上述分析，可得到草莓生产过程危害因素分析 Petri 网模型[12]，具体关键控制点为图 2 中 Petri 网模型的图所描述。

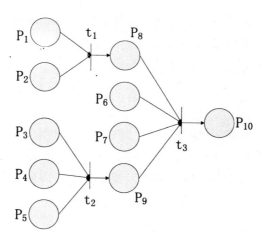

图 2　草莓生产过程危害因素分析 Petri 网模型

其中，P_1：肥料使用危害性，P_2：农药使用危害性，P_3：采收、包装危害性，P_4：储藏运输危害性，P_5：配送销售危害性，P_6：环境危害性，P_7：种苗繁育危害性，P_8：种植危害性，P_9：采后处理危害性，P_{10}：草莓生产过

程危害性，t_1：种植危害产生，t_2：采后处理危害产生，t_3：生产过程危害产生。

食品供应链中关键控制点的危害分析，不能简单地归结为有危害或无危害，通过对危害的程度进行描述更加适合实际问题的需要。因此，本文采用模糊 Petri 网进行建模分析。

假设 $\alpha(P_1)=0.2$，$\alpha(P_2)=0.4$，$\alpha(P_3)=0.1$，$\alpha(P_4)=0.2$，$\alpha(P_5)=0.2$，$\alpha(P_6)=0.1$，$\alpha(P_7)=0.1$ 且 $\beta(t_1)=0.8$，$\beta(t_2)=0.7$，$\beta(t_3)=0.8$，阈值映射恒为 0，按照模糊规则进行推理，则

$\alpha(P_8)=(\alpha(P_1)+\alpha(P_2)-\alpha(P_1)\times\alpha(P_2))\times0.8=(0.2+0.4-0.2\times0.4)\times0.8=0.52\times0.8=0.436$，

$\alpha(P_9)=(\alpha(P_3)+\alpha(P_4)+\alpha(P_5)-\alpha(P_3)\times\alpha(P_4)-\alpha(P_3)\times\alpha(P_5)-\alpha(P_4)\times\alpha(P_5)+\alpha(P_3)\times\alpha(P_4)\times\alpha(P_5))\times0.7$

$=(0.1+0.2+0.2-0.1\times0.2-0.1\times0.2-0.2\times0.2+0.1\times0.2\times0.2)\times0.7=0.2968$，

$\alpha(P_{10})=(\alpha(P_6)+\alpha(P_7)+\alpha(P_8)+\alpha(P_9)-\alpha(P_6)\times\alpha(P_7)-\alpha(P_6)\times\alpha(P_8)-\alpha(P_6)\times\alpha(P_9)-\alpha(P_7)\times\alpha(P_8)-\alpha(P_7)\times\alpha(P_9)-\alpha(P_8)\times\alpha(P_9)+\alpha(P_6)\times\alpha(P_7)\times\alpha(P_8)+\alpha(P_6)\times\alpha(P_7)\times\alpha(P_9)+\alpha(P_6)\times\alpha(P_8)\times\alpha(P_9)+\alpha(P_7)\times\alpha(P_8)\times\alpha(P_9)-\alpha(P_6)\times\alpha(P_7)\times\alpha(P_8)\times\alpha(P_9))\times0.8$

$=0.6128$。

因此，草莓生产过程危害性程度为 0.6128。决策者可据此对本批草莓做出取舍或给出其他处理意见。

四、结论

本文针对基于供应链的食品安全问题，按照 HACCP 体系，抽象出草莓供应链中危害分析和关键控制点，建立了草莓生产供应链的模糊 Petri 网模型，给出了供应链中各关键控制点及整个生产过程的危害程度，可以帮助有关人员给出相应的控制措施或食品质量的评价。

参考文献

[1] 孙小会，谭立群，郭全洲. 农产品供应链质量安全管理研究[J]. 价值工程，2009(12)

[2] 武力. 基于供应链的食品安全风险控制模式研究[J]. 食品与发酵工

业, 2010, 36(8)

[3] 游军, 郑锦荣. 基于供应链的食品安全控制研究[J]. 科技与经济, 2009, 22(05)

[4] 陈小霖. 供应链环境下的农产品质量安全保障研究[D]. 南京: 南京理工大学博士论文, 2007

[5] Y. Li, M. Kramer, A. Beulens, et al. A framework for early warning and proactive control systems in food supply chain networks[J]. Computers in Industry, 2010, 61

[6] Ke Zhang, Yi Chai, Simon X. Yang, et al. Pre-warning analysis and application in traceability systems for food production supply chains[J]. Expert Systems with Applications, 2011(38)

[7] 孙立荣, 刘贤金. 草莓质量安全 HACCP 体系的建立与应用[J]. 江苏农业科学, 2006(06)

[8] 袁崇义. Petri 网原理与应用[M]. 北京: 电子工业出版社, 2005

[9] Tadao Murata. Petri Nets Properties Analysis and Applications[J]. Proceedings of the IEEE, 1989, 77(4)

[10] Witold P, Fernando G. A generalized fuzzy petri net model[J]. IEEE Transactions of Fuzzy Systems, 1994, 2(4)

[11] Chen Shyiming, Ke Jyhsheng, Chang Jinfu. Knowledge Representation Using Fuzzy Petri Nets[J]. IEEE Transaction on Knowledge and Data Engineering, 1990, 2(3)

[12] Hu Boran. Food Security Management Technology Based on HACCP and Petri Net[A]. In Proceedings of Third International Conference on Knowledge Discovery and Data Mining[C]. IEEE Computer Society, 2010

食品冷链物流对我国食品安全
的影响及优化对策

孙　杰　任伟安

食品安全是关系到人民生活品质、身体健康的首要因素。伴随着我国居民生活水平的不断提高，人们在关注日常食品种类、营养和品质的同时更加关注食品安全对健康的影响。特别是近些年国内外市场发生的一系列食品安全事件，更是极大地强化了我国居民食品安全意识，也引起了社会各界对食品安全的广泛重视。如何才能有效保障食品安全，成了广大消费者乃至诸多专家学者广泛讨论的话题。冷链物流是针对食品自身特性，从食品加工、贮藏、运输、销售四环节对食品进行全程低度监控，并充分考虑在各项环节中的环境温度、密闭性等因素。完整的冷链物流不仅有利于保障食品品质，更是确保食品安全的重要途径之一。

一、食品冷链物流的定义

食品冷链物流系统是指由于食品在流通过程中可能存在变质、损耗，因此需要通过一定的技术规范和方法，保证食品在加工、贮藏、运输、配送及销售的整个过程中，无缝隙使其处于特定温度、湿度等适宜条件下，确保食品品质和卫生安全免受流通环节影响，同时尽量减少损耗的现代化食品供应链系统。食品冷链物流系统的设计一方面要考虑到食品自身特性，另一方面还必须综合考虑产品加工、物流、成本和技术因素，因此，它不仅是对高科技低温控制系统的应用，更是一个涉及前期规划、中期实施和全过程管理的系统工程。

目前冷链物流在国内外食品领域应用范围主要包括初级农产品和加工食品两大类。其中初级农产品主要包括：蔬菜、水果、肉、禽、蛋、水产品等；加工食品主要包括：禽肉、水产品、素食产品、冰激凌、奶品等[1]。

二、食品冷链物流模型及其特点

从图1的食品冷链物流模型[2]中我们不难发现，食品冷链物流主要由冷冻加工、冷冻贮藏、冷藏运输及配送、冷冻销售四个部分组成。结合食品领域将其主要内容、所需设备和特点总结如表1所示。

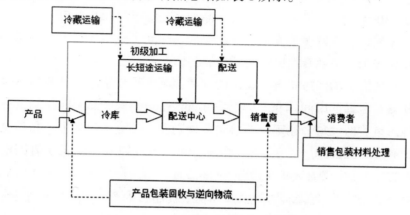

图1 食品冷链物流模型

表1 食品冷链物流组成及应用

环节	涉及内容	应用设备	呈现特点
低温加工	包括鱼类、肉禽类、蛋类的速冻与冷藏，主要关注在低温环境下的加工作业的全过程；果蔬的冷藏；速冻食品和鲜奶制品的低温环境下的加工	应用设备主要包括冷却、冻结设备和速冻设备	①必须要有食品安全技术的有力支撑；②成本高于常温物流，前期基础设施建设需要较高的资金投入；③兼具组织性、复杂性和系统性特点；④冷链物流是一个完整的、无缝隙的系统。
低温贮藏	生鲜食品的冷却储藏和冻结储藏，以及水果蔬菜等食品的贮藏	各类低温加工间、冷藏柜、冻结柜及家用冰箱等	
低温运输和配送	生鲜食品的中、长途运输及短途配送等物流环节的低温状态	铁路冷藏车、公路冷藏车、水路冷藏船、冷藏集装箱等低温储藏、运输工具	
冷藏销售	各种冷链食品进入批发零售环节的冷冻储藏和销售	冷藏/冻陈列柜和储藏库	

三、食品冷链物流发展概况及国内外比较

（一）国际食品冷链物流的发展概况

实际应用方面，19世纪上半叶，冷冻剂的发明让物流领域产生新的变化，低温环境下产品加工、运输进入研究者和食品企业的视野，然而在此阶段冷链物流概念还仅仅应用在与生产、加工相关的环节。直到电冰箱的产生，冷藏在普通家庭得以实现，食品冷链物流也迅速从生产领域扩展到消费领域。20世纪30年代，西方发达国家的食品冷链物流已然初具规模。经过不断的摸索与发展，目前欧美等发达国家已经成功建立了集生产加工、物流配送、低温储存等为一体的食品冷链物流体系。[3]

理论研究方面，1958年，美国的阿萨德等人提出了冷冻食品品质保证应考虑储藏与流通的时间（Time）、温度（Temperature）和产品耐藏性（Tolerance）的容许限度，即"3T"原则；[4] 接着美国的左尔补充提出冷冻食品品质还取决于原料（Product）、处理工艺（Processing）、包装（Package）等因素，即"3P"理论；后来又有人提出冷却（Chilling）、清洁（Clean）、小心（Care）的"3C"原则。[5] 理论研究为低温环境下食品的生产流通提供了理论依据，使食品冷链物流的未来发展方向更加清晰。

（二）我国食品冷链物流的发展概况

1950年年底，我国最早开始在肉食品外贸出口领域应用食品冷链物流，然而在此后很长一段时间内，食品冷链物流并没有得到应有的重视，因此发展进程十分缓慢。直到1982年，我国开始颁布《食品卫生法（试行）》，食品安全才受到食品企业的特别重视。由于发展起步晚，技术水平低，重视程度不足，导致我国食品冷链物流发展速度缓慢，至今尚未形成完整的产业体系。具体体现在两个方面：其一，针对食品冷链物流的理论研究不足。食品冷链物流相关理论是实践的科学支撑，理论的不健全、不丰富导致食品企业有发展之心，无参考之论；其二，我国现有食品冷链物流基础设施还很不完善，与西方发达国家相距甚远；其三，食品冷链物流的运输比例很低。截至2010年，我国果蔬、肉类、水产品冷链流通率分别只达到5%、15%、23%，冷藏

运输率也分别只有 15%、30%、40%，冷链物流在食品领域的应用规模还有极大的上升空间。

（三）国内外食品冷链物流现状比较

通过比较不难发现，我国针对食品冷链物流的理论研究和实际应用尚处于萌芽阶段，与西方发达国家形成鲜明对比的是我国食品在整个流通环节中安全风险高，保险率低，损耗高，物流成本高；食品冷链运输车辆保有量低，冷藏储存设施规模较小，设备陈旧，技术落后；食品冷链物流市场化程度低，第三方物流发展滞后；冷链管理体系不健全。表 2 为国内外冷链物流现状比较。

表 2　国内外冷链物流现状比较[5]

对比内容	发达国家现状	我国现状
预冷保鲜率	美欧达到 80% 以上	约 30%
低温储存能力	总量约为 8000 万吨	约 880 万吨
冷藏运输能力	美国冷藏车 16 万辆，保温车 6 万辆	冷藏列车 6792 辆；冷藏汽车 3 万多辆
冷藏运输率	发达国家 80%~90%	不到 50%
冷链管理体系	欧美国家已基本建立高效冷链管理体系	冷链不规范，环节较多；应用不广泛，技术落后

四、冷链物流与食品安全的关系

冷链物流通过温度控制保障食品在生产、加工、流通等环节不变质、无污染，从而确保食品在到达消费者手中时品质优良且安全卫生。其中食品品质保障与损耗降低主要依赖于低温环境的创造，无论是加工过程还是流通环节，无缝隙保障食品一直处于适宜温度；而食品安全的保障主要依赖于食品冷链物流的技术和管理保障，技术环节的失误或管理过程中存在的漏洞，都有可能导致食品遭受污染，甚至导致中毒事件的发生。

与诸多物流方式相比较，适宜的温度是食品冷链物流最突出的特征之一，而温度恰恰是影响食品品质和安全的最重要因素，同时也是降低食品在流通环节损耗的有效途径之一。然而，食品在生产流通环节中品质下降和损失是必然存在的，技术手段和体系保障只能降低安全风险和减少流通损耗，并不能完全避免。美国食品微生物标准国家顾问委员会(NACMCF)将食品危害定义为任何能导致消费者健康问题的生物、物理和化学因素。根据这一定义，可将食品安全危害分成三类：生物危害、物理危害和化学危害。[6]下面就通过表3将食品冷链对食品安全的影响做出解析。

表3　食品冷链物流对三类食品危害的影响[6]

危害种类	常见来源	与温度的关系	食品冷链物流对其影响
化学危害	农药残留；金属超标；滥用添加剂；天然毒素等	轻微关联	降低各类化学反应速度，利用特殊物流装备设施和特殊生产、加工工艺，降低化学污染发生率和实际危害
物理危害	碎玻璃、碎石、金属、塑料、骨头	无关联	在食品加工过程降低发生概率
生物危害	沙门氏菌、沙门菌、葡萄球菌、大肠杆菌、李斯特菌、真菌和病毒等	密切关联	低温环境抑制并消灭部分有害生物；无缝隙物流避免有害生物侵入

五、优化我国食品冷链物流，提升我国食品安全的策略

（一）利用先进技术改良食品冷链物流设备，并加大基础设施建设

技术应用方面，提高移动新技术的推广应用速度和范围，借鉴欧美等发达国家冷链物流设备、设施建设经验，学习和利用移动 POS、EDI、GPS 定位系统、RFID 等先进技术实现食品冷链物流的无缝监管；运输设备方面，升级或者淘汰一部分使用年限超标和技术落后的运输车辆和设备，同时结合国内食品市场的现状和发达国家冷链物流发展经验，优先发展小编组机冷车，以此来满足食品物流配送过程中对多品种、小批量货源运送的现实需求；低温仓储等基础设施建设方面，针对我国人均冷库占有量低，冷库分布不均衡，专业化不足的特点，我国应扩大冷库建设规模，运用现代化技术和管理理念发展现代化、专业化、规模化的冷库。

（二）积极推进食品冷链物流的标准化，完善监督机制，提高管理水平

从发展现状来看，我国食品冷链的法制化建设、行业标准化建设与西方发达国家存在着不小差距，相关政府部门、物流企业、食品生产企业对食品冷链物流的认知尚处于初级层次。因此，在积极吸取发达国家经验的基础上，应采用政府主导，同时鼓励相关企业、科研机构、消费者共同参与，结合我国国情，积极促进符合我国现状的食品冷链物流体系建设。在食品安全法律法规约束和指导基础上，拟定食品冷链物流具体实施标准、安全标准，使针对食品企业的监督不仅有章可循、有法可依，而且有具体指标规范管理，从法律和制度保障食品在加工、运输、贮存、销售各个环节稳定、可靠、安全。

（三）科研主导，人才先行，加强食品冷链物流与食品安全相关性研究

食品冷链物流的发展需要从物流环节与食品安全两方面共同研究，协同配合。只有在充分了解不同食品自身安全特性基础上，食品冷链物流体系建设才能保证其系统化、标准化、安全化的特征。因此，食品冷链物流技术的应用研究不仅需要政府强大的资金支持，同时还需要政府牵头，联合高等院校加强相关领域人才培养，建立起食品冷链物流领域人才培养机制；联合有关科研院所、企业加大新技术的引进和研发，创建奖励和自主研发机制；联合发达国家，促进国际间的交流合作，搭建与发达国家的技术交流平台，构筑学习交流机制；联合食品和物流领域行业组织，激励企业间、行业间建立互利合作机制。通过人才带动科研，科研培养和吸引人才的相互作用，充分发挥食品冷链物流在保障食品安全方面的作用。

（四）成立食品冷链物流行业协会,促进企业间互利互助、交流沟通

行业协会是市场经济体制的重要组成部分，是政府与食品企业之间进行交流沟通的"中间人"。在完善食品行业管理过程中它发挥着不容忽视的作用，同时有利于组织和集合多方力量，在行业和企业发展过程中互取所长，合作互利。从我国发展行业协会的经验可知，成立食品冷链物流协会，首先能够

从非官方角度加强食品生产企业与物流运输企业的协调沟通，实现价值信息共享，保障食品冷链物流能够科学、有序发展；其次，成立食品冷链物流协会，能够进一步提高食品企业与冷链物流企业自查自律性，从源头上控制食品安全风险。此外，我国食品冷链物流的国家标准亟需建立和完善，食品冷链物流协会可以积极参与，通过与国家有关部门合作，加快食品冷链行业国家标准的制定。

参考文献

[1] 高建全. 2010 年中国冷链物流业发展报告[J]. 物流与供应链, 2011(4)

[2] 鲍长生. 冷链物流运营管理研究[D]. 上海：同济大学博士论文, 2007

[3] 方昕. 中国食品冷链的现状与思考[J]. 物流技术与应用, 2004(4)

[4] 林志民. 浅析中国冷冻食品工业的发展问题[J]. 无锡轻工业大学学报, 1998, 增刊

[5] 王莹, 马羡平, 孙颖. 中国食品冷链物流现状及发展策略[J]. 节能技术, 2009, 7(4)

[6] 邹毅峰. 食品冷链物流的安全可靠度研究[D]. 长沙：中南大学博士论文, 2009

第五篇

食品安全法治理论

论食品权的发展及其国家保护义务

朱新华

食品权是指人所应该享有的获得数量足够、安全和有利身体健康的食品的权利。食品权有四方面内容：食品的数量安全、质量安全、均衡食物、食品获得的可持续性。[1]

一、人权与食品权

（一）人权与食品权

人权的基本含义是指作为人应该享有的自由或资格。人权是从道德权利中发展起来的，属于一种应然权利，其具有超国家性与超实定法的性质。作为人权的食品权是指人所应该享有的获得数量足够的、有利身体健康的食品的权利。这种权利具有自然权的属性，即仅以人性为依据，与生俱来，不被剥夺和侵犯。它的主体是普遍意义上抽象的人，人权意义上的食品权利不具有法律效力和强制力。

人权意义上的食品权最早出现在国际公约中。1948 年《世界人权宣言》第 25 条宣布，"人人有权享受为维持他本人和家属的健康和福利所需的生活水准，包括食物、衣着、住房、医疗和必要的社会服务。" 1959 年《儿童权利宣言》中原则四规定："儿童应享受社会安全的各种利益，应有能健康地成长和发展的权利。为此，对儿童及其母亲应给予特别的照料和保护，包括产前和产后的适当照料。儿童应有权得到足够的营养、住宅、娱乐和医疗服务。" 1966 年 12 月 16 日第二十一届联大通过，并开放给各国签署、批准和加入的

《经济、社会、文化权利国际公约》，第一次在世界范围内以具有法律约束力的条约形式确立了经济、社会、文化权利，并第一次援引《世界人权宣言》，强调了经济、社会、文化权利与公民、政治权利的同等重要性和不可分割性，它是继《世界人权宣言》之后，国际人权宪章体系的第二个文件。《经济、社会、文化权利国际公约》序言确认，按照《世界人权宣言》，只有在创造了使人可以享有其经济、社会及文化权利，正如享有其公民和政治权利一样的条件的情况下，才能实现自由人类享有免于恐惧和匮乏的自由的理想。其第十一条规定：①本公约缔约各国承认人人有权为他自己和家庭获得相当的生活水准，包括足够的食物、衣著和住房，并能不断改进生活条件。各缔约国将采取适当的步骤保证实现这一权利，并承认为此而实行基于自愿同意的国际合作的重要性。②本公约缔约各国既确认人人免于饥饿的基本权利，应为下列目的，个别采取必要的措施或经由国际合作采取必要的措施，包括具体的计划在内：（甲）在充分利用科技知识、传播营养原则的知识和发展或改革土地制度以使天然资源得到最有效的开发和利用等方法，改进粮食的生产、保存及分配方法;（乙）在考虑到粮食进口国家和粮食出口国家的问题的情况下，确保世界粮食按照需要，公平分配。1979年《消除对妇女一切形式歧视公约》序言中明确承认"关心到在贫穷情况下，妇女在获得粮食、保健、教育、训练、就业和其他需要等方面，往往机会最少……执行《消除对妇女歧视宣言》内载的各项原则，并为此目的，采取一切必要措施，消除一切形式的这种歧视及其现象。"

上述国际人权公约中对于食品权的规定，主要是呼吁人人有权获得食物，并且通过以保障人的健康、营养为目的，间接规定人类应享有的食品权，其属于应然范畴的道德意义的食品权，表明一种政治主张和宣示。其目的在于通过教育和宣传，促进人们对于这些权利和自由的认识和尊重，使它们循序渐进地在世界各国得到普遍有效地认可和执行。随着人们对食品权的日益重视，人权意义上的具有宣示效力的食品权也逐渐经由国家宪法及法律的规定而转化为实定法上的权利，即基本权利。

（二）食品权与基本权利

基本权利就是人权在宪法上的表现形式，是指在人权体系中，那些具有重要地位，并为人们所必不可少的权利。基本权利与人权的最大区别在于，人权具有永久不变的价值上的效力,而基本权利是法律和制度上保障的权利,基本权利具有法律约束力,保障公民的基本权利是国家权力行使的准则。

当食品权进入国家宪法保障范围后,食品权就由一种应然权利转变为一种法定权利,其效力与领域受到明确界定。如 1947 年日本宪法第 25 条规定:"全体国民都享有健康和文化的最低限度的生活的权利。国家必须在生活的一切方面为提高和增进社会福利、社会保障以及公共卫生而努力"。1978 年西班牙宪法第四十三条第一款:公民健康受保护的权利。第二款:公共权力有责任通过预防性措施和提供必要的资助和服务组织和监护公共卫生事业。法律规定所有人在这方面的权利和义务。第五十条:公共权力通过适当的定期发放的抚恤金,保障公民的经济供给,同时不论其家庭义务如何,通过旨在解决他们健康、住宅、文化与休养的特殊问题的社会服务体制为他们谋取福利。第五十一条第一款:公共权力保障捍卫消费者和使用者的防卫,通过有效法律程序保护他们的安全、卫生以及他们合法的经济利益。第二款:公共权力为消费者和使用者扩大信息并进行教育,根据法律加强他们的组织,并在有关问题上倾听他们的意见。第三款:根据以上各款的规定的范围,法律调整国内商业和商检制度。1996 年南非共和国宪法第 27 条规定:(1)人人有权获得(a)医疗卫生服务,包括生殖保健服务;(b)充足的食物和水;(c)社会保障,包括,如果他们不能养活自己和他们的家属,(应给予)适当的社会援助。(2)国家必须采取合理的立法和其他力所能及的措施,以逐步实现这些权利。

从上述国家宪法规定可以看出,作为基本权利的食品权大多通过健康权的保护间接规定;保障公民获取充足食品的权利是一种国家义务,国家应采取各种措施保障公民的健康。当公民由于不可控的原因而无法获得食物时,国家必须采取措施来保障这一权利的实现。作为基本权利的食品权具有法律效力。

二、食品权保护内容的演变

从国际公约到国家宪法再到具体的法律规定,有关食品权的保护经历了从数量上的满足到质量上、安全上的保障过程。

（一）获得足够的、有利于健康的食品，摆脱饥饿

20 世纪特别是二战结束后，世界各国普遍面临食物匮乏，解决战争所带来的食品短缺问题成为最初有关食品权的保障内容，即获取足够数量的食品，以保证温饱。

1941 年 1 月 6 日在美国总统富兰克林·罗斯福提出建立国家联合体这一具有里程碑式倡议的同时，在致国会的咨文中提出了四项自由，其中第三项不虞匮乏的自由，就是保障人们获得充足食物，免受饥饿。1948 年《世界人权宣言》第 25 条宣布："人人有权享受为维持他本人和家属的健康和福利所需生活水准，包括食物、衣着……和必要的社会服务……有权享受保障。"而1966 年《经济、社会和文化权利国际公约》十一条的内容最为基础，这对于人权中的充足食物权而言，是最为重要的法典依据。[2] 在联合国经济和社会理事会第 20 次会议上通过了有关充足食品权的第 12 号总评，该总评对《经济、社会和文化权利国际公约》中的充足食物权的概念做进一步具体化的阐述，其中关键性的内容是食品获得的充足性和可持续性。

这一阶段有关对食品权的规定比较模糊，从生命权、健康权以及环境权的保护角度出发，间接规定食品权。主要内容有：①确保在一定的条件下可以获得食品；②获取的食物在数量上和质量上都能满足个体对于饮食的需要；③保证当代人持续性地获得食品的同时也必须保障后代有充足的食物。④食品要兼顾营养平衡，且同时满足体格的生长和智能发育的不同阶段。

（二）获得质量、安全保障的食品，以保证人体的健康

粮食安全系指所有人在任何时候都拥有获得充足、安全和富有营养的粮食来满足其积极和健康生活的膳食需要及食物喜好所需的物质和经济条件。

20 世纪 80 年代以后，食品的数量供应安全已不成问题，在数量上满足食品需求得到逐步实现。与过去配额供给、地方制造食品、有限储存食品等相比，人们可以任意、方便地选择食品。但食品的供应历程也变得更加复杂，从农场到工厂，再到餐桌，只要一个环节没有实行有效的预防，食品的安全就可能存在风险。一些细菌和其他有害的微生物更容易污染那些尚处在生产阶段的食品。如 1988 年英国爆发的涉及在许多公共场所销售的蛋类和乳制品的沙门氏菌病，1995 年英国爆发的疯牛病，1999 年在比利时的动物饲料中发

现的会导致癌症的二噁英污染等，对于食品的恐慌使得食品安全问题日益成为公众关注的焦点。消费者们越来越重视他们每天食用的食品的质量，对于食品的安全问题也更加敏感。有毒或被细菌污染的食品直接损害人的健康，因此，这时对于食品权的保护内容重点由最初的数量安全转移到食品的质量安全。各国采取了一系列立法和监管措施，在食品的生产链中，无论是农业生产，还是零售食品都要在法律的监管下进行。

但是随着是全球化的加速，各国之间贸易往来频繁，国内无法大量生产的产品可以从其他国家进口，食品生产的链条由无数个国家和地区、无数个环节拼合而成，食品安全管理的难度大大增加，有关食品的安全危机也层出不穷，如在德国蔓延的因食用被污染的食品引起的肠出血性大肠杆菌（EHEC）疫情和台湾的塑化剂事件，已演变成一场空前的国际食品安全危机。不断爆发的食品安全问题表明，食品安全已成为世界各国所面临的共同难题，保障食品安全不仅是国家的责任，更是国际社会共同的责任。

有关食品的质量、安全保障，主要体现在以下方面：

第一，各国与时俱进地制定和完善保障食品安全的法律法规。

第二，保证法律和相关监管措施的有效执行。

第三，食品安全的保障内容涉及化学物质安全，如农药、各种添加剂；食品污染的防治；进出口食品的检验标准；食品安全的风险评估；食品的信息标注和消费者知情权的确保；转基因食品的监管、食品的追溯和标签制度等。

第四，除国家对食品安全的严格监管外，食品安全责任主体涉及食品生产的各个环节，食品业中的每一个参与者承担相应的责任，确保在食品安全的生产中不存在任何遗漏环节。而其中，食品经营者需要肩负起更多的保障产品安全的责任。

第五，加强食品安全保护的国际合作。

三、食品权的国家保护义务

（一）食品权是社会权

英国哲学家 I. 柏林在《两种自由概念》一文中把自由分为"消极自由"

和"积极自由"，与之相对应宪法学领域现在也广泛出现"消极权利"和"积极权利"之分。消极权利是个人要求国家权力做出相应不作为的权利，即自由权等。而积极权利则指个人要求国家做出相应作为的权利，即参政权和社会权。[3] 1946 年法国宪法是较早保护积极权利的宪法。其前言第 8 条规定："国家为个人和家庭保证对其发展所必要的条件。"第 9 条规定："国家对所有人——尤其是儿童、母亲和老年工人——保证健康保护、物质安全、休息和闲暇。如果因为年龄、身体或精神状态、经济状况而不能工作，那么任何这类人都有权从社团获得体面生存之手段。"而作为基本权利的食品权具有积极权利的属性，属于社会权。因为，随着经济发展和人们生活方式的改变，加工、生产、流通的食品比重越来越大，消费者作为食品权的主体，无法完全参与食品的生产、提供的全过程，食品权的实现有赖于国家对食品安全的积极干预。因而，国家对食品权负有满足、保护和促进的义务，有关的国际公约中就注重强调国家在履行保障人民获取食品的权利中应当承担的发展生产、改进技术、公平分配、国际合作、保护环境等义务。公民亦有权要求国家提供安全、符合人体营养的食品。2010 年 12 月 23 日联合国人权理事会食物权特别报告员奥利维埃·德舒特在其访华报告中指出："……正是通过对基本自由的行使，使政府承担起应负的责任，政策才能够按照其影响程度得以改进，特别是在地方一级，公职人员腐败和滥用职权问题才能得到打击；为在各个方面保障食物权而制定和通过的法律才能够得以遵守。"

（二）食品权的国家保护义务

国家对食品权的保护义务有四个方面：第一，尊重义务；第二，保护义务；第三，满足或确保的义务；第四，促进的义务。尊重是国家义务的前提与基本道德。宪法规范中的"尊重"一词，最初主要指国家对自由权的保护义务，表现为一种消极义务，是一种自由国家的基本理念。当自由国家向社会国家转变后，尊重义务的范围得到了扩大。对食品权而言，尊重义务就是国家对公民食品权既负有积极义务，同时也要负消极义务。积极义务是国家积极采取措施，满足、促进公民食品权的实现；消极义务是国家对于公民通过自己努力获取足够、安全食品的途径不予干涉。保护的义务是要求国家采取措施确保个人对于充足、安全食品的获取，不受企业和其他个体的剥夺。满足或确保的义务是指国家满足或确保通过努力实现个人所需、希求和愿望的义务；促进的义务则是要求国家必须积极地开展行动以促进国民对于食物的获取并且充分利用资源以期保障国民的生活，这其中包括了对于食品安全的保障。当个体或是群体因为各种非可控的原因而无法通过自身措施享受到充足、安全的食品权时，国家有义务通过提供食品的方式实现该项权利，包括向受灾的群众提供食物。

国家对食品权的保护义务主体是具体行使国家权力的国家机关，包括立法、司法和行政机关。20世纪以来，由于食品安全事件频发，世界各国均把加强食品安全监管列为政府的重要工作。政府在食品安全监管中的主要职责就是最大限度地减少食品安全风险。因此，各国首先制定有关食品的生产、加工、流通、消费等各方面的法律法规，使国家对食品的监管有法可依；其次，政府严格落实监管责任，严格控制食品的各个环节，履行国家对公民食品权的保护义务。早在1202年英国就颁布了第一个食品法——《面包法》，严禁在面包里掺入豌豆或蚕豆粉造假。1990英国颁布实施《1990年食品安全法》（Food Safety Act 1990 [c. 16]），在第三部分行政管理与强制执行中从行政管理、取样与分析、进入的权力和妨碍、犯罪行为等方面规定食品安全的国家义务。同时还出台许多专门规定，如《食品标签规定》、《肉类制品规定》、《饲料卫生规定》和《食品添加剂规定》等。这些法律法规涵盖所有食品类别，涉及从农田到餐桌整条食物链的各个环节。1998年7月7日法国政府颁布了《公共健康监督与产品安全性控制法》，重新构建了食品安全监管制度和体系，正式决定将风险评估和风险管理职能分离，不断调整食品安全的监管机构，构成中央和地方两个层面分工协作的体系，形成了"从农田到餐桌"的全方位的监管。[4] 美国关于食品安全监管的法律法规非常多，包括《联邦食品、药物和化妆品法》（FFDCA）、《食品质量保护法》（FQP）、《联邦肉类检查法》（FMIA）、《禽类产品检查法》（PPLA）、《蛋类产品检查法》（EPIA）、《纯净食品与药物法》等，上述法律法规覆盖了所有食品，为食品安全制定了非常具体的标准以及监管程序，构成了一张非常严密的食品安全保护法规网。在美国，政府承担执法责任。整个食品安全监管体系分为联邦、州和地区三个层次。以联邦为例，负责食品安全的机构主要有卫生与公众服务部下属的食品和药物管理局以及疾病控制和预防中心，农业部下属的食品安全及检验局和动植物卫生检验局以及环境保护局。

虽然我国宪法中没有规定有关食品权的保护内容，但并不因此认为我国不保护食品权。宪法的实效性，并非完全取决于权利的宪法规定本身，而是取决于对其实际保障的程度。目前，我国已制定较为完善的关于食品安全方面的法律法规。2009 年 6 月 1 日我国颁布施行了《食品安全法》，2011 年 5 月 1 日正式施行的《中华人民共和国刑法修正案（八）》，单独列明了食品安全监管渎职犯罪，修改了食品安全犯罪的刑罚条件，体现了我国刑法对食品安全这一基本权利的保护。

2011 年实施的《食品安全法》规定，在我国由国务院卫生行政部门承担食品安全综合协调职责，负责食品安全风险评估、食品安全标准制定、食品安全信息公布、食品检验机构的资质认定条件和检验规范的制定，组织查处食品安全重大事故。国务院质量监督、工商行政管理和国家食品药品监督管理部门依照本法和国务院规定的职责，分别对食品生产、食品流通、餐饮服务活动实施监督管理。

但是面对不断发生的诸如从"三聚氰胺"奶粉、"大头娃娃"奶粉、"假葡萄酒"，到"染色馒头"、"回炉面包"、"瘦肉精"猪肉、"牛肉膏"、"毒豆芽"、"毒麻椒"等事件，中国人发出还有什么食品是可以放心吃的慨叹，而上述"分段监管为主、品种监管为辅"的监管体制，饱受诟病。人们认为这种监管体制使得各食品安全监管部门之间在实践中缺乏有效协调，难以形成合力，而且各监管协调模式之间相对较为离散，缺乏相对统一的规范性依据，无法形成统一的有机的监管协调机制。面对频发的食品安全问题，中国的食品权保护，还有很长的路要走。普遍认为中国的食品安全保护除了应更多地借鉴发达国家的先进经验，进一步制定完善食品安全的法律法规外，还需以科学、严格的机制确保国家食品监管部门切实落实监管责任。保证有效地执行法律、法规、政策是解决当前食品安全问题的关键。

回顾世界食品权保护的历程，人类从追求食品数量上的满足，到关注食品的质量安全，伴随着消费方式和生产方式的改变，这个维护个体生存、关乎个体的营养、健康甚至生命安全的必需品，正在面临新技术、新产品和日益复杂的生产环节、日益增多的市场选择和媒体频频曝光的安全事件的挑战，消费者们越来越重视食品的质量安全，同时，对食品的担忧亦日益增加。如何保证消费者吃到安全、令人放心的食品，需要国际国内社会的一致努力。

参考文献

[1] 联合国人权理事会食物权特别报告员访华报告，[2010-12-23]. www.srfood.org 或 www.ohchr.org/english/issues/food/index.htm

[2] Bernd van der Meulen, 孙娟娟译. 争取食品权的国际人权[J]. 太平洋学报, 2008(11)

[3] 韩大元, 林来梵. 宪法学专题研究[M]. 北京: 中国人民大学出版社, 2004

[4] 张钦彬. 法国食品标签制度[J]. 太平洋学报, 2008(7)

食品安全法规体系及其基本制度梳理

郑小伟　王艳林　王长秋

　　食品安全是一个社会公共问题，也是一个法律问题。食品安全难以根治的原因，在于其蕴含着复杂的社会公共问题，如企业经营业绩和税收的同步问题，地方经济的发展与就业问题，政府监管体制改革及监管方式、方法的完善问题，食品安全标准供给滞后及检测手段不能满足需求的问题，食品企业协会弱化及食品消费者力量待强化的问题，整个社会食品文化和消费方式的亟待转型问题，等等。这些问题的最终解决，是一个漫长的过程。但当这些问题形成并最终汇聚为食品安全事件之后，最终会表达成法律问题，即食品生产经营者的社会责任承担及对食品消费者的赔偿问题，政府监管机构及其监管人员的问责问题，食品行业市场信誉的损害和产业损伤的修复问题。

　　加强食品安全法制建设是世界各国应对食品安全问题的首选和基石之策。食品安全法的生命在于实施和遵守。而实施和遵守食品安全法的前提是食品安全相关方知法、懂法。在我国在以《食品安全法》为基础的食品安全法律法规体系基本建成的背景下，从学术研究的视角，对食品安全法规体系及其主要制度进行梳理、解读和研究，有利于食品安全相关方知晓食品安全法规及其制度，对食品安全法的实施和遵守具有重要意义。

一、《食品安全法》及关联法律

　　《食品安全法》是食品安全法律法规体系的核心。在中国，对于食品安全的基本法律调整建立在农产品和加工食品二分的基础上，《食品安全法》和《农产品质量安全法》分别调整加工食品安全和农产品安全，共同构成食品安全法律法规体系的基石，但《食品安全法》居于主导地位。

《食品安全法》共有十章一百零四条，内容包括总则、食品风险监测与评估、食品安全标准、食品生产经营、食品检验、食品进出口、食品安全事故处置、监督管理、法律责任和附则，建立了中国食品安全法律体系的基本框架与基本制度，其最大的不确定性是关于食品安全监督管理的规定，根据第一百零三条的授权，"国务院根据实际需要，可以对食品安全监督管理体制作出调整。"

《农产品质量安全法》的制定和实施都早于《食品安全法》。《农产品质量安全法》共八章五十六条，内容包括总则、农产品质量安全标准、农产品产地、农产品生产、农产品包装和标识、监督检查、法律责任和附则，构建了农产品质量安全法律保障的框架。

食品安全法律制度的建立和运行，在中国社会主义市场经济法律体系内形成了一个开放的"微法制系统"，该系统是在其他法律制度资源的基础上产生的。《产品质量法》、《农业法》、《标准化法》和《计量法》等为食品安全法提供了坚实的基础。

食品安全法从立法技术上考虑，在一些制度运行上使用"导管技术"和其他法律制度进行联结，最常用的表达式为"构成犯罪的，依法追究刑事责任。"被联结的法律即依法追究刑事责任中的刑法，对食品安全法律法规体系构成制度性支撑。这些法律包括《刑法》、《民法》、《行政法》和《检验检疫法》。

《刑法》，负责和《食品安全法》第九十八条"违反本法规定，构成犯罪的，依法追究刑事责任"相对接，为食品安全犯罪及处罚提供法律保障。由于我国从立法技术上采取刑法统一化政策，除刑法外，其他法律不规定刑事责任条款，《刑法》在1997年3月第八届全国人民代表大会第五次会议修订后，为了适应社会形势的不断发展变化，满足有效惩治犯罪的实践需要，立法机关对刑法先后通过一个决定和八部刑法修正案，其中《刑法修正案（八）》根据《食品安全法》的要求，在第二十四、二十五和四十九条，修改和完善了刑法第一百四十三、一百四十四和四百零八条，设立和规定了生产、销售不符合食品安全标准的食品罪，生产、销售有毒、有害食品罪和食品监管渎职罪的要件和处罚。

《民法》是我国市场经济法律体系的重要组成部分。目前，民法典尚未颁布，作为民法典组成部分的《物权法》、《合同法》和《侵权行为法》已先后颁布实施，这些法律和《食品安全法》第九十六条第一款"违反本法规定，造成人身、财产或者其他损害的，依法承担赔偿责任"相联结，成为食品损害赔偿责任的制度支撑以及委托加工食品关系的法律基础。

《行政法》是规范政府活动实行依法行政的准则。行政立法具有分散性的特点，中国行政法是由行政实体法和行政救济法组成的法律法规群体。直接为食品安全法提供制度支撑和运行保障的法律是《行政许可法》、《行政处罚法》、《行政诉讼法》和《行政强制执行法》。其中，《行政许可法》是食品生产许可证、食品流通许可证和餐饮服务许可证取得、使用或吊销的法律基础。《行政处罚法》是食品安全监管机构行使处罚权的法律支撑。《行政强制执行法》和《行政诉讼法》一方面是食品企业面对行政处罚，维护自身合法权益的有力武器；另一方面也是落实行政处罚，维护法律尊严和行政公信的制度保障。

检验检疫法是全球范围内各国政府为了保护人、动植物的生命、健康、安全免受传染病菌、病虫害和生物入侵，建立国门阻隔的法律武器。中国虽然在检验检疫机构上实行三检统一，由国家质检总局统一行使检验检疫职能，但在法律上却仍然是三检分立，《进出境动植物检疫法》、《国境卫生检疫法》和《商品检验法》分别承担着动植物检验检疫、卫生检验检疫和商品检验检疫法律调整的重任，为《食品安全法》中进出口食品安全管制，提供了法律支撑。

二、食品安全法规及主要部门规章

国务院为细化食品安全法律规定，方便食品安全法律实施，配合协调食品安全法的运行，保障食品安全监管的高效、合法，制定与施行了一批食品安全行政法规，主要包括：《食品安全法实施条例》、《工业产品生产许可证管理条例》、《乳品质量安全监督管理条例》、《生猪屠宰管理条例》、《农业转基因生物安全管理条例》、《盐业管理条例》和《关于加强食品等产品安全监督管理的特别规定》等。

规章是国务院各部委根据法律和行政法规的要求与授权制定的规范性文件，具有针对性、应对性和及时性。食品安全规章按照内容和适用对象的不同，可分为综合性规章、技术规章、分类分段监管规章和特别行业与特殊食品监管规章几类。

一是综合性规章，适用于食品安全的全过程，主要有：《食品安全信息公布管理办法》、《食品安全工作信息报送办法（试行）》和《食品添加剂新品种管理办法》。

二是食品安全风险管理规章，主要有：《食品安全风险评估管理规定（试行）》和《食品安全风险监测管理规定（试行）》。

三是食品安全标准管理规章，主要有：《食品安全国家标准管理办法》；《食品安全国家标准制（修订）项目管理规定》和《食品安全企业标准备案办法》。

四是食品检验规章，主要有：《食品检验机构资质认定条件》、《食品检验机构资质认定管理办法》和《食品检验工作规范》。

五是生产环节食品安全监管规章，主要有：《食品生产加工企业落实质量安全主体责任监督检查规定》、《食品生产许可证管理办法》、《食品添加剂生产监督管理规定》、《食品召回管理规定》和《食品标识管理规定》。

六是流通领域的安全监管规章，主要有：《流通环节食品安全管理办法》、《食品流通许可证管理办法》和《流通环节食品安全监管八项制度》。

七是餐饮服务安全监管规章，主要有：《餐饮服务食品安全监督管理办法》和《餐饮服务许可管理办法》。

八是特别食品安全监管规章，主要有：《铁路运营食品安全管理办法》、《食盐专营办法》和《酒类流通管理办法》。

三、食品安全法的基本制度

（一）食品生产经营制度

《食品安全法》第四章专章对食品生产经营制度进行了规定，《食品安全法》第二十九条明确规定，国家对食品生产经营实行许可制度。从事食品生产、食品流通、餐饮服务，应当依法取得食品生产许可、食品流通许可、餐饮服务许可。

食品安全问题的产生有诸多原因，除生产经营者按照"良好操作规范"

不能控制的疫情、不科学卫生的传统饮食文化、食品自然化学腐败变质等原因外，绝大多数不安全食品问题源起于食品企业的不法牟利行为。诸如企业为降低生产成本，不按照法规或行业规范生产；企业为追逐超额利润而掺杂掺假、以次充好；为了迎合消费者的感官需要，非法添加有害的添加剂；违反动植物种植或饲养的自然规律，过分使用化学药物催肥增收等。这些食品安全问题，绝大多数属食品生产企业都可以事前控制。因此，以立法方式促使食品企业建立起旨在保证食品安全的"生产经营制度"尤为必要。

《食品安全法》第四章在食品生产经营许可制度、食品保洁卫生、禁止生产经营食品范围、食品生产过程规范、食品原料采购、食品标签要求、食品经营和召回等方面对食品企业作了主动责任义务规定。但是，这些有利于保障食品安全的食品生产经营制度要求也将会增加食品企业的生产经营成本；而食品企业是以利润最大化为追求目标，这些制度要求尽管是法律规定，当监管不能持续完全覆盖的情势下，食品企业主动按法律规定从事食品生产经营的积极性就会降低，甚至钻法律、监管的空子。如"晨园乳业"敢在"三鹿事件"后仍违法添加"皮革水解蛋白粉"就是例子。

《食品安全法》第四章所规定的针对食品生产企业主动责任义务性规定的落实，在依靠政府监管的同时，更依赖于该法第九章所规定的法律责任的威慑。调动食品生产经营企业对食品安全的"主动性"，是落实食品安全法第四章要求的关键所在；食品企业对食品安全的"主动性"很大程度上是受其外部责任制度的压力——"违法成本高于违法所得"是促使食品企业加强食品安全的根本动因。诸如《食品安全法》第九章所规定的企业赔偿责任制度。

贯彻《食品安全法》所规定的食品企业对消费者所承担的民事赔偿责任制度，促使食品企业控制食品安全，使其变消极为积极，以食品企业为第一责任主体控制食品安全。

"重典治乱"，加大对食品领域违法行为的惩处力度，加大违法食品企业的民事赔偿责任，增大其违法成本，有利于维护公平竞争的市场环境，避免劣币驱逐良币现象的发生。

（二）食品安全标准制度

《食品安全法》第三章专章对食品安全标准制度进行了规定，《食品安全法》第十八条规定，制定食品安全标准，应当以保障公众身体健康为宗旨，做到科学合理、安全可靠。

食品安全标准，是指在一定的范围内以保证食品安全、获得最佳食品安全秩序、促进最佳社会效益为目的，以科学、技术和经验的综合成果为基础，经各有关方面协商一致并经一个公认机构批准的，对食品、食品相关产品、食品添加剂的卫生要求及其在生产、加工、贮存和销售等方面影响食品安全的各种要素规定共同的和重复使用的规则、导则或特性的文件。

食品安全标准是《食品安全法》在已有的农产品质量安全标准、食品卫生标准和质量管理标准的基础上，整合编订而成的强制性标准，包括食品安全国家标准、食品安全地方标准和企业食品安全标准三类。其中，食品企业，一是必须按照食品安全国家标准和地方标准的要求，进行食品生产加工，不合标准的即为不合格，不得进行市场销售；二是企业可以制定高于国家标准或地方标准的企业标准，在本企业执行，以便以高标准执行，提高食品安全性，增强企业竞争力；三是企业在开发新产品的过程中，对于没有国家标准和地方标准的，必须制定企业标准，作为生产的根据和对消费者负责的技术承诺，无标生产是被禁止的。

目前，在食品安全标准的整合工作上，国家已经完成了乳制品、添加剂、农药残留、营养强化剂、食用盐、不锈钢等方面标准的整合任务。

（三）食品安全风险监测评估制度

《食品安全法》第二章专章对食品安全风险监测评估制度进行了规定，《食品安全法》第十一条规定，国家建立食品安全风险监测制度，对食源性疾病、食品污染以及食品中的有害因素进行监测。国务院卫生行政部门会同国务院有关部门制定、实施国家食品安全风险监测计划。省、自治区、直辖市人民政府卫生行政部门根据国家食品安全风险监测计划，结合本行政区域的具体情况，组织制定、实施本行政区域的食品安全风险监测方案。

食品安全风险分析，是保障食品安全的一种新模式，同时也是一门正在发展中的新兴学科。食品安全风险分析旨在通过风险评估选择适合的风险管理措施以降低风险，同时通过风险交流得到社会各界的认同或使得风险管理措施更加完善。[1]

食品安全风险分析是对食品中危害概率和危害发生后的危害后果进行分析评估、风险管理和风险交流的过程。

食品安全风险监测，是指为了掌握食品安全状况，系统地收集、整理和分析与食品安全相关危害因素的检验、监督和调查数据，对食品安全水平进行监督测量的活动。食品安全风险监测一方面有利于监管部门对食品安全的监督管理，另一方面也与食品安全风险评估一起作为制定食品安全标准、确定食品安全检验对象和检验频率的科学依据。因此，食品安全风险监测是政府有关部门进行食品安全监督管理不可或缺的技术手段。食品安全风险监测应坚持代表性、客观性、准确性和及时性的原则进行。食品安全风险监测的结果可用于食品安全标准制定或修订、食品安全风险评估与风险交流以及指导食品安全监督管理等工作。

食品安全风险评估是食品安全风险分析的一部分，根据《食品安全法实施条例》第六十二条的规定，食品安全风险评估，指对食品、食品添加剂中生物性、化学性和物理性危害对人体健康可能造成的不良影响所进行的科学评估，包括危害识别、危害特征描述、暴露评估和风险特征描述等。

食品安全风险管理是根据食品风险评估的结果，选择和实施适当的政策、管理措施，尽可能有效地控制食品安全风险，风险管理把健康作为第一考虑要素。食品安全风险控制，应当加强重点环节监管、科学安排食品抽检、重视监管压力传递和开展宣传教育培训。[2]

（四）食品安全监管制度

《食品安全法》第八章专章对食品安全监管制度进行了规定，《食品安全法》第七十六条规定，县级以上地方人民政府组织本级卫生行政、农业行政、质量监督、工商行政管理、食品药品监督管理部门制定本行政区域的食品安全年度监督管理计划，并按照年度计划组织开展工作。第七十七条规定，县级以上质量监督、工商行政管理、食品药品监督管理部门履行各自食品安全监督管理职责……表明，目前我国食品安全监管实行的是"分段监管为主、分类监管为辅"的监管模式，并追求"从农田到餐桌"的无缝监管愿景。

食品安全监管制度是食品安全必不可少的重要制度，科学完备的食品安全监管体系是食品安全监管制度有效发挥作用的保障。由于政府食品监管部门在人员、装备、经费等方面的局限，不可能做到长期、持续、有效的全过程全覆盖式的监管，且其监管通常还具有滞后性。政府食品监管部门的监管优势主要是在事前许可证审核发放、重点领域食品安全监管、事后食品安全问题以及大范围突发食品安全事件处置等方面。从"农田到餐桌"的整个食品生产经营链条上，食品企业处于链条的核心——食品原材料、添加剂以及成品等在此汇集、加工、流通运输，食品安全问题易发多发且不易被外部监管。通过企业承担第一责任的食品企业生产经营责任制度，让企业来主动负责食品生产经营过程的内部质量控制，既可提高食品企业生产经营的自主性，也能避免监管空白。食品安全监管任重道远，需要鼓励和推动食品行业协会、新闻媒体和社会民众等第三方力量广泛参与食品安全监管，建立健全以政府为主导，食品企业为主体，食品行业协会、新闻媒体和社会民众等第三方力量积极参与的食品安全监管体系，才能迎来中国食品安全的春天。[3]

参考文献

[1] 吴培. 食品安全风险分析的原理与应用[J]. 中国调味品, 2006(9)

[2] 谢敏强. 风险控制与食品安全监管策略[J]. 中国食品药品监管, 2008(11)

[3] 郑小伟, 王艳林. 食品安全监管中的第三方力量[J]. 河南省政法管理干部学院学报, 2011(5、6)

国内外关于转基因食品安全立法研究综述

杨新莹

一、转基因食品的基本问题

（一）转基因食品的含义

有关转基因技术及转基因食品的含义，刘晓君、徐慧芳认为，"转基因技术就是应用人工方法把某种生物的遗传物质分离出来，在体外进行切割、拼接和重组，将重组了的 DNA 通过各种途径导入并整合到某种宿主细胞或者个体的细胞核中，有目的地改变它们的遗传性状的生物技术"。[1] 贾士荣认为，"转基因食品（Genetically Modified Foods，GMF 又称基因修饰食品、改性基因食品）是利用现代分子生物技术，将某些生物的基因转移到其他物种中去，从而改造生物的遗传物质，使其在形状、营养品质、消费品质等方面向着人们所需要的目标转变，使其出现原物种不具有的性状或产物"。[2]

我国《转基因食品卫生管理办法》对转基因食品的定义是：转基因食品系指利用基因工程技术改变基因组构成的动物、植物和微生物生产的食品和食品添加剂，包括转基因动植物、微生物产品转基因动植物、微生物直接加工品以转基因动植物、微生物或者其直接加工品为原料生产的食品和食品添加剂。[3]

（二）转基因食品的分类

张文认为，"按照生物的种类为分类标准，转基因食品一般分为植物、动物和微生物食品三种"。以食品的特殊效用为分类标准，转基因食品可分为以下四种。[3]

第一类，抗病虫、抗除草剂转基因食品。农业生产中除了自然环境会制约农作物的产出外，杂草和病虫害也是生产者的一大心头之患。而化学制剂的过量施撒，也损害了人类健康、加深了环境污染。抗病虫、抗除草剂的转基因食品的种植则可以减少田间人工、机械的使用以降低对土壤的侵蚀，从而解决除草剂和抗虫害化学制剂对人类健康和环境的影响，进而降低产品的成本。

第二类，抗胁迫转基因食品。胁迫是指对植物生长的不利环境，主要有温度胁迫（低温、高温）、水分胁迫（干旱和涝害）和化学胁迫（盐碱、重金属、有机污染物等）。这些原因可能会导致农作物的减产，或者产出率不高，而在农作物中引进诸如抗旱、抗病毒、抗盐等基因，则增强农作物对环境的适应性，降低了环境对食品生物生长的制约，提高了农作物的产量和质量。

第三类，高产优质转基因食品。通过转基因技术，生产出色香味俱全，营养药用功能俱佳的食品，可以大大满足人类高质量生活的要求。

第四类，植物疫苗。植物疫苗是指将某些致病微生物的蛋白或抗原基因通过转基因技术手段导入植物细胞中并表达，使得该植物直接成为用于抵抗相关疾病的疫苗。这些疫苗有的可以直接吃，有的需提纯后才能食用。

（三）转基因食品的特点和风险

1. 转基因食品的特点

如前分类所述，转基因植物的生产可增加作物单位面积产量、降低生产成本，通过转基因技术可增强作物抗虫害、抗病毒等的能力，提高农产品的耐贮性、延长保鲜期，可使农作物开发的时间大为缩短，可以摆脱季节、气候的影响，四季低成本供应，转基因食品还可以打破物种界限，人为改变其本身的特性，抑制其不利于人类健康的特性，生产出更符合人类需要的食品。

2. 转基因食品的风险

转基因作物的安全性，世界卫生组织早有认定。2002年10月，世界卫生组织发布了一份名为《关于转基因食品的20个问题》。在这份文件中，世界卫生组织表示，"不同的转基因生物包括以不同方式插入的各种基因。这意味着应逐案评估个别转基因食品及其安全性，并且不可能就所有转基因食品的安全性发表总体声明"。傅勉认为,"目前在国际市场上可获得的转基因食品已通过风险评估并且可能不会对人类健康产生危险。此外,在此类食品获得批准的国家普通大众对这些食品的消费未显示对人类健康的影响"[4]。

WHO 的上述报告的措辞"不可能就所有转基因食品的安全性发表总体声明"和傅勉认为"可能不会对人类健康产生危险"、"未显示对人类健康的影响"表明:虽然目前尚未有足够的证据证明转基因食品对人类和环境有着严重影响,但也同样没有证据证明其不会带来不利影响,其实质可能是非安全的。转基因技术的风险可能发生在两个环节:一是研发阶段的实验室扩散可能会引发不可预料的后果;二是产业化或商业化阶段,已经进入到环境的转基因作物或食品可能会引发在生物多样性、人体健康、经济贸易、社会伦理等方面的问题。

第一,转基因食品可能存在过敏性。于洋、司辉清认为,"人类对食物的过敏反应涉及人体免疫系统对某种或某类特异蛋白的异常反应。转基因食品中由于转入外源基因的表达,食品成分中可能含有新的蛋白质"。简单说来,就是一个个体的人可以确定自身对哪项生物过敏,但是转基因食品中由于存在外来基因,产生了不同于原先食品的新的物质成分,使得个人无法根据自身的过敏史确定自己是否会对该种转基因食品过敏。这种问题对于高敏感人群显得尤为突出。如美国先锋种子公司研究人员发现对巴西坚果过敏的人对转入巴西坚果基因后的大豆产生了过敏反应,该转基因大豆未被批准商业化。[2]

第二,转基因食品可能存在毒性。于洋、司辉清认为,"转基因食品中外源基因的插入,可能使原先关闭的基因被打开,产生一种新的毒素"。盖钧镒认为,"转基因植物中表达的抗虫毒素或蛋白酶抑制剂,既然能使昆虫消化系统受损害,也有对人畜产生伤害的可能性,目前尚不能确保长期食用转基因食品一定没有毒性"[5]。英国的权威科学杂志《自然》曾刊登过美国康奈尔大学教授约翰·罗西的一篇论文,论文指出,蝴蝶幼虫等田间益虫吃了撒有某种转基因玉米花粉的菜叶后会发育不良,死亡率特别高。1998 年,苏格兰一位食品学家普滋泰教授声称用转基因土豆喂幼鼠后,其生长发育受阻,内脏免疫系统受到破坏。[3] 有学者披露,正是因为转基因食品可能存在毒性,在英国或者美国,一个公司如果希望其转基因产品获得批准,它必须向管理机构提供本公司转基因产品安全测试的结果。美国孟山都的大豆在获得批准之前，曾用了 10 周时间进行喂鱼试验。[6]

第三，转基因食品可能存在抗生素抗性风险。如有些科学家，在向转基因作物植入新的基因时，往往需要使用能耐受抗生素的"标记基因"，来用于判断新基因植入是否成功，而转基因作物中残留的耐抗生素基因可能会通过食物链转移到人体，使抗生素对人类疾病丧失作用。[7] 标记基因本身是安全的，学者们担心的是"抗生素标记基因能水平转移至肠道微生物或上皮细胞，从而降低抗生素在临床治疗中的有效性"[8]。比如，美国孟山都公司生产的抗除草剂大豆含有一种类似雌激素的化学物质，人食用后会对人体荷尔蒙有一定影响，导致生殖器官异常和免疫系统障碍；菲律宾的儿童食品中含有转基因大豆成分，部分婴儿对其中的一些蛋白质产生了不良反应。值得庆幸的是，目前还没有发现转基因食品对于消费者健康的确切影响。[9]

第四，转基因食品可能存在营养品质改变的风险。于洋、司辉清认为，"因为转基因食品插入基因的效应无法完全预测，外源基因对食品的营养价值的改变也难以完全预料，如转基因食品中蛋白质组成发生了改变，能否被人体有效地吸收利用、能否保证人体的营养平衡等一系列的问题摆在人们面前"。张文认为，从进化论上来讲，人类是经过几千万年的慢慢摸索才掌握了饮食规律，而自然界的万物也是经过长久的进化得来。经过人类任意创造的转基因食品显然是不符合自然选择和自然进化的规律的，其是否符合大自然的平衡性和人体的平衡性则不得而知。[3] 目前，还未见转基因食品对营养品质改变的负面报道，但存在这个安全隐患。[10]

第五，转基因食品的生产可能存在生态风险。学者一方面担心"将转基因生物释放到自然环境中去，如果其生存竞争力强，就会改变自然的生物种群，打破原有生物种群的生态平衡。但就目前研究而言，转基因生物同野生生物相比，其生存竞争力并没有增加，所以一般不会影响生态平衡"[8]。学者还担心转基因技术可能存在基因漂移的风险。经过基因修饰的动物和植物引入自然环境后，有可能逃脱科学家的控制进入野外，或者与野生同类或近似物种杂交，或者与它们展开生存竞争。这种情况对于那些小个体物种如昆虫、甲壳类动物、鱼、啮齿类动物，以及那些依靠花粉、虫媒或风媒途径授精的植物尤其有可能发生。这些逃逸的转基因生物体通过遗传、变异，逐渐改变自然环境中物种间的竞争关系，通过影响食物链进而影响生物群落的基本构成。[11] 有的学者还认为，"转基因农作物因其被人类赋予的强于同类生物的特性，在自然界物种竞争中存在一定的优势，可能影响其他生物和种群的正常选择和生长、破坏亿万年来大自然形成的自然状态和固有的自然规律的能力"[3]。还有些学者认为，"转基因物种有可能演化为超级杂草"。近几年，在美国中北部地区，随着转基因抗性作物的大面积种植，自生的转基因抗性向日葵、玉米和油菜已成为后茬作物大豆田的主要杂草；在加拿大西部，自生的转基因抗性油菜发生率已达11%，转基因抗性春小麦种子在土壤中至少可以存活5年。[9]

钟庆君、臧玉梅认为"转基因农作物的专用除草剂，对原生植物的灭绝作用可能更为厉害：阿根廷在播种美国孟山都公司的转基因大豆后，只能用美国孟山都公司生产的除草剂。这种除草剂，是专门针对本公司的转基因作物生产的，喷洒后，只有孟山都公司的大豆种子对其具有抗药性，而阿根廷的本土农作物全部成为异类，和杂草一起被杀死；再加上转基因粮食不像传统农作物那样可以从收成中留种，几年后，阿根廷的本土种子绝种、生物多样化消失，造成种植作物单一化"[12]。

第六，转基因食品的生产可能导致异种移植的风险。在王晓龙的论文中提到，"美国科学院的报告指出，基因修饰组织或器官的受体将面临新传染性疾病带来的高风险，更危险的则是一种有害病原体会因此整合进一种人的传染性病原体"。[13] 世界卫生组织在2005年公布的一份题为《现代食品生物技术、人类健康和发展：一份以证据为基础的研究》报告中指出，在转基因食品带来的影响中，特别值得关心的是基因转移，即转基因食品的基因可以转移到胃肠道的细菌中或身体的细胞中给人的健康造成不利影响。[14]

第七，转基因食品的生产可能存在经济风险。刘述良认为，"一方面，转基因异种移植过程中面临着新传染性疾病带来的高风险以及有害病原体被整合进人体的风险，一旦这种情况发生，由此付出的医疗投入必将是一笔巨额财政资金；另一方面，如果转基因产品的潜在食品安全风险没有得到有效控制，转基因食品可能造成的毒性问题、过敏问题、营养问题、对抗生素的抗性等造成的经济损失将是无法估量的；此外，在当前世界经济格局下，转基因技术主要集中在发达国家，在利益驱使下，发达国家正在努力发动一场基因贸易战并垄断转基因技术专利，这会影响我国国际贸易和我国在世界经济体系中的地位"[11]。

最后，转基因食品的生产可能给一些国家带来粮食安全和国家利益的风险。粮食问题是关系各国和世界发展、安全的重大问题，由于全球可利用的耕地资源已所剩无几，而世界人口却在以每年 2%的速度递增，世界粮食储备已降到历史低点，传统农业技术和方法已很难大幅提高粮食产量。周楠的硕士论文中提到，"转基因粮食的一大特点是种植者无法自己保留种子粮。因为自己通过转基因作物留下的种子粮种上后没有产量，所以，每年进行粮食种植时，种植者都需要购买新的种子。因此，当一个国家大面积种植转基因粮食时，生物巨头就可以通过专利技术和国际公约控制粮食生产所需要的种子而控制了一个国家的粮食生产。"[12] 世界 80%的转基因农作物种子专利权掌握在孟山都、先正达、陶氏益农、拜耳和杜邦等几家发达国家大公司手中，这些公司生产的转基因种子都能够抗拒本公司生产的除草剂，这使农民对他们的依赖性持续加剧，逐渐控制了一些国家的食物链，给落后国家的粮食安全埋下隐患。[9] 贾怀东、李学锋认为，南美洲的海地、阿根廷等国就是因引入转基因食品使国家粮食安全遭受重创的典型例子。海地原本有着适宜粮食生长的自然环境，原本是个粮食可以自给自足的国家。由于 20 世纪经济危机，海地接受了国际货币基金组织的援助，极大降低了粮食进口的关税，美国的转基因大米以低于当地大米价格一半的优势占领了海地市场，击垮了海地的小农经济，从此海地一半以上的粮食要依赖进口，3/4 的大米要从美国引入。20 世纪 90 年代，美国种业公司被允许在阿根廷全国独家销售转基因大豆种子和与之配套使用的除草剂。紧接着，阿根廷不仅要从美国公司购买种子和农药，而且还要为转基因跨国公司付上一笔不菲的专利使用费。在转基因技术进步的名义下，阿根廷的粮食自给能力丧失殆尽。[15]

对于转基因食品的风险问题，"中国杂交水稻之父"袁隆平认为，对转基因不要一概而论。袁隆平认为，来自细菌的抗病抗虫转基因尽管在动物身上做过科学实验表明是安全的，也不能认为对人类完全没有风险，而来自植物之间的转基因食品是相对安全的。因此，对转基因食品的安全性不能一概而论。[16]

（四）我国转基因食品的现状

国际农业生物技术应用服务组织（International Service for the Acquisition of Agri-biotech Applications，ISAAA）2010 年的报告显示，15 年来转基因作物累计种植面积首次超过了 10 亿公顷，这一数字大体相当于美国（9.37 亿公顷）或中国（9.56 亿公顷）的国土总面积。2005 年转基因作物累计种植面积达到 5 亿公顷用了 10 年时间，但是下一个 5 亿公顷仅历时 5 年就在 2010 年实现了。从 1996 年到 2010 年，转基因作物的种植面积增长 87 倍，这使得其成为现代农业史上应用最为迅速的作物技术。2010 年种植转基因作物的 29 个国家中，19 个为发展中国家，2010 年发展中国家转基因作物的种植面积占全球的 48%，预计在 2015 年之前将超过发达国家。五个主要的种植转基因作物的发展中国家是中国、印度、巴西、阿根廷和南非。转基因作物的全球种植面积在 2010 年连续第 15 年增长，达到了 1.48 亿公顷，年增长 10%或 1400 万公顷。[17] 其中，中国种植转基因作物 370 万公顷，居世界第六。2009 年全球转基因主要作物玉米、棉花和油菜中国都有种植。新型转基因作物在中国的种植将会持续扩大。2 到 3 年内中国有望商业化种植转基因水稻和植酸酶玉米，5 年甚至更长时间内，种植氮高效利用性状转基因小麦可能成为现实。[18]

笔者认为，虽然转基因食品存在诸多风险，但是中国作为一个人多地少、资源短缺的农业大国，在当前日益激烈的世界农业科技竞争中，要想获得粮食安全保障，无疑需要大力支持和发展具有独立和自主产权的转基因技术。

在玄立杰、谢英添的论文中提到，中国大豆的进口量是本国生产大豆量的 2.8 倍，进口的大豆几乎都属于转基因大豆，也就是说大部分人吃的大部分豆制品都含有转基因成分。[19]

2009 年 10 月，华中农业大学研发的转基因抗虫水稻"华恢 1 号"和"Bt 汕优 63"出现在《2009 年第二批农业转基因生物安全证书批准清单》中，获得了农业部的生产应用安全证书。转基因水稻可在湖北省生产应用。[4]

二、与转基因食品安全有关的国际环境法立法现状

（一）风险预防原则与《卡塔赫纳生物安全议定书》

所谓风险一般来说是指由某种化学的、物理的或者生物的作用引起人员或环境的危害事件的可能性。风险防范原则（Precautionary Principle）也是历经半个世纪的发展逐步完善起来的。在没有确立风险预防原则之前，传统的环境法公约要求应基于"科学发现"或方法才能采取行动或做出决策，或者

必须有可靠的证据证明只有在巨大的环境损害将会发生的前提下才可以采取行动或做出决策。1992 年环境发展大会上发表的《里约宣言》确立了"遇有严重或不可逆转的损害威胁时不得以缺乏完全的科学确定性为理由推迟采取符合成本效益、且能防止环境恶化的措施"的风险预防原则。风险预防原则严格意义上的解释就是除非有确定的科学证据证明活动或行为是无害的，否则可能引起对环境或对人类损害的所有活动都应该采取预防措施。开发者对证明他们的行动将不会引起严重的或不可挽回的损害负有举证责任。也就是说风险预防原则使环境案件的举证责任倒置了。[20]

2003 年，随着生物技术的发展，国际社会普遍意识到生物技术成熟的发达国家将转基因产品出口到缺乏管理能力的发展中国家，有可能对生物多样性及人类生物安全带来巨大的影响，因此，在联合国《生物多样性公约》下形成的《卡塔赫纳生物安全议定书》（Cartagena Protocol）决定，如果有些国家相信没有足够的科学信息来证明某种转基因对人体健康和自然环境的影响，《议定书》允许它们拒绝这种产品的进口。可见，《议定书》充分倡导在生物技术和生物安全问题上采取风险预防原则，这同样适用于转基因食品的研发和生产。《卡塔赫纳生物安全议定书》是一项关于转基因产品贸易和环境保护的国际协定，它在风险预防原则的基础上，同时要求参与转基因产品贸易的国家互相通报本国出口到对方国家的转基因产品的情况。《议定书》的核心内容包括提前知情程序、同意进口程序、风险评估、运输包装和标志、赔偿责任和补救等。我国已于 2005 年核准该议定书。

"风险预防原则"并无确切的标准或参数可以执行，其执行依据主要是转基因食品可能产生的风险或者其他导致转基因食品风险的因素，这在一定程度上使转基因食品的规制更加严格，无论是从现实上来讲还是从理论上来讲，任何没有得到科学的安全性证明的转基因食品都可能存在着风险，都可以认为是不安全的，都属于"预防原则"下的规制对象。当然，从另一方面来讲，没有科学数据的安全标准使得"预防原则"运作起来难免主观性较强，可能会影响该原则的客观性，使"预防原则"成为贸易壁垒的"托辞"，事实上这一现象已经在欧美贸易摩擦中有所体现。[3] 有案例记载，在 1995 年发生的美国和加拿大起诉欧盟的争端中，美国和加拿大指责欧盟禁止经荷尔蒙处理过的牛肉进口没有任何科学依据，而欧盟则认为现有的科学证据并不足以保证这种牛肉对人体健康不具有风险。WTO 争端解决机制的上诉机构最终认定欧盟禁止荷尔蒙牛肉进口的措施缺乏合理理由，并判欧盟败诉。[21]

2010 年 10 月，讨论转基因作物贸易规则的《卡塔赫纳生物安全议定书》第五次缔约方会议在日本召开，共有 160 个缔约方参加会议。本次会议的主要目标是讨论并通过转基因作物破坏进口方生态系统时的补救和赔偿方法。会议的最大焦点是此前筹备会议制定的补充议定书。会议中，与会各方就转基因作物在进口方繁殖、破坏原有生态系统时，肇事者如何恢复原状和赔偿方法等达成了最终协议，并制定了补充议定书。与会各方一致决定补充议定书，列入进口方可以要求出口方企业提供财务保障的规定，包括为了赔偿损失而加入保险和设立基金等，同时规定补充议定书的对象仅限于转基因作物，不会扩大到食用油等加工产品。此次会议的召开标志转基因食品安全国际立法又进了一步。[22]

（二）国外转基因食品安全法律制度

1. 美国转基因食品安全法律制度

美国是世界上转基因作物商业化生产最多的国家，有 1/4 耕地种植的是转基因作物，转基因食品多达 4000 多种，已成为人们日常生活的普通商品。于洋、司辉清的论文表明，在有关转基因作物及其食品安全性的争论中，美国始终站在肯定和支持的立场上。[8] 毛新志进一步提出，美国的这种积极支持和肯定的态度的基本思想在 1986 年美国白宫科技政策办公室颁布的《生物工程产品管理框架性文件》中得以体现，其主要内容包括，转基因作物或产品与非转基因作物或传统产品并没有本质上的区别、经过严格的安全评价审批程序进入市场的转基因食品与传统食品具有实质等同性且不会对人类健康造成意外风险、安全管理应主要针对最终产品本身而不是其生产过程、现存的法律应对于转基因产品的安全性能够提供充分的保证。[23]

由此，美国的转基因食品安全法律制度的立法原则是建立在"可靠科学原则"（Sound Science Principle）的基础上的，美国政府认为只有最终确定的科学根据才能为管制提供依据，除此之外的任何人为的怀疑和担忧都不能阻碍转基因技术的发展。美国对转基因的问题从原则上是不支持风险预防原则的。在评价一具体转基因食品是否安全时，美国采取的是"实质等同性原则"（substantial equivalence），即只要某一转基因食品及成分与市场上销售的传统食品及成分相同，则认为该转基因食品同传统食品一样安全，就没有必要做毒理学、过敏性和免疫学试验。[23]

在此原则基础上，美国转基因食品立法分三个层次：一是由国会通过并经总统签署的法律；二是依照法律由管理部门起草并获批准的条例；三是管理部门对条例实施的解释和说明。美国于 1976 年发布了世界上第一个有关生物技术安全的管理规定——《重组 DNA 分子研究准则》，之后涉及转基因食品安全的法律法规主要包括《转基因食品有权被知悉法案》、《转基因食品管理草案》、《国家种子鉴定法》、《联邦食品、药品与化妆品法》、《联邦杀虫剂、杀真菌剂、杀啮齿动物药物法》、《毒物控制法》以及《联邦植物有害生物法》等，这些构成了包括转基因食品安全在内的美国生物安全法的核心内容。

有学者提到，美国对转基因食品的各层次立法除了采纳"可靠科学原则"和"实质等同性原则"外，还规定了对待食品必须实行最低"忽略限度标准"，即风险程度或有风险的物质在一定的程度内就被认为是安全的和可接受的，原因是因为美国认为"绝对安全的食品是不存在的"[3]。这种理念是与前文所述国际公约中的"风险预防原则"相反的。

综合连丽霞、王永佳、毛新志、张文等学者们的论述，笔者概括出美国对转基因食品规制的具体制度主要包含以下几个方面。[24]

第一，转基因食品标识制度。美国主要采用自愿标识模式，转基因食品只要通过审核，即可视为传统食品，不需要标识。只有在成分、营养价值和致敏性方面与同类传统食品存在较大差异时，才加贴转基因食品标签。

第二，美国对转基因食品不进行单独的区别于传统食品的管理，认为转基因食品和传统食品没有本质的区别，实质上是等同的。在对转基因食品的安全性进行评价的方法上，美国也倾向采取"产品方法（Product-based）"，即认为将该转基因技术应用于生产并不会必然导致风险的发生，只有当其终端产品与传统的非转基因产品有实质性差别时，才应对其进行严格规制。该政策规定转基因植物新品种及其产品不需作市场前评价，只评价其最终产品即可。

第三，美国食品药品管理局（FDA）2001 年出台了转基因产品管理草案，规定转基因产品生产商应当在进入市场之前至少 120 天向 FDA 提出申请，并提供相关资料，以确认此产品与相应的传统产品相比具有同等的安全性。

第四，美国没有设立专门管理转基因食品和技术的机构，美国对转基因技术及其产品监管的机构主要有 3 个：美国农业部动物植物检疫局（APHIS），主要管理转基因植物并评价其对环境的影响；美国环境保护署（EPA）主要负责转基因植物活性成分的登记、除草剂的登记及杀虫剂的安全性等；美国食品药品管理局（FDA），主要管理食品与饲料的安全性。任何一种转基因食品都必须至少要经过三个机构之一进行审查。

上述可见，美国对转基因食品的管制非常宽松，法律和政策都是极力保障转基因食品发展的。美国模式的一大重要特征就是"自律性"，转基因食品的安全问题很大程度上是依靠制造商的自觉性。这样做可以减少转基因食品的上市环节所需要的时间，有利于提高转基因食品的市场占有率。

2. 欧盟转基因食品安全法律制度

欧盟地区政府对转基因食品态度谨慎，主张采取"预防原则"。2002 年欧盟通过的《食品法通则》对预防原则进行了确定。在欧洲，转基因生物被认为不是通过自然选择而产生的具有遗传基因物质的生物体，而是人为制造的产物，不一定科学和环保。欧盟明确向世界宣布它对转基因产品是不欢迎的，主张对转基因产品应采取谨慎预防态度。

欧盟的"预防原则"体现在欧洲建立的一整套规制转基因食品的法律规范中，如《转基因生物体的隔离使用指令》《转基因微生物的隔离使用指令》、《转基因生物体的目的释放指令》《欧盟食品安全白皮书》《欧洲会议和委员会新食品和新食品成分管理条例》《转基因食品及饲料管理条例》《新食品和新食品成分条例》《关于含有转基因生物或经基因改造制成的添加剂和调料的食品和食品成分的标签条例》等。综合李然、连丽霞、王永佳、张文等学者的著述，可概括出欧盟对转基因食品加以规制的如下具体制度[3、24、25]。

第一，欧盟是最早提出对转基因食品进行标识的地区，实行"强制标识制度"。欧盟认为，消费者享有对食品的知情权，因此用标签的形式使消费者知晓市场上出售的食品是否由转基因技术制造是极为必要的，消费者可以由此作出是否购买的自主决定。欧盟设立了对转基因食品进行标识的最低限量，即当食品中某一成分的转基因含量达到该成分的 1%时，必须进行标识。2002 年，欧盟采取了更为严格的管理，要求对所有转基因植物衍生的食品及饲料进行标识，并将标识的最低限量降低到 0.9%。

第二，欧盟国家对转基因食品安全规制建立了严格的追溯制度，架构了"从农场到餐桌"的严格的"过程管理"的法律制度。"可追踪性"的含义是：追踪产品从生产到流通的全过程的能力。新法规确立了新的登记制度并在标识时注明用作身份识别的唯一代码，使转基因产品从生产到出售的所有环节都有据可查，并要求企业经营者保留 5 年的使用转基因产品的记录，任何环节一旦出现问题就马上可以追踪到责任人，追踪调查到产品质量原因，以便及时采取相应手段，如产品召回、勒令停止生产、对消费者进行赔偿等。在此"过程管理"的基础上，欧盟国家对转基因食品的安全性评价也采取"过程评价法"，即采用严格的毒性、过敏性、抗性标记基因的实验并对其应用与发展采取严格的过程检测作为安全评价的方法。

第三，欧盟对转基因食品规定了严格的"市场准入制度"。欧盟委员会第 1829/2003 号法规（《转基因食品及饲料管理条例》）对转基因食品、饲料或包含转基因生物的食品及饲料产品进入市场进行了规定。欧盟法律规定，无论一种食品经过检测后是否安全，只要它确是由转基因技术生产制造而成，就必须接受严格的管制。欧盟要求转基因食品必须接受风险评估并获得批准后才能进口和上市销售。

第四，欧盟对于转基因食品的安全监管可分为两个层面：一是欧洲食品安全局（European Food Safety Authority，EFSA）以及欧洲委员会（European Commission，EC），负责评估所有新推出的生物技术产品的安全性评价，以决定是否允许该产品进入欧盟市场；二是欧盟各成员国层面，主要是各国卫生部或农业部所属的国家食品安全相关机构。

第五，欧盟国家对向环境中释放转基因也有严格的规定。欧盟早在 1990 年就对转基因产品颁布了一个指令即《故意向环境中释放转基因的指令》（又称欧共体 90/220 指令），该指令将释放转基因生物的目的分为科研和开发为目的以及市场营销目的两个方面，基于市场营销目的的释放的程序要求高于基于科研和开发为目的的释放。在 2001 年，欧共体通过了《关于准备向环境中释放转基因生物和废止理事会 90/220/EEC 指令》（又称欧共体 2001 /18 指令），该指令不仅强调了在向环境中释放转基因问题上的风险预防原则，且规定了申请者在提交转基因释放申请时必须同时提交"监督计划"，在公众参与方面，该指令规定无论什么原因将转基因产品释放，只要公民和感兴趣的团体对转基因释放给予了关注，政府就必须与这些对象进行协商，并在程序上对相关问题进行规定。欧盟于 2004 年通过了《预防与补救环境损害的指令》（又称欧盟 2004/35 指令），规定成员国可以制定更为严格于指令的法规，该法规具有优先适用的效力，该指令仅仅是一个法律框架，仅仅是为各国的国内法提供了一个具体的法律目标。[14]

3. 日本关于维护转基因食品安全的法律制度

相比美国和欧盟，日本对于转基因食品的态度就呈现出折中的特点。这种态度缘于日本一方面土地特别是耕地面积狭小，粮食产量不足，需要大量进口粮食满足国内需要，因此较为依赖转基因食品，另一方面基于科学研究的不确定性，日本国民又不能完全无视转基因食品的风险。日本对转基因态度介于"可靠科学原则"和"风险预防原则"之间，并试图从中达到某种平衡。

日本转基因的法律法规有 1979 年的《重组 DNA 生物实验指南》及 1987 年的《重组 DNA 实验准则》、1991 年的《转基因食品和食品添加剂安全性审查准则》、1999 年的《关于农林物资的规格化以及确定质量标识的法律》（JAS 法，即 1999 年 108 号法案）、2001 年的《转基因食品检验法》和《转基因食品标识法》。刘旭霞、欧阳邓亚的论文表明，日本转基因食品安全具体制度包括：[26]

第一，日本根据"实质等同"的标准对转基因食品实行安全性审查制度。生产经营者向食品保健部监视安全科提出申请，再由药事、食品卫生审议会根据安全性审查准则及最新科学知识进行审议，审议结果由官方报纸公布于众。某些转基因食品即便通过了安全性审查，如果日后与科学上的新观点相悖时，要及时复审，若有可能危害人体健康时，应予以公布。日本政府规定，转基因农作物的开发首先要在封闭环境中展开，任何利用重组 DNA 技术开发的食品和食品添加剂，如果没有经过安全评估，禁止进口或在日本销售。保证只有被确认了安全性的转基因食品才能实现商品化到日本消费者的手中。

第二，日本对涉及大豆、玉米、马铃薯、油菜籽、棉籽 5 种农产品的转基因食品，制定了具体标识方法，并对无需标识的加工食品以及不得出现在食品标签上的用语进行了规定。此外，该法还规定了每年都要对指定农产品及其加工食品的种类进行修订，根据最新商品化的转基因农产品、分销及用作食品原料的转基因农产品的实际情况，确定标识制度。

第三，日本的转基因食品安全管理机构主要由文部科学省、通产省、农林水产省和厚生劳动省 4 个部门组成。文部科学省负责审批实验室生物技术研究与开发阶段的工作，负责审批试验阶段的重组 DNA 研究；通产省负责推动生物技术在化学药品、化学产品和化肥生产方面的应用；农林水产省主要负责审批重组生物向环境中的释放；厚生劳动省又称健康与福利部，负责药品、食品和食品添加剂的审批，同时也负责转基因食品安全问题。四个主管部门分别制定了相关管理法规，共同规制日本的转基因食品。

综合美国、欧盟和日本对待转基因食品的态度，笔者认为可以作出如下概括：美国对于转基因食品采取的是建立在"可靠科学原则"基础上的，不考虑科学尚未证实的推测性的、不确定的风险的"允许式管理模式"；欧盟采取的是建立在"风险预防原则"基础上的承认科学研究的局限性和正视可能存在的风险的"预警式管理模式"；而日本则是介于"可靠科学原则"和"风险预防原则"两者中间的"折中式管理模式"。

三、我国关于转基因食品安全问题的立法现状及问题

（一）我国关于转基因食品安全问题的立法现状

从 1992 年至今漫长的 20 余年中，我国一直进行关于转基因食品安全问题的立法尝试，关于转基因食品安全的管理制度正经历着一个快速变迁的发展过程，并逐步向标准化、系统化、国际化靠拢。

纵观我国关于转基因食品安全问题的立法状况，曾经发挥作用但是至今已经废止的立法有——1992 年卫生部颁布《新资源食品卫生管理办法》，这是我国转基因方面立法的最早尝试，该法规定了转基因食品生产审批和标识方法；1993 年原国家科委颁布《基因工程安全管理办法》，要求进行安全性评价，制定安全控制方法和措施，对我国境内的一切基因工程工作，包括实验研究、中间试验、工业化生产以及遗传工程体释放和遗传工程产品使用进行了规制管理，并按潜在危险程度，将基因工程工作分为四个安全等级，但该办法缺乏可操作性，并未真正实施；1995 年我国颁布《食品卫生法》，其在第 20 条、25 条、30 条规定了一些同样适用于转基因食品（利用新资源生产的食品）的食品安全问题的一般规定；2002 年卫生部颁布《转基因食品卫生管理办法》，由后来的《转基因食品卫生管理条例》所取代。

我国现行转基因方面立法有——1996 年农业部颁布的《农业生物基因工程安全管理实施办法》，对不同的遗传工程及其产品的安全性评价都作了明确

的说明，同时，对国外研制的农业生物遗传工程及其产品在我国境内进行中间试验、环境释放或商品化生产作出了具体规定；2001 年国务院颁布实施的《农业转基因生物安全管理条例》，主要从保护我国的农业遗传资源、农业生物工程产业和农业生产安全的角度，对转基因食品的科学试验、生产经营、进出口贸易作出了规定，标志着我国转基因生物安全性管理正式纳入法制建设轨道；2002 年农业部公布《农业转基因生物安全评价管理办法》、《农业转基因生物进口安全管理办法》和《农业转基因生物标识管理办法》三个配套文件，规定我国对转基因作物实行安全评价审批和标识申报制度；随后国家又颁布《农业转基因生物安全评价管理程序》、《农业转基因生物进口安全管理程序》和《农业转基因生物标识审查认可程序》三个文件；2002 年卫生部颁布《转基因食品卫生管理条例》，对转基因食品和以转基因产物为原料的食品的标识问题进行了规定；2004 年国家质检总局颁布的《进出境转基因产品检验检疫管理办法》主要适用于对通过各种方式（包括贸易、来料加工、邮寄、携带、生产、代繁、科研、交换、展览、援助、赠送以及其他方式）进出境的转基因产品的检验检疫；2005 年我国正式加入联合国 《卡塔赫纳生物安全议定书》，标志着我国的生物安全管理正式步入国际合作的轨道；2006年农业部发布《农业转基因生物加工审批办法》，办法中明确了从事农业转基因生物加工应具备的条件；2007 年卫生部颁布实施《新资源食品管理办法》；2009 年通过的《中华人民共和国食品安全法》，对食品安全的风险检测与评估、许可、记录、标签以及跟踪、召回制度和法律责任等都进行了规定。《食品安全法》第 101 条规定，"乳品、转基因食品、生猪屠宰、酒类和食盐的食品安全管理，适用本法；法律、行政法规另有规定的，依照其规定"，因此在没有专门的转基因食品安全法出台之前，转基因食品安全相关的法律问题皆适用本法，它为我国转基因食品安全的监管和保障提供了宏观依据。

（二）我国目前立法存在的问题

尽管我国近 20 年来一直没有停止转基因食品安全方面的立法尝试，但转基因技术毕竟是一个新的技术领域，国际国内从出现至今都没有很长的时间，在立法和制度设计上都是摸索前进。将对转基因食品安全的规制融入到我国庞杂的法律体系中，与众多监管机构的管理职责实现对接，并不是一件十分容易的事。这其中也必然会存在一定的问题需要克服。

1. 我国缺乏转基因食品安全方面的专门立法

我国《食品安全法》在对待转基因食品问题上延续了《食品卫生法》的做法，只是原则上规定转基因食品适用该法，并没有一些具体可操作的条款是专门适用转基因食品的，特别是对转基因食品独特的安全评价制度、食品安全权的保护、信息公开制度、标识制度等都没能给出不同于普通食品的特殊法律规定。此外，张文认为，在 2007 年 11 月的《食品安全法（草案）》中明确规定了转基因食品的标志制度，但在正式出台的《食品安全法》中却没有出现，不能不说是一个遗憾。[3] 不过，《食品安全法》第 63 条 "进口尚无食品安全国家标准的食品，或者首次进口食品添加剂新品种、食品相关产品新品种，进口商应当向国务院卫生行政部门提出申请并提交相关的安全性评估材料。国务院卫生行政部门依照本法第 44 条的规定作出是否准予许可的决定，并及时制定相应的食品安全国家标准。"第 101 条 "转基因食品的安全管理，法律、行政法规另有规定的，依照其规定。"为今后我国转基因食品安全制定专门的法律提供了依据。

目前国内关于转基因的立法有四部，具有最高效力的却还只是一部名为《农业转基因生物安全管理条例》的行政法规。卫生部的《转基因食品卫生管理办法》是我国目前规定转基因食品安全问题的专门制度，但是该《办法》的法律地位仅仅是部门规章，在我国法律体系中，其法律地位低于人大及其常委会制定的法律和国务院制定的法规，立法位阶较低。

没有一部高级别的关于转基因食品安全的专门立法，配套法律法规更无从谈起，法律的严重滞后一方面不利于对转基因食品的安全性进行规制，另一方面也不利于我国转基因食品的长远发展以及对转基因食品国际贸易争端的解决。

2. 现行立法过于简单、模糊，一些具体制度缺乏可操作性

这种现象是和我国立法现状不可分的。我国转基因立法大多是以各有关部门自己制定部门规章的形式出现。以《转基因食品卫生管理办法》为例，该法就转基因食品安全的评价原则、评价制度、标识制度、监督制度、责任制度等基因食品卫生管理制度作了规定，但《办法》总共只有 25 条，无法真正将这些制度一一明确。该法第 7 条规定，卫生部建立转基因食品食用安全性和营养质量评价制度。卫生部制定和颁布转基因食品食用安全性和营养质量评价规程及有关标准。将转基因食品安全这一关系国计民生的重大问题的

标准和规程的制定权力下放给卫生部，并以部门规章以下的一种规范性法律文件的形式出现，赋予了卫生部过多的自由裁量权。其他部门如农业部、质检总局部门规章也存在类似的情况。

在一些具体内容的规定上，也是过于笼统。如《转基因食品卫生管理办法》的第 21 条规定了违法行为的处罚：卫生部认定的转基因食品食用安全性和营养质量检验机构须按照卫生部制定的规程及有关标准进行评价。对出具虚假检验报告或者疏于管理难以保证检验质量的，由卫生部责令改正，并予以通报批评；情节严重的，收回认定资格。这种畸轻的处罚方式，造成违法成本很低。

法律的生命力在于操作和实施。就我国转基因食品安全法律制度而言，很多问题是缺乏可操作性的。安全评价制度是转基因食品安全立法的核心制度，但我国无论是《食品安全法》还是《农业转基因生物安全评价管理办法》，对安全评价的具体标准和相关步骤规定均不够详细。《食品安全法》仅规定了食品安全风险监测制度和食品安全风险评估制度，规定对食源性疾病、食品污染以及食品中的有害因素进行监测，对食品、食品添加剂中生物性、化学性和物理性危害进行风险评估，但并未明确风险检测和风险评估标准和评估步骤。《农业转基因生物安全评价管理办法》将农业转基因生物的评价分为三个类别（植物、动物、微生物），四个等级（不存在危险、低度危险、中度危险、高度危险），却没有具体的科学数据可参考，也未对四个等级之间差异标准做出明确区分。这样就造成了虽然对转基因食品安全问题有一定的标价标准，但是标准完全没有办法操作和实施，以至于评价一个行为，亦合法亦违法，难以起到应有的规制作用。

有的学者提出，为了保护消费者的知情权，我国《食品安全法》明确了信息公开制度，该法第 82 条规定：国家建立食品安全信息统一公布制度，对食品安全风险评估信息和食品安全风险警示信息、重大食品安全事故及其处理信息、其他重要的食品安全信息和国务院确定的需要统一公布的信息进行统一公布。遗憾的是该法并未对转基因食品的信息公开制度做出详细规定。转基因食品的安全问题关系到人民健康和生存，转基因食品的信息公开制度更是必不可少的，而且因转基因食品的特性，其信息公开制度在范围上和内容上都应该比普通食品更详细，而这点正是我国目前立法未达到的。[3]

目前规制我国转基因食品标识制度的法律法规主要是农业部的《农业转

基因生物标识管理办法》。《办法》明确规定了我国转基因食品标识的方法，即转基因动植物和微生物及产品，直接标注"转基因××"；转基因农产品的直接加工品，标注为"转基因××加工品（制成品）"或者"加工原料为转基因××"；用农业转基因生物或用含有农业转基因生物成分的产品加工制成的产品但最终销售产品中已不再含有或检测不出转基因成分的产品标注为"本产品为转基因××加工制成，但本产品中已不再含有转基因成分"或者标注为"本产品加工原料中有转基因××，但本产品中已不再含有转基因成分"。《办法》还规定大豆类 、玉米类、油菜类、棉花类、番茄类5类17种农业转基因生物要明确标识。但这一规章颁布近七年来，成效并不大，市面上鲜有标有"转基因"标识的食品。制度形同虚设难以应用的原因有很多，但是法律地位不高，制造生产企业不能完全重视是一个不可忽视的原因。

3. 不同部门的规章存在程度不同的职能重叠现象

农业部、商务部与卫生、质检、工商、环保等国务院直属局或署，都对转基因食品安全问题有一定的管理权限，但各自独立，执法不衔接，互相不隶属，容易导致部门之间冲突、造成监管环节的重叠或空白。

当然，这种现象在《食品安全法》颁布后有所改善。《食品安全法》第4条规定了各部门职责。第一，国务院设立食品安全委员会，其工作职责由国务院规定。第二，国务院卫生行政部门承担食品安全综合协调职责，负责食品安全风险评估、食品安全标准制定、食品安全信息公布、食品检验机构的资质认定条件和检验规范的制定，组织查处食品安全重大事故。第三，国务院质量监督、工商行政管理和国家食品药品监督管理部门依照本法和国务院规定的职责，分别对食品生产、食品流通、餐饮服务活动实施监督管理。

但是，立法权限分散的状况没有改变，转基因食品安全相关法律的缺乏，使得各部门有权各自制定规定,这就很难从根本上改变管理权限和职能重复、多头监管的现状。如卫生部的《转基因食品卫生管理条例》建立的标识制度与农业部颁布的《农业转基因生物标识管理办法》相重复，造成了职能重叠。国家质检总局的《进出境转基因产品检验检疫管理办法》主要适用于对通过各种方式进出境的转基因产品的检验检疫。在法律职权范围上与农业部在此方面的职能有一定的重叠。

参考文献

[1] 刘晓君, 徐慧芳. 转基因知多少[M]. 北京: 中国社会出版社, 2009

[2] 贾士荣. 转基因作物的安全性评价争论及其对策[J]. 生物技术通报, 1999(6)

[3] 张文. 转基因食品安全法律规制研究[D]. 无锡: 江南大学硕士论文, 2009

[4] 傅勉. 激辩粮食转基因: 是"救星"还是"大患"[J]. 科学大观园, 2010(07)

[5] 盖钧镒. 中国大豆产业和转基因食物的安全性[J]. 粮食科技与经济, 2010(06)

[6] 佚名. 食用转基因食品安全吗? [J]. 山东食品发酵, 2009(03)

[7] 郑晓春. 充满争议的转基因作物研究 [EB/OL]. [2011-02-22]. http://www.people.com.cn/GB/kejiao/42/155/20010730/523494.html

[8] 于洋, 司辉清. 转基因食品的安全问题[J]. 中国食物与营养, 2009(02)

[9] 周楠. 转基因食品安全监管体系的中国模式[D]. 北京: 北京林业大学, 2010

[10] 常超, 伍金娥. 转基因食品安全性问题[J]. 中国食物与营养, 2007(6)

[11] 刘述良. 复杂性视野下中国转基因政策风险区别组合管理[J]. 南京农业大学学报（社会科学版）, 2010(04)

[12] 钟庆君, 臧玉梅. 以与时俱进的粮食安全观看农业转基因问题[J]. 发展研究, 2010(11)

[13] 王晓龙. 美科学院揭示转基因动物的真正风险[J]. 世界环境, 2004(05)

[14] 李一丁, 陈海鸥. 刍议欧盟转基因立法及对我国立法的启示[J]. 河南司法警官职业学院学报, 2011(03)

[15] 贾怀东, 李学锋. "转基因"凶猛[J]. 资源与人居环境, 2010(05)

[16] 佚名. 袁隆平: 对转基因不要一概而论[J]. 共产党员, 2010(02)

[17] Clive James（国际农业生物技术应用服务组织）. 2010 年全球生物技术/转基因作物商业化发展态势[J]. 中国生物工程杂志, 2011(03)

[18] 杜艳艳. 全球转基因作物商业化发展趋势[J]. 浙江农业科学, 2010(06)

[19] 玄立杰, 谢英添. 转基因食品安全问题及其评价体系[J]. 安徽农业科学, 2010(06)

[20] Philippe Sand. Priciples of International Environmental Law[M]. Manchester University Press, 1995, (212)

[21] WT/DS26/AB/R&Wr/ DS48/AB/R.World Trade Organization Appellate Body. 1998

[22] 佚名. 全球转基因作物破坏生态将有据可依[J]. 种子世界, 2010(12)

[23] 毛新志. "实质等同性"原则与"转基因食品"的安全性[J]. 科学学研究, 2004(6)

[24] 连丽霞, 王永佳. 美国与欧盟各国转基因食品安全管理比较研究[J]. 中国农业科技导报, 2010(05)

[25] 李然. 中国转基因食品安全管理的比较制度分析[J]. 农村经济与科技, 2010(06)

[26] 刘旭霞, 欧阳邓亚. 日本转基因食品安全法律制度对我国的启示[J]. 法治研究, 2009(07)

我国《食品安全法》中的惩罚性赔偿

贾旭花

我国《食品安全法》第 96 条第 2 款规定："生产不符合食品安全标准的食品或者销售明知是不符合食品安全标准的食品，消费者除要求赔偿损失外，还可以向生产者或者销售者要求支付价款十倍的赔偿金。"该规定不仅突破了《消费者权益保护法》关于惩罚性赔偿适用的"欺诈"前提，还将赔偿额度由原来的一倍增加到十倍，进一步彰显了立法者对惩罚性赔偿所具有的社会功能的强烈诉求。但该规定在制度定位、责任构成以及具体赔偿数额等方面存在着诸多缺陷，致使其盛名之下其实难副实，有必要借鉴英美国家关于惩罚性赔偿的理论和实践，对我国食品安全领域的惩罚性赔偿的制度定位、责任构成以及赔偿数额等问题予以深入的分析。

一、《食品安全法》中惩罚性赔偿的制度定位

惩罚性赔偿制度最早源自英美法系。美国 1977 年修订的《第二次侵权法重述》第 908 条规定，惩罚性赔偿是"在损害赔偿及名义上的赔偿以外，为了惩罚极端无理行为的人，并威慑其他人在未来从事类似的行为而给予的赔偿"。显然惩罚性赔偿的适用对象必须是从事"极端无理行为的人"，其制度价值在于惩戒和威慑。在运用惩罚性赔偿制度较为广泛的美国，法官除了从法律要件的角度推断被告究竟是在何种主观心态驱使下做出了如此令人深恶痛绝之行为外，同时也会从政策效果的角度来思索若是给予此被告严厉惩处将会给社会风气以及所在行业造成何种影响，当然在很多时候原告所遭受的损害后果会被法官作为是否适用惩罚性赔偿制度的考量因素，这种谨慎态度

提醒我们惩罚性赔偿无论如何都绝非一个常规的选项。[1]

我国作为制定法国家，立法和司法实践长期以来坚持民事责任的补偿性原则，现有的屈指可数的几条关于惩罚性赔偿的规范也仅仅是作为补偿性赔偿原则适用的例外情形而存在的。对于是否在食品安全领域引入惩罚性赔偿，立法实际经历了一个从无到有并且大幅提高的过程。在 2006 年的《食品安全法（草案）》的最初稿中，并未规定惩罚性赔偿条款，而在 2007 年 9 月 4 日的一审稿中，已经规定了赔偿额度为价款五倍的惩罚性赔偿条款，在 2008 年 4 月 20 日全国人大公布的二审稿中，赔偿额度则从一审稿中的五倍提高到了十倍。立法者的态度发生大幅度转变的动力是 2008 年以来层出不穷的食品安全事件以及由此导致的日趋严峻的食品安全形势。立法者之所以将惩罚性赔偿引入食品安全领域，就是希望借助惩罚性赔偿的惩戒和威慑功能来遏制食品领域日益猖獗的违法行为。法律的威慑力主要取决于违法者被惩罚的概率以及被惩罚的严厉程度，被惩罚的概率则取决于当事人的举证能力、一国的法律传统、证据规则、司法水平和公众的法律意识等因素，仅仅依靠法律本身很难作出全面调整，因此"法律要维持一定的威慑力，就必须加大惩罚力度才能让违法者的预期损失不至于降低"[2]。相对于违法者所获利益，《消费者权益保护法》的一倍赔偿已远远起不到遏制食品领域违法行为的效果，为遏制和威慑食品安全领域日益猖獗的违法行为，立法者最终突破了民事责任补偿性赔偿原则的桎梏，将惩罚性赔偿引入食品安全领域。

《食品安全法》96 条却将惩罚性赔偿作为食品安全领域一项最常规的制度安排，按照该条规定，消费者得到惩罚性赔偿的机会是很普遍的，只要其能够证明生产者所生产的产品不符合安全标准或者销售者销售明知是不符合食品安全标准的食品，就可以获得价款十倍的赔偿。但是问题在于食品的价格一般较小，比如按照一块钱一片面包的价格来算，一片不安全的面包或许能危及一个人的性命，而十块钱的赔偿，对于无良商家来说，不过是隔靴搔痒，既不伤筋又不动骨。换言之，我国《食品安全法》中惩罚性赔偿的普适性是以牺牲惩罚性赔偿最根本、最核心的惩戒和威慑功能作为代价的，故而其实施效果也与立法者的初衷相去甚远。最终的结果就是十倍的所谓惩罚性赔偿不能对不安全食品的生产者和销售者形成足够的威慑以维护食品安全。

可见我国《食品安全法》96 条所规定的这种适用范围广泛、适用条件宽松、适用结果无关痛痒的惩罚性赔偿并不是对维护食品安全所需要的惩罚性赔偿。立法者有必要对我国食品安全领域的惩罚性赔偿制度进行重新审视，借鉴美国法关于惩罚性赔偿的相关做法，将其定位为一种非常规的制度安排，在提高其适用门槛的同时也加大对违法者的惩罚力度，使其真正成为惩治不法奸商、保护消费者食品安全的利器。只有将生产和销售不安全食品的不良商家罚得倾家荡产，才能使其真正感受到惩罚性赔偿的威慑力，才能对同行业其他商家起到震慑和预防功能，法律本身也才能充分体现对消费者生命应有的尊重。

二、《食品安全法》中惩罚性赔偿责任的构成要件

惩罚性赔偿作为一项非常规的制度安排，它主要是针对那些恶意的、在道德上可谴责、可非难的行为而实施的。惩罚性赔偿是以补偿性赔偿的存在为前提，是为弥补补偿性损害赔偿适用的不足问题而产生的，因此惩罚性赔偿责任的承担也必须具备一般民事损害赔偿责任的四个构成要件，即违法行为、损害后果、违法行为和损害后果之间的因果关系以及行为人的主观过错。但根据我国《食品安全法》第 96 条第 2 款规定，生产不符合食品安全标准的食品生产者或者销售明知是不符合食品安全标准的食品销售者，应当向消费者承担惩罚性赔偿责任，显然该惩罚性赔偿责任的承担并未强调损害后果以及违法行为和损害后果之间的因果关系，而《食品安全法》实施过程中也不乏购买了过期、变质食品的消费者，在尚未食用没有造成任何损失的情况下，获得十倍赔偿的案例。可见我国《食品安全法》96 条在降低惩罚性赔偿的适用条件、拓宽其适用范围的同时，也偏离了惩罚性赔偿惩戒极端不法行为、补充补偿性损害赔偿适用不足的功能。所以笔者认为我国《食品安全法》第 96 条应当进行必要的修改，应当将损害后果的存在作为惩罚性赔偿适用的前提条件，恢复惩罚性赔偿惩戒极端不法行为以及弥补补偿性赔偿不足的原始的制度功能。换言之，食品生产者和销售者惩罚性赔偿责任的承担同样需要具备违法行为、损害后果、因果关系以及行为人的主观过错四个要件。但考虑到惩罚性赔偿主要是针对法律特殊规定的违法行为，且对行为人的主观恶性有较高的要求，而对损害后果及因果关系的认定与一般侵权行为并无二致，故而本文主要针对《食品安全法》96 条所规范的违法行为以及行为人的主观状态进行探讨，对于损害后果及因果关系的认定不再赘述。

（一）食品生产者或销售者违法行为的认定

按我国《食品安全法》第96条的规定，食品安全惩罚性赔偿责任所惩戒的违法行为是生产不符合食品安全标准的食品和销售明知是不符合食品安全标准的食品的行为，单纯从立法层面来看，生产者和销售者是否需要承担惩罚性赔偿责任的关键在于其生产或销售的食品是否符合相关的食品安全标准。但问题在于，我国目前关于食品安全的标准层次不一、混杂无章，尽管我国《食品安全法》第三章明确规定，食品安全标准由国家统一制定并强制执行，但法律同时也规定没有食品安全国家标准的，可以制定地方标准；没有国家标准或者地方标准的，应当制定企业标准。这就意味着所谓的食品安全标准可能只是企业自行制定的标准或者根本没有相关标准。尤其是在没有食品安全标准的情况下，如果食品被证明对人体健康会造成危害的情况下，能否适用惩罚性赔偿呢？最典型的例子就是"三鹿"奶粉事件，事件发生后，中国有关部门发布了"成人奶制品中2.5ppm（百万分率），婴儿奶粉中1ppm"的"安全标准"，算是对奶粉中三聚氰胺的含量制定了一个食品安全标准，那么在此之前，没有制定标准的情况下，受害的消费者就不能请求惩罚性赔偿了吗？事实上，几乎每一次触目惊心的食品安全事件最终暴露出的都是我国食品安全标准滞后或者缺失的问题。而在当前食品安全标准普遍滞后甚至缺失的情况下，以是否符合食品安全标准作为认定生产者或销售者违法行为的标准在逻辑上是不周延的。

尽快制定统一的食品安全国家标准固然是解决上述问题的捷径，但笔者认为面对品种庞杂又不断推陈出新的食品以及随之而来的形形色色的食品安全标准，国家不可能对所有的食品都制定国家安全标准，这就需要承办案件的法官在司法实践中运用《食品安全法》关于"食品安全"的规定，即"食品应当无毒、无害，符合应当有的营养要求，对人体健康不造成任何急性、亚急性或者慢性危害"来具体审查食品的安全性，进而对食品安全的违法行为予以认定。

（二）食品生产者或销售者主观过错的证明

侵权责任理论认为，加害人对于损害之发生有无过错，是加害人是否应负损害赔偿责任之基础。惩罚性赔偿也关注主观过错，其目的就是为了惩罚主观过错——怀有邪恶动机或丝毫不顾及他人权利的极端无理行为。因此，承担惩罚性赔偿的行为不仅要求具有主观过错，而且还要求具有主观恶性。[3] 我国《食品安全法》对惩罚性赔偿适用对象的主观过错问题区分了生产和销售两种行为予以区别对待。

对于生产不符合食品安全标准食品的生产者，其生产行为本身就具有强烈的主观恶性，在法律上就可以推定其具有直接的主观故意。而对于销售者而言，《食品安全法》96 条明确规定只有在其"明知"所销售的食品不符合安全标准的情况下才承担惩罚性赔偿责任。那么，什么情况才算是"明知"呢？在司法实践中，商家大多数都表示并不"明知"食品是不符合安全标准的。例如，消费者在一家超市买了数袋方便面，其中一袋的调料包里面有异物，但是超市却表示"外表看不出来有问题"，不同意十倍赔偿。对此，法律界分歧较大，很多学者认为依据《最高人民法院关于民事诉讼证据的若干规定》规定，因缺陷产品致人损害的侵权诉讼，给消费者造成的侵害事实需要消费者举证，但食品质量是否合格则应由生产者、销售者承担举证责任，也就是对销售者的责任采取过错推定原则，不明知并不能作为免责的理由，比如销售者不明知调料包有异物不能作为免责事由。但笔者认为惩罚性赔偿作为一项非常规的制度安排，主要是针对那些恶意的、在道德上具有可谴责性的行为而实施的，只有在那些行为人主观过错较为严重的场合，才能适用惩罚性赔偿。而美国大多数州也都明确要求只有当卖家的主观过错达到故意、莽撞、恶性、放任、压迫或欺诈的程度，以至于构成了对消费者的安危罔顾漠视时，才有可能适用惩罚性赔偿制度。[4] 所以对于销售者"明知"与否的判断，不能简单适用过错推定，而应当由消费者承担举证责任，消费者必须证明销售者明知产品不符合安全标准仍故意销售的，方可获得惩罚性赔偿。

三、《食品安全法》中惩罚性赔偿的数额确定

对于惩罚性赔偿数额的确定问题，可以说是我国《食品安全法》实施以来争议最大的问题。众所周知，在英美法国家，惩罚性赔偿数额一般是由法官根据具体案件自由裁量确定的，而我国作为典型的制定法国家，法官的自由裁量权历来被视为司法腐败的源头。因此，我国《食品安全法》96 条以明确具体的法律规范取代了法官的自由裁量,确立了颇受争议的十倍赔偿规则。

（一）惩罚性赔偿数额的确定

我国《食品安全法》所确立的十倍的赔偿比率可谓世界最高，但实际赔偿数额却微乎其微，根本起不到惩戒的效果。究其原因在于食品消费基本上都是小额消费，价款的十倍作为对违法者违法行为的惩戒，其成本实在是太小了。《食品安全法》实施后有很多这样的报道：某女士花 6.2 元买了一包变质凤爪，获得超市 62 元的赔偿；某先生 6.8 元买来的吊白块腐竹在工商人员的协调下获赔了 68 元。显而易见，这么小额的赔偿根本不可能对违法行为起到警戒和威慑作用。

事实上食品安全事件的严重程度与食品的价款并不成正比。比如很廉价的食品导致消费者食物中毒死亡，生产者或销售者承担价款十倍的所谓惩罚性赔偿是否具有真正的惩罚作用；再如，在消费者食用附赠食品发生损害的情况下，是否由于该食品属于赠送产品，生产者或销售者就无需承担惩罚性赔偿责任？而从英美法国家的判例来看，英美法国家的惩罚性赔偿金额的确定都是以损失为计算基数的，法院一般采取比例性原则来确定惩罚性赔偿数额。与单纯的价款标准相比，以损失额为计算标准，不仅有利于激励消费者的维权热情，也有利于有效遏制食品生产者和经营者的违法行为。

鉴于此，笔者认为为了使惩罚性赔偿在食品安全领域真正发挥保护消费者、威慑和惩戒不法行为的作用，立法者有必要进一步修改立法：废除现行立法以食品价款作为惩罚性赔偿数额确定基础的做法，修改为以消费者的实际损失作为计算惩罚性赔偿数额的基本标准，同时，允许法官在具体案件中综合考虑消费者因此遭受的损失以及维权的费用开销、违法行为造成的恶劣影响及其为生产者或销售者带来的利益、生产者或销售者对违法行为的参与程度以及其财产状况与承受能力、社会公众遭受的危害、生产者或销售者是否对违法行为表现出了悔意、是否试图掩盖、是否采取过补救措施等诸多因素来确定具体的惩罚性赔偿数额。

（二）对惩罚性赔偿数额的限制

惩罚性赔偿作为一项非常规的制度安排，考虑到惩罚性赔偿可能给社会经济发展造成的负面影响，很多国家和地区对惩罚性赔偿的数额都进行了严格的限制。如《德国产品责任法》规定生产者对某一产品缺陷造成人身伤害的最高赔偿限额为 1.6 亿马克；即使是在惩罚性赔偿数额由法官自由裁量的美国，为防止法官和陪审团滥用裁量权，美国许多州已开始通过立法来限制惩罚性赔偿的最高数额。主要的立法有如下几种：一是以补偿性的赔偿金为基数，规定不得超过补偿性赔偿金的若干倍。如佛罗里达州规定，原告如提出明确的证据以证明惩罚性赔偿金额不会过高，则最高金额可以达到填补性赔偿金额的三倍。二是直接规定具体的最高数额。如弗吉尼亚州规定，惩罚性赔偿金不得超过 35 万美元。三是既规定不得超过惩罚性赔偿金的最高数额，也规定以补偿性的赔偿金为基数不得超过补偿性赔偿金的若干倍。例如，德州规定不得超过 2 倍财产上的损害额或 25 万美元，加上低于 75 万美元的非财产上的损害赔偿。[5] 而我国《食品安全法》中所规定的惩罚性赔偿多因其惩罚力度不大、威慑力不足而备受诟病，很少有人提及对其赔偿额度进行限制的问题。但笔者认为惩罚性赔偿作为一枚利器具有其双面性，尤其是当前我们对惩罚性赔偿的适用尚处于探索阶段，加之法官素质参差不齐，随着惩罚性赔偿在我国食品安全领域的广泛适用和逐步完善，对其赔偿额度进行必要的限制也是保证司法公正、公平所势在必行的，而具体的限制方式可以采用最高赔偿限额的方式，也可以以实际损失作为确定最高赔偿额的基础。

《食品安全法》中的惩罚性赔偿条款仅仅是食品安全系统工程中的一个很细微的环节，单纯依靠惩罚性赔偿条款的适用是不可能从根本上改善我国当前所面临的严峻的食品安全形势的，只有食品监管部门真正建立起严格的食品安全检测制度、及时的食品安全预警机制、先进的食品追溯管理模式以及严厉的食品召回制度等环环相扣、执行到位的食品监管机制，惩罚性赔偿条款才能真正发挥其威慑力，才能最终唤醒食品企业的道德良知，才能促使其自觉承担保障食品安全的社会责任，才能真正为广大消费者构筑食品安全的不溃之堤。

参考文献

[1] 李响. 我国食品安全法"十倍赔偿"规定之批判与完善[J]. 法商研究, 2009(6)

[2] 蒋馨仪. 论惩罚性赔偿在竞争法中的适用[J]. 云南大学学报法学版, 2009(5)

[3] 徐楠轩，连洁. 食品安全法中惩罚性赔偿的适用[J]. 行政与法，2009(8)

[4] 李响. 美国产品责任法精义[M]. 长沙：湖南人民出版社，2009

[5] 王利明. 美国惩罚性赔偿制度研究[J]. 比较法研究，2003(5)

第六篇

食品安全法治实践

我国保健食品安全监管法制的现状问题与对策

王吉林

保健食品作为健康产业的重要组成部分，近几年得到了较快的发展，在未来保健食品产业将会有更大的发展。保健食品质量安全关系到人民群众身体健康和生命安全。当前，保健食品质量安全监管任务十分艰巨，国务院办公厅《关于印发 2012 年食品安全重点工作安排的通知》（国办发[2012]16 号文件）提出要继续深化乳制品、食用油、肉类、酒类、食品添加剂、保健食品综合治理，重点加强专项执法，加大食品安全风险监测、监督抽查力度，严厉查处违法违规行为。要求进一步做好保健食品综合治理工作，规范生产行为，解决突出问题，2012 年 5 月国家食品药品监督管理局发布了《关于突出重点集中开展保健食品生产企业监督检查的通知》，定于 2012 年 5 月下旬至 9 月下旬，在全国范围内突出重点集中开展生产企业监督检查工作。因此对食品安全法实施以来保健食品安全监管的法律依据进行梳理，发现其中的问题，进行有针对性的改进，对于加强和完善保健食品安全监管具有重要的实践意义。

一、食品安全法实施后我国保健食品安全监管的法律依据

1995 年《中华人民共和国食品卫生法》首次确立了保健食品的法律地位，并规定卫生部为保健食品的监管部门。2003 年卫生部原承担的保健食品审批职责划转国家食品药品监督管理局，国家食品药品监督管理局于 2003 年 10 月 10 日起开展保健食品申报受理审批工作，形成了保健食品注册与保健食品日常监管分属两个部门的监管体制。《中华人民共和国食品安全法》（以下简

称《食品安全法》）第五十一条规定，国家对声称具有特定保健功能的食品实行严格监管。有关监督管理部门应当依法履职，承担责任。具体管理办法由国务院规定。《中华人民共和国食品安全法实施条例》（以下简称《食品安全法实施条例》）第六十三条规定，食品药品监督管理部门对声称具有特定保健功能的食品实行严格监管，具体办法由国务院另行制定。这就明确了我国保健食品的监管机构为食品药品监督管理部门，在监管体制上改变了保健食品注册与保健食品监管二元体制。但由于国务院至今仍未出台新的保健食品管理办法，因此在对保健食品监管的法律依据方面，就处于新法与旧法交替的状态，这会给保健食品的监管带来一定的影响。因此有必要进行梳理，明确监管的依据。

（一）食品安全法实施后继续有效的有关保健食品的法规、规章及规范性文件

（1）《保健食品管理办法》的效力。卫生部于 1996 年制定的《保健食品管理办法》在立法层次上属于行政规章，而《食品安全法》规定保健食品的管理办法由国务院规定，这就提升了保健食品监管的立法层次，由行政规章提升为行政法规，但目前新的《保健食品监督管理条例》尚未颁布，这就涉及到《保健食品管理办法》能否继续作为保健食品监管的法律依据。对此，人们的认识并不统一。有的认为，《保健食品管理办法》是依据《食品卫生法》制定的，而《食品卫生法》已经失效，故《保健食品管理办法》也因此而失去效力。有的认为《保健食品管理办法》应继续有效。对此国家食品药品监督管理局食药监办许函[2009]266 号《关于保健食品监管法律依据的意见》认为，在《保健食品监督管理条例》出台实施之前，保健食品的监管应当按照《食品安全法》进行，原有的保健食品监管依据与《食品安全法》不抵触的，可以继续适用。根据卫生部 2011 年第 5 号《卫生部关于公布现行有效部门规章目录的公告》，截至 2010 年 12 月，《保健食品管理办法》仍然有效。据此，笔者认为在《保健食品监督管理条例》出台实施之前《保健食品管理办法》仍然是目前保健食品监督管理的法律依据，但在适用时与《食品安全法》及《食品安全法实施条例》相抵触的部分不得适用。

（2）卫生部制定的继续有效的部门规章与规范性文件。根据卫生部 2011

年第 5 号《卫生部关于公布现行有效部门规章目录》的公告，截至 2010 年
12 月，仍然有效的有关保健食品的部门规章与规范性文件有：《保健食品标
识规定》、《新资源食品管理办法》、《食品添加剂新品种管理办法》、《保健食
品评审技术规程》、《保健食品检验与评价技术规范》、《卫生部保健食品申报
与受理规定》、《卫生部健康相关产品审批工作程序》、《卫生部关于规范保健
食品技术转让问题的通知》、《卫生部关于进一步规范保健食品原料管理的通
知》等。

（3）国家食品药品监督管理局制定的目前仍有效的部门规章与规范性文
件。2005 年 4 月 30 日公布，自 2005 年 7 月 1 日起施行的《保健食品注册管
理办法（试行）》。2005 年 5 月 27 日发布《关于实施〈保健食品注册管理办
法（试行）〉有关问题的通知》、《保健食品广告审查暂行规定》、《关于做好保
健食品广告审查工作的通知》、《保健食品样品试制和试验现场核查规定（试
行）》（国食药监注[2005]261 号）、《药品、医疗器械、保健食品广告发布企业
信用管理办法》（国食药监市[2007]625 号）等。

（二）食品安全法实施后新修订、制定的有关保健食品的规
章及规范性文件

（1）关于保健食品审评与审批。《关于保健食品再注册工作有关问题的
通知》（国食药监许[2010]300 号）、《关于保健食品再注册申请等有关问题的
通知》（食药监办许函[2011]65 号）、《国家食品药品监督管理局关于进一步加
强保健食品注册管理工作的通知》（2012 年 4 月 25 日）、国家食品药品监督
管理局《关于明确保健食品再注册工作有关问题的通知》（2012 年 5 月 4 日）、
《保健食品命名规定》（2012 年 3 月 15 日）、《保健食品命名指南》（2012 年 3
月 15 日）、《保健食品再注册技术审评要点》（国食药监许[2010]390 号）、《关
于进一步加强保健食品人体试食试验有关工作的通知》（食药监许函
[2009]131 号）、《保健食品技术审评要点》（2011 年 5 月 18 日）、《关于实施
保健食品命名规定和命名指南有关问题的通知》（国食药监保化[2012]82
号）、《关于以红曲等为原料保健食品产品申报与审评有关事项的通知》（国
食药监许[2010]2 号）、《保健食品注册检验复核检验管理办法》和《保健食品
注册检验复核检验规范》（国食药监许[2011]173 号，2011 年 4 月 11 日）、《关

于印发保健食品注册申报资料项目要求补充规定的通知（国食药监许[2011]24号）》等。

（2）关于保健食品生产经营许可事项主要有：《关于加强保健食品生产经营日常监管的通知（食药监办许[2010]34号）》《关于加快推进保健食品化妆品检验检测体系建设的指导意见》《保健食品产品技术要求规范（国食药监许[2010]423号）》《保健食品生产企业日常监督现场检查工作指南》和《保健食品经营企业日常监督现场检查工作指南》（食药监办许[2010]88号）、《关于加强保健食品原料监督管理有关事宜的通知》（国食药监许[2011]123号）、《关于加强监督检查严厉打击保健食品违法违规声称有关功能的通知》（食药监办[2011]178号）、《关于贯彻落实国务院食品安全委员会办公室〈关于进一步加强保健食品质量安全监管工作的通知〉的通知》（国食药监办[2011]492号）、《关于开展保健食品、化妆品生产企业违法添加等专项检查的通知》（食药监办许[2010]52号）。

（3）关于保健食品标准。《关于更改核酸类保健食品不适宜人群的通知》（国食药监注[2007]674号）、《关于印发抗氧化功能评价方法等9个保健功能评价方法的通知》（国食药监保化[2012]107号）。

（4）关于保健食品审评与审批机制方面。《保健食品审评专家管理办法》（国食药监许[2010]282号）、《关于完善保健食品审评审批机制的意见》（国食药监许[2011]93号），《保健食品注册检验机构遴选管理办法》和《保健食品注册检验机构遴选规范》（国食药监许[2011]174号）、《保健食品安全专家委员会章程》（国食药监保化[2011]490号）。

（5）保健食品化妆品安全风险控制体系。《关于加快推进保健食品化妆品安全风险控制体系建设的指导意见》（国食药监许[2011]132号）。

二、目前保健食品生产经营中存在的突出违法行为

（一）在保健食品中违法添加化学药物成分

保健食品的生产者违反保健食品管理的相关规定，在保健食品中违法添加化学药物成分是当前保健食品市场突出的问题之一。根据国食药监稽[2011]223号《关于严厉打击保健食品化妆品非法添加行为的通知》以及食药

监办保化[2012]33 号《关于发布保健食品中可能非法添加的物质名单（第一批）的通知》，保健食品中可能非法添加的物质名单（第一批）如表 1 所示：

表 1　保健食品中易非法添加的物质、组分及检测依据（第一批）

序号	保健功能	可能非法添加物质名称	检测依据
1	声称减肥功能产品	西布曲明、麻黄碱、芬氟拉明	国家食品药品监督管理局药品检验补充检验方法和检验项目批准件 2006004
2	声称辅助降血糖（调节血糖）功能产品	甲苯磺丁脲、格列苯脲、格列齐特、格列吡嗪、格列喹酮、格列美脲、马来酸罗格列酮、瑞格列奈、盐酸吡格列酮、盐酸二甲双胍、盐酸苯乙双胍	国家食品药品监督管理局药品检验补充检验方法和检验项目批准件 2009029
3	声称缓解体力疲劳（抗疲劳）功能产品	那红地那非、红地那非、伐地那非、羟基豪莫西地那非、西地那非、豪莫西地那非、氨基他打拉非、他达拉非、硫代艾地那非、伪伐地那非和那莫西地那非等 PDE5 型（磷酸二酯酶 5 型）抑制剂	国家食品药品监督管理局药品检验补充检验方法和检验项目批准件 2008016，2009030
4	声称增强免疫力（调节免疫）功能产品	那红地那非、红地那非、伐地那非、羟基豪莫西地那非、西地那非、豪莫西地那非、氨基他打拉非、他达拉非、硫代艾地那非、伪伐地那非和那莫西地那非等 PDE5 型（磷酸二酯酶 5 型）抑制剂	国家食品药品监督管理局药品检验补充检验方法和检验项目批准件 2008016，2009030
5	声称改善睡眠功能产品	地西泮、硝西泮、氯硝西泮、氯氮卓、奥沙西泮、马来酸咪哒唑仑、劳拉西泮、艾司唑仑、阿普唑仑、三唑仑、巴比妥、苯巴比妥、异戊巴比妥、司可巴比妥、氯美扎酮	国家食品药品监督管理局药品检验补充检验方法和检验项目批准件 2009024
6	声称辅助降血压（调节血脂）功能产品	阿替洛尔、盐酸可乐定、氢氯噻嗪、卡托普利、哌唑嗪、利血平、硝苯地平	国家食品药品监督管理局药品检验补充检验方法和检验项目批准件 2009032

（二）保健食品违法广告问题突出

2007 年 7 月 20 日国家食品药品监督管理局通报了全国今年查处的违法保健食品广告情况。截至 2007 年月 20 日，各地食品药品监督管理部门查处违法保健食品广告共 13776 次。2011 年全国各级食品药品监管系统检查抽验保健食品 15627 种次，发现并移送有关部门查处违法保健食品广告 17375 个。2012 年 1～3 月，各地食品药品监督管理部门查处违法保健食品广告共 13776 次。2011 年各省（区、市）食品药品监督管理部门以发布违法广告公告等方式，通报并移送同级工商行政管理部门查处的违法保健食品广告 6551 次。各地食品药品监督管理部门查处违法保健食品广告其违法性突出表现在以下方面：①保健食品功能的宣传超出了食品药品监督管理部门批准的保健功能范围；②以保健食品冒充药品进行宣传，"增强免疫力"、"辅助抑制肿瘤"等含有灵芝孢子粉成分的保健食品，通常被宣传成为可以治疗、治愈各种恶性肿瘤疾病；③广告宣传不规范，含有不科学地表示功效的断言和保证；④利用医药科研单位、医疗机构或者专家、医生、患者形象和名义作证明，严重欺骗和误导消费者。

（三）假冒保健食品问题突出

2009 年 6 月 26 日国家食品药品监督管理局要求各地查处假冒保健食品"减肥果"，这些声称"减肥果"的保健食品没有经过国家有关部门批准，属于假冒产品。

2011 年 12 月 23 日国家食品药品监督管理局曝光"健力邦裕丰胶囊"等 8 种假冒保健食品。2012 年 2 月 7 日，国家食品药品监督管理局曝光"7 色瘦"等 21 种假冒保健食品，并检出化学药物成分。2012 年 3 月 30 日，国家食药监局关于查处康爱斯螺旋藻片等假冒保健食品的通知，要求查处标示为"澳奈斯绿色经典牌螺旋藻片"、"鸿洋神螺旋藻"、"康爱斯牌螺旋藻片"、"安利鱼油胶丸"、"睿得利鱼油胶丸"、"欧丽莱罗麦牌鱼油软胶囊"的产品为假冒保健食品。2012 年 4 月 11 日国家食品药品监督管理局要求查处"富来森牌糖舒宁胶囊"等 11 种假冒保健食品。2012 年 5 月 11 日国家食品药品监督管理局要求查处"帝泽牌健怡胶囊"等 22 种假冒保健食品。

这些假冒保健食品有的没有经过国家有关部门批准；有的使用树胶假冒

蜂胶原料生产保健食品；有的假冒保健食品批准文号和保健食品标志；有的产品以食品批准文号、生产许可证号、消杀产品批准文号等假冒保健食品。

（三）保健食品标签标识很不规范

有学者随机抽查市场销售的保健食品 127 种，将其外包装、说明书与索取的产品批件和卫生部、国家食品药品监督管理局网站数据库资料进行比对，结果调查的 127 种保健食品中外包装和说明书不合格率为 60.6%（77/127）。存在的主要问题是产品名称标识不规范、生产企业名称标注混乱、保健功能标注超出规定范围、主要原料与批准内容不符、采用组合包装销售的产品未经批准。[1]

三、目前保健食品安全监管立法与执法中的问题

（一）保健食品违法添加药物案件的处罚

1. 保健食品生产者的处罚

保健食品生产者在生产中违法添加药物，应当依据《食品安全法》第八十六条"（四）食品生产经营者在食品中添加药品"的规定进行处罚。

2. 对保健食品经营者的处罚

保健食品违法添加药物的案件，对销售者如何处罚则面临着法律适用的困惑。实践中有的执法机构是以保健食品经营者的行为违反了《食品安全法》第二十八条第一款第（四）项、第五十条的规定，依据《中华人民共和国食品安全法》第八十五条第一款第（四）项的规定，给予处罚。魏莹[2] 认为这种处罚属于适用法律错误。《食品安全法》对于参假参杂的食品与保健食品违法添加药物是作为两种独立的禁止生产经营的食品分别加以规定的，因此违法添加药物的保健食品并不属于掺假掺杂的食品，其违反的是《食品安全法》第五十条的规定，应当依据《食品安全法》第八十六条第一款第（四）项的规定，给予处罚。食品药品监督管理部门在作出处罚时无需证明经营者实施了添加药物的行为，因为违法添加药物的保健食品属于禁止生产销售的食品，主要经营者销售了违法添加药物的保健食品即应承担相应的法律责任。在销售者无过错的情况下，其可以依据与生产者的合同追究生产者的违约责任。

（二）生产假冒保健食品案件的处罚

对于生产假冒保健食品案件如何处罚，有的食品药品监督管理部门的同志认为由所在地保健食品监管部门依据《食品安全法》第五十一条、《食品安全法实施条例》第六十三条第三款、《国务院关于加强食品等产品安全监督管理的特别规定》第二条第二款、第三条第二款和《保健食品管理办法》第十四条的规定对某保健食品生产企业进行处罚。舒波[3] 对此持不同意见。根据《食品安全法》第二十九条："国家对食品生产经营实行许可制度。从事食品生产、食品流通、餐饮服务，应当依法取得食品生产许可、食品流通许可、餐饮服务许可"的规定，以及《保健食品管理办法》第五条"凡声称具有保健功能的食品必须经卫生部审查确认。研制者应向所在地的省级卫生行政部门提出申请，经初审同意后，报卫生部审批"的规定，第十四条"在生产保健食品前，食品生产企业必须向所在地的省级卫生行政部门提出申请，经省级卫生行政部门审查同意并在申请者的卫生许可证上加注"××保健食品"的许可项目后方可进行生产"的规定，生产保健食品必须取得《保健食品批准证书》与《保健食品卫生许可证》，未取得此两证进行保健食品生产的行为违反了《食品安全法》第二十九条的规定，属于未经许可从事食品生产经营活动，对此种违法行为的处罚，《食品安全法》第八十四条做了明确规定，因此对于未取得《保健食品批准证书》与《保健食品卫生许可证》而生产保健食品的行为，应依据《食品安全法》第二十九条、第八十四条、《保健食品管理办法》第五条、第十四条对生产者进行处罚。

四、完善保健食品监管的对策建议

（一）完善保健食品安全监管的法律依据

进一步完善保健食品安全监管的法规体系，目前最重要的是尽快出台《保健食品监督管理条例》，并及时组织制定、修订与《保健食品监督管理条例》相配套的规章和规范性文件，如《保健食品注册管理办法》、《保健食品说明书标签管理规定》、《保健食品检验与评价技术规范》、《保健食品功能范围调整方案》、《保健食品召回管理办法》等规章和规范性文件。

（二）完善保健食品标准体系，健全保健食品监管的技术法规

保健食品标准是进行保健食品监管的技术法规，目前应从以下两方面加以完善：第一，对现有的保健食品标准及时进行修订。现行的保健食品标准大部分是在《食品安全法》实施之前制定的，需根据科技和社会发展及时进行修订。如 1997 年由原国家技术监督局颁布的《保健（功能）食品通用标准》（GB 16740-1997）是保健食品审评审批的执行标准。标准规定：以藻类为原料的固体饮料和胶囊产品铅指标限量为 2.0mg/kg。该标准未明确以藻类为原料片剂产品的铅指标限量，这造成 2012 年 4 月社会对国家食品药品监督管理局对以螺旋藻为原料的保健食品监督检查结果的质疑，为此，国家食品药品监督管理局还专门发布了关于螺旋藻保健食品有关问题的回应。此外，国家食品药品监督管理局还以规范性文件的形式对有些保健食品的标准进行了修订，如 2007 年 11 月 19 日《国家食品药品监督管理局更改核酸类保健食品不适宜人群的通知》，《关于含辅酶 Q10 保健食品产品注册申报与审评有关规定的通知》（国食药监许[2009]566 号）、《关于以红曲等为原料保健食品产品申报与审评有关事项的通知》（国食药监许[2010]2 号）、《关于含大豆异黄酮保健食品产品注册申报与审评有关规定的通知》、《关于含邻苯二甲酸酯类保健食品有关辅料替代事宜的通知》（国食药监保化[2011]337 号）等，应当整合这些规定，修订《保健食品通用标准》。第二，应制定完善目前尚欠缺的保健食品安全标准。如保健食品的原料、辅料、包装材料、检验规范和方法等保健食品的食品安全国家标准等。

（三）探索保健食品监管的分类管理，建立"审批制"和"备案制"相结合的产品管理方式

食品法典委员会在《营养声称使用指南》及附录IV《营养与健康声称使用指南草案》中，将健康声称分为营养成分功能声称、强化功能声称、降低疾病危险性声称 3 类。[4] 而根据我国《保健食品管理办法》第二条的规定，保健食品系指表明具有特定保健功能的食品，即适宜于特定人群食用，具有调节机体功能，不以治疗疾病为目的的食品。根据《食品安全法》及《食品安全法实施条例》的规定，《保健食品监督管理条例》（送审稿）则将保健食

品定义为是指声称并经依法批准具有特定保健功能的食品。保健食品应当适宜于特定人群食用，具有调节机体功能，不以治疗疾病为目的，并且对人体不产生急性、亚急性或者慢性危害。由此可见，我国立法并未对保健食品的功能声称的类型做出明确界定，但根据目前我国可以申请的保健食品的功能范围，我国保健食品的功能声称涵盖了食品法典委员会关于健康声称的三种类型。对这三种类型目前均实行审评审批制，对此有学者主张借鉴日本对特定保健作用食品实行许可管理，对营养机能食品实行备案管理的立法经验，对我国的保健食品在坚持科学分级的基础上，可以根据不同种类保健食品风险高低进行"分类管理"。一是大部分营养素补充剂类保健食品可以从"审批制"改为"备案制"。二是某些风险比较低，安全性比较高、易于制定通用技术要求的单一配方的保健食品也可以通过制定相应技术标准逐步实行备案管理。[5]对此笔者认为随着保健食品市场的发展和成熟，以及保健食品安全技术支撑体系和保健食品安全监管标准体系的健全，对保健食品的分类监管应当是保健食品安全监管体制改革的方向。但保健食品的分类监管必须建立在确保消费者消费安全的基础上。因此对保健食品的分类监管应分步进行，目前应首先探索对依法经国家食品药品监督管理部门安全性审查的营养素补充剂实行备案管理。

（四）建立健全保健食品监管的长效机制

有许多人认为目前我国食品安全监管体制机制的弊端之一是"重审批，轻监管"，对此笔者不敢苟同。应当说，食品安全监管部门非常重视食品安全的日常监管，但这种监管更多的体现为对食品生产的抽查，而抽查的频次不够就会造成轻监管的印象。因此食品安全监管应建立长效机制，而长效机制的建立应是一个系统工程，要建立监管机构、生产经营者、社会监督、舆论监督的途径与机制，形成监管的合力。监管机构的监管重点应是使对食品生产经营者的检查常态化，对生产经营者重点是完善生产者是第一责任人的制度，要健全社会监督机制，建立健全保健食品安全有奖举报制度，畅通举报、投诉渠道，鼓励生产经营单位内部人员举报。要积极支持媒体舆论监督，对媒体披露的问题要一查到底，公开查处案件，公开查处结果。

参考文献

[1] 陈达松，王丹．127 种保健食品包装标识的调查分析[J].中国药事，2010, 24(7)

[2] 魏莹，《中华人民共和国食品安全法》实施后违法添加西药的保健食品案该如何处罚，首都医药，2010(1)

[3] 舒波，生产假冒保健食品案件处理法律条款适用评析，中国食品药品监管，2010(7)

[4] 付婷，杨月欣．食品健康声称的现状与展望[J]．中国食品卫生杂志，2009, 21(1)

[5] 张晋京，郭海峰．国内外保健食品法规和监管制度比较研究[J]．上海食品药品监管情报研究，2011(8)

网购食品安全的制度设计构想

杨新莹

电子商务发展至今，网络购物已经成为一种时尚，网购的范围也在扩大，小到纽扣，大到汽车，互联网上只有想不到的商品，没有买不到的商品。但有一类商品却让多数网购买家望而却步，那就是食品。消费者花费大量金钱和精力购买完食品后，食品安全往往无法保障，当发现所购食品问题想要维权时，却会遇到种种不堪，甚至投诉无门。

一、 网购食品概述

（一）网购食品的含义

网购食品是指通过网络交易平台购买的食品。具体说来，是指发生在互联网中企业和消费者之间（Business to Consumer，简称 B2C，主要以当当网为例），个人之间（Consumer to Consumer，简称 C2C，主要以淘宝网为例），通过网络通信手段缔结食品和服务交易的方式。[1]

（二）网购食品的特征

第一，网上销售和购买散装食品较多。自制芝麻酱、蜂蜜、自制蛋糕、巧克力、腊肉、散装牛肉干、葡萄干等各地的自制土特产在网上比较热销。网上的散装食品种类繁多，没有包装，缺乏基本的安全卫生保障，消费者食用后可能对身体健康造成不良影响。媒体曾经报道过某消费者网上购买小核桃，其塑料包装袋上除了标注"临安特产"、"小核桃"等字样外，生产厂家、生产日期、保质期等全无踪迹。[2]自称"张家界特产自制土家腊肉"、"烟熏腊肉"、"特色米糠熏香黄（肉）"等食品，尽管网上图片精美，勾人食欲，但是卫生许可证号、配料表、食品添加剂栏目都是空白，联系方式仅为手机和QQ。[3]这些都是典型的无标签的预包装食品。

第二，网上销售和购买进口食品较多。在淘宝网搜索框输入"进口食品"关键词，显示"找到相关宝贝 57067 件"。有关报道显示，淘宝网上 175 克标价 6 元的"进口食品回味无穷的泰国 SCALA 咖啡糖"无法分辨是否从泰国进口；"韩国乐天高纯度黑巧克力"没有《食品安全法》明文规定应当具备的中文标签、中文说明书等项。[3]

第三，网上销售食品一般采取"看图购买"的方式，消费者一般通过图片决定是否购买。这样，就容易导致买卖双方的交易信息不对称。几张图片就构成了对食品细节的描述，一些网络食品经营者为了让食品看上去新鲜可爱，运用了单反相机和一系列图片处理软件，对食品的图片进行了极夸张的处理，与食品真实情况严重脱钩。

第四，出现纠纷维权相对困难。网络是一把双刃剑。数据交换的迅速便捷为网上购物带来了方便，但同时也给纠纷解决带来了困难。网上交易的虚拟性、跨地域性、多方参与等因素使得出现纠纷后司法管辖权的确定、违约或侵权主体的认定和送达都较一般传统买卖行为复杂得多。由于网购通常是异地购物，工商管理部门不可能根据一个 IP 地址展开调查，只能根据属地监管原则，建议消费者自行举证，通过互联网、传真、短信等多种方式，联系卖家所在地工商部门进行维权。[4]这对消费者来说意味着极大的不便和时间金钱等巨大的成本耗费。《电子签名法》的实施并没有达到立法预期，没能真正应用、普及到日常的网络交易中，网络购物纠纷的解决依赖电子证据。电子证据获取的代价较大且易灭失。按照现在实务惯例，为满足实践中一些法官的判案标准，当事人对电子证据要进行公证，但公证收费很高，大大超出普通网民的承受能力。如北京地区的公证处通常是每项网络公证收取 1000元[5]，一般网民购买食品都是小额行为，如此高的公证费用网民显然难以承受。

二、《食品安全法》与网购食品

（一）网购食品存在的安全隐患

无论《食品安全法》还是《食品卫生法》，在对网络购物中食品安全立法方面的保护都存在空缺。花费大量金钱和精力的消费者购买完食品后，食品安全往往无法保障，存在一定隐患。

《食品安全法》第六十六条明确规定："进口的预包装食品应当有中文标签、中文说明书。标签、说明书应当载明食品的原产地以及境内代理商的名称、地址、联系方式。预包装食品没有中文标签、中文说明书或者标签，说明书不符合本条规定的，不得进口。"而网络上商家销售的进口食品多为商家自行从国外带回或走私得来，极少是通过正规进出口途径进口入关的，所以大多并没有中文标签、中文说明书以及代理商名称等。如在一家标称越南糖果的网店，卖家将包装正反两面的照片发布出来，又详细地介绍了糖果的口感、配料等，但是包装上却没有任何中文标识。当媒体询问该食品为何没有中文标签时，卖家称这些糖果是自己出国带回来的，所以没有中文标签。[6]

《食品安全法》还规定，进口食品应当经出入境检验检疫机构检验合格。这是保证进口食品达标的重要制度。网络经营者少了这一道保证，缺乏检验检疫的食品给消费者的健康带来了威胁。有专家称，超市里销售的进口食品都是经过正规渠道，包装上都有合格的中文标签及进口的食品卫生许可证。没有中文标签的进口食品肯定是没有经过检验的，有可能是逃、漏检的商品也有可能是走私产品。还有一种可能就是这些食品是由国内一些小企业生产的假冒进口食品，无论哪种情况对消费者的健康都是没有保障的。[6]

《食品安全法》对于食品的包装有着比较详细的规定："销售散装食品的，应当在散装食品的容器、外包装上表明食品的名称"；要求"直接入口的食品应当有小包装或者使用无毒、清洁的材料、餐具"；"预包装食品的包装上应当有标签"等。此外，《食品安全法》还对食品的标签做了详尽的规定。国家禁止经营的食品中有一项就是无标签的预包装食品。也就是说网上卖得最火的没有预包装的土特产食品是不应该进入流通领域的，消费者需要明确知晓它是没有质量安全保证的。而且，缺乏预包装的产品的保质期往往无法查明。

中粮集团"我买网"相关人员表示，很多食品价格便宜有时候甚至是半价销售，但很多都是快到期的食品。事实上，越接近保质期食品的品质越不稳定。[6]

　　网络销售食品的行为还存在严重的监管真空。2009 年 3 月，江苏省食品药品监督管理局食品安全协调处处长周达志介绍说，在网络上销售的食品，其进货、储存、销售渠道，食品药品监督管理局和工商部门暂时无法有效地进行全面监管。中国农业大学食品学院营养与食品安全系主任何计国则认为在网络上销售的进口食品，其进货、储存、销售渠道还存在一些监管真空，而食品又是整个网络购物监管的薄弱地带。[7]

（二）网购食品应纳入《食品安全法》规制范畴

　　《食品安全法》并没有直接对网购食品的食品安全问题作出规定，从这点看，这不能不说是《食品安全法》立法的一个空白之处。不过，《食品安全法》第三条规定：食品生产经营者应当依照法律、法规和食品安全标准从事生产经营活动，对社会和公众负责，保证食品安全，接受社会监督，承担社会责任。由此可见，《食品安全法》适用对象是"食品生产经营者"。通过网络销售食品同样属于食品的经营。《食品安全法》第二条规定：供食用的源于农业的初级产品（以下称食用农产品）的质量安全管理，遵守《中华人民共和国农产品质量安全法》的规定。因此网购食品特别是网购非农业的初级产品（如现采摘水果）、经加工的食品的行为是可以受到《食品安全法》保护的。

三、在《食品安全法》视野下，保障网购食品安全制度设计分析

（一）加强公众参与

　　《食品安全法》第十条规定，任何组织或者个人有权举报食品生产经营中违反本法的行为，有权向有关部门了解食品安全信息。网络食品销售由于其虚拟性，容易存在一些监管的漏洞，因此加强公众对网购食品行为的参与和意见反馈尤为重要。目前做得比较成熟的是淘宝的信用评价制度和淘江湖分享制度，淘宝的评价制度值得其他网络商家借鉴。

（二）应加强网络平台提供方和有关机构的双重监管以及网上食品销售者的行业自律

《食品安全法》第十八条、第二十条，对食品安全的标准作了明确的规定。针对网络食品的销售，有关部门应强制要求店家在网页商品页显著位置公布所售食品的安全标准。该法第三十九条规定了食品经营者采购食品，应当查验供货者的许可证和食品合格的证明文件。第四十条以及四十一条规定了食品经营者应当按照保证食品安全的要求贮存食品，贮存散装食品，应当在贮存位置标明食品的名称、生产日期、保质期、生产者名称及联系方式等内容。因此应对网络食品销售商提供食品合格证明文件和合理贮藏证明做强制性规定。

对于上述安全标准、许可证和贮藏证明的提供，监管主体按照销售模式的不同应该有所区别。在上述B2C销售模式下（如当当网、红孩子网等），因为这种模式网站就是商家，由商家直接向消费者销售食品，所以应该由网站所在地的工商、卫生等相关部门履行监督职责。在C2C销售模式下（如淘宝网），这种模式是由网站搭建一个信息平台，不直接销售食品，卖家和买家都是该网站的用户，因此网站可以行使初步的监督职责，对相关标准、文件和证明的提供进行审核和监督。有关相关标准、文件和证明的提供可以采取实名制文件上传的方式，也可以采取上传文件照片的方式。此外，目前已有个别一线大城市把网购纳入工商执法范围，与电信部门合作，从网店的载体入手，采取谁经销谁负责的原则，从源头上进行管理，这种方法值得推广。[4]

从网络平台监管和行业自律角度看，国内已有网站对网购食品安全作出尝试。比如，专业食品网站"我买网"，其网上销售的所有食品均保证符合国家的食品质量安全市场准入制度，都有 QS 认证，并严格遵守食品的进出库原则，这迈出了网购食品安全行业自律的第一步。淘宝网随后也开始全面启动食品类卖家的"索证准入"工作，这些对于规范食品网购市场，有着非常重大的意义。[8]

（三）杜绝购买和销售《食品安全法》明令禁止销售的食品

《食品安全法》第二十八条规定，禁止生产经营被包装材料、容器、运输工具等污染的食品；超过保质期的食品；国家为防病等特殊需要明令禁止生产经营的食品等。

而网上食品销售的现状是，消费者拿到食品前，食品是否经过包装材料、容器、运输工具等污染不得而知，甚至连食品运输所用的包装为食品运输专用包装都不能保证；食品的保质期无法显示。国家至今没有解除不得从日本进口牛肉及相关制品的禁令，但在淘宝网上输入"日本牛肉"，依然可"找到相关宝贝 3553 件"。有关人士分析，不排除非法走私的可能，此类逃避正常检验检疫的进口食品，给食用者带来了健康隐患。

以上《食品安全法》明令禁止销售的产品，应该坚决杜绝在网上销售。具体监管办法可以参照对于安全标准、许可证和贮藏证明的提供的监管办法监管，配合以消费者举报制度。

（四）完善强制包装制度

《食品安全法》对网上销售食品包装作了明确规定，且规定预包装食品的包装上应当有标签。标签应当标明下列事项：名称、规格、净含量、生产日期；成分或者配料表；生产者的名称、地址、联系方式；保质期；产品标准代号；贮存条件；所使用的食品添加剂在国家标准中的通用名称；生产许可证编号；法律、法规或者食品安全标准规定必须标明的其他事项等。

笔者认为，针对这一规定，网上销售食品可以推行强制包装制度。以 C2C 网站为例，淘宝网可以推出几款不同类型食品的包装范本，强制规定交易平台上的商家都参照此范本强制包装。B2C 网站可以推出自己的个性化独有包装，目前凡客诚品网对服装的包装模式就做了规范。当然上述包装范本或者个性化包装必须严格符合《食品安全法》对食品包装的规定。

（五）完善网络食品销售许可证制度

《食品安全法》第二十九条规定，国家对食品生产经营实行许可制度。从事食品生产、食品流通、餐饮服务，应当依法取得食品生产许可、食品流通许可、餐饮服务许可。

有报道称针对食品网购市场的现状，相关部门正在加紧实施监管措施计划设立网售食品准入政策。因为目前 C2C 网站大多数采取的是网上开店"零门槛"的政策，只要卖家申请网站账号、支付宝、身份证实名认证，账号绑定支付宝等信息就可以开店。网站只能起到"市场管理者"的作用。对于食品卖家的身体健康状况、产品质量、产品储藏、产品运输、售后服务等方面没有能力全面监管。因此网购食品"准入门槛"更能有力保障消费者的利益。[6]

（六）完善网络食品经营者实名制体检制度

《食品安全法》规定，食品生产经营者应当建立并执行从业人员健康管理制度。患有痢疾、伤寒、病毒性肝炎等消化道传染病的人员，以及患有活动性肺结核、化脓性或者渗出性皮肤病等有碍食品安全疾病的人员，不得从事接触直接入口食品的工作。食品生产经营人员每年应当进行健康检查，取得健康证明后方可参加工作。

网络销售食品虽然采取的是虚拟的销售方式，但是其从业人员的健康一样不能忽视。笔者认为，可以对网络食品经营者实行实名制体检制度。具体到以淘宝网为例的 C2C 网站，可以由提供网络平台的淘宝网强行要求提供网上店家的相关体检证明，该证明要与当初的实名制认证姓名相符。对于以当当网为例的 B2C 网站，可以由网站对其员工进行详细体检，确保其身体状况适合从事食品销售。

（七）保证金预缴制度

《食品安全法》第八十五条、八十六条规定了对于违法食品生产经营者罚款的数额。第九十六条规定了"十倍的赔偿金"制度。基于网络销售的特殊性，笔者认为可以对网络食品经营者在开业审核初期让其缴纳一笔赔偿保证金。对于 C2C 商家，淘宝网可以给每个商家设立一个保证金账户，该账户的操作方法可以类似于支付宝第三方托管，如果发生纠纷，可以用保证金账户的资金对受害人进行赔付。目前淘宝所能解决的仅仅是发生纠纷裁定退货。但是，食品安全关系公民的生命健康，对问题食品仅仅是退货是不够的。对于 B2C 商家，这笔保证金可以由供货商提供，由网站托管，用于对受害消费者进行及时的赔付。

（八）完善物流保障制度

网购食品大都采取快递公司物流配送的方式。而食品不同于其他消费品，运送方式是否适当直接决定着食品到达消费者手中的品质。因此，保障网购食品安全，还要完善相应的物流保障制度。

快递公司是指目前国内市场上除了邮政之外的其他快递公司，他们运用自己的网络进行快递服务。市面上的国内快递公司主要有顺丰快递、宅急送快递、申通快递、韵达快递、天天快递、圆通快递、汇通快递、大田快递、巴客快递、源伟丰快递等，全国有 1000 家快递公司在开展业务。无论是上述快递公司，还是中国邮政，目前都不具备专门的食品配送的能力。笔者认为，要保证食品安全，特别是一些需要低温储藏、易腐败食品的安全，可以由相关部门选定几家快递公司，让其改进现有配送条件，审核发给其许可证，使其在现有业务基础上，具备专业的食品配送资质。这样，消费者在从网上选购食品时，为了保证食品的适宜送达，可以选择相应的有资质的配送公司。

淘宝网和华泰财产保险针对淘宝买家推出了"退货运费险"。购买了此款保险的买家如对购买商品不满意，与卖家协商退货后，买家需先行垫付运费，保险公司会在退款成功后 72 小时内，根据相同路线最低首重价格为赔付基准，将赔款直接打到买家的支付宝账户。目前该运费险仅针对支持"7 天无理由退换货"的商品。该险种的最高保险金额为 25 元，保费根据赔付金额按 5%比例收取。所以，消费者在选择网购食品的时候，可以尽量选择"7 天无理由退换货"的食品，一方面在淘宝网上销售的商品中，这样的食品相对更有保障；另一方面，这样的食品可以支持"退货运费险"，因任何原因在食品收到前发生的食品腐败、毁损的情况，都可以由保险公司赔付运费。其他 B2C 或者 C2C 网站也可以借鉴淘宝网的做法，和保险公司进行类似的合作。

由于网购食品的特殊性，消费者应充分发挥物流公司或者中国邮政提供的保价制度的优势。快递保价此项服务以自愿为原则。一般来说，每个邮件/快件保价金额最高限额为十万元人民币，保价费按申报的保价金额的 1%收取，每件最低收取 1 元人民币。保价邮件/快件如发生丢失、损毁或短少，按实际损失价值赔偿，但最高不超过相关邮件/快件的保价金额；未保价邮件如发生丢失、损毁或短少，按实际损失赔偿，最高不超过所付邮费/快递费的几倍（由中国邮政和不同的快递公司规定）；邮件/快件如发生延误，按邮政部门规定的标准予以补偿；对其他损失或间接损失，邮政部门或者快递公司不承担赔偿责任。网购消费者在购买食品时应尽量对自己所购买的食品进行保价。这样，如果收到食品的时候发现食品是在快递过程中出现问题的，可以直接按照实际损失或者之前声明的价值从快递公司获得赔偿。

参考文献

[1] 中国互联网络信息中心. 2008 年中国网络购物调查研究报告[EB/OL].
[2008-07-01].http://www.cnnic.cn/hlwfzyj/hlwxzbg/dzswbg/201206/t20120612_
27441.htm

[2] 刘俊芳. 网购食品的法律探析——以食品安全法的视角[J]. 东南大学学报（哲学社会科学版）, 2010, 12（增）

[3] 张家琳. 网上购买食品还望慎重甄别[N]. 解放日报, 2010-06-27（13）

[4] 潘从武. 宁夏网购消费者维权不容易[N]. 法制日报, 2010-03-18（6）

[5] 晓雪. 网购需要法律及时跟进[N]. 中国改革报, 2009-02-02（4）

[6] 史航. 网购食品安全吗？[J]. 中国食品, 2010（14）

[7] 甘贝贝. 网购食品背后的安全隐忧[N]. 民主与法制时报, 2009-05-25.（B04）

[8] 沈晓蕾. 加强网购食品交易监管的几点思考[J]. 中国工商管理研究, 2010（8）

群体性食品安全事件的民事纠纷
解决方式与反思

蔡　辉

伴随着我国的食品安全事件的频繁发生，群体性的食品安全事件越来越多的进入到人们的视野并引起法学界的重视。与单一、零散的食品安全事件相比，群体性食品安全事件波及范围广，影响力大，对行业甚至社会的发展和稳定波及力重。而群体性食品安全事件中的消费者一方，作为弱势群体，其与食品生产者和销售者之间的民事争议，往往不能得到妥善和有效的解决，从而在一定程度上加重了社会群体对群体性食品安全事件的不良感受，更加影响着群体性事件解决的社会效应。对现有的群体性食品安全事件的民事纠纷解决方式的梳理和反思，要着重于对未来类似事件的妥善解决。

一、群体性食品安全事件的民事纠纷解决方式

根据我国民事诉讼法的规定和我国解决群体性食品安全事件的实践，总体而言，消费者目前对于群体性食品安全事件的出现，常见的解决方式有两类：诉讼和行政救助。

诉讼的形态包括个人诉讼、共同诉讼、代表人诉讼和刑事附带民事诉讼。《民事诉讼法》第 108 条规定，民事诉讼的原告必须是与本案有直接利害关系的公民、法人和其他组织。据此，群体性食品安全事件中的受害人可以作为原告，由其本人或法定代理人向有管辖权的法院提起普通的个人诉讼。这一诉讼途径也是我国司法实践中最为常见的诉讼方案。

对于受害者在 2～10 人之间的案件而言，当事人可以选择共同诉讼，法

院可以在审查符合诉讼经济的情况下，对当事人的多个个人诉讼合并审理，从而形成共同诉讼，对案件作出统一和确定的判决。对于势单力薄的消费者而言，共同诉讼中的主张共通、证据共通等原则可以极大地克服个人诉讼中的当事人信息不对称、实力不对等的缺陷，最大限度地保护消费者的利益。

《民事诉讼法》第54、55条和《关于适用〈民事诉讼法〉若干问题的意见》第59条至64条规定了我国的代表人诉讼制度。这类诉讼的特点在于一方当事人众多，且利益具有共同性。在立法当时，这类诉讼制度的建立旨在"寻求群众性纠纷的解决思路，总结了司法实践经验，吸收借鉴了美国集团诉讼和日本的选定当事人制度的立法经验，确立了我国群体性诉讼制度，即代表人诉讼制度。"[1] 对于扩散性的群体性食品安全事件，代表人诉讼是目前我国法律允许的较为便利的解决人数众多的群体性事件的诉讼制度。

《刑事诉讼法》第77条规定了刑事附带民事诉讼制度。群体性食品安全事件的全体受害者可以在国家追诉犯罪嫌疑人的刑事责任时一并提起附带民事诉讼，从而避免单个受害者单独起诉所带来的弊端。从节省司法资源和方便受害者获得赔偿的角度看，刑事附带民事诉讼不失为一种可选的诉讼方案。

在"三鹿奶粉"事件的解决中，我国政府较为成功地运用了行政救助的方式，解决了该事件中绝大多数消费者的民事诉求。群体性侵权往往不只是民事纠纷，还涉及到行业发展、公民生命权和健康权的保障等其他问题，对社会稳定有很大影响。所以基于社会稳定和经济发展稳定的需求，在处理群体性食品纠纷事件时，行政救济的积极、主动、及时、高效显然优于诉讼解决。因此，群体性食品安全事件一旦发生，行政救济也成为我国实践中有效的纠纷解决方式之一。

二、现行纠纷解决方式的利弊分析

（一）诉讼纠纷解决的利弊

一对一的普通个人诉讼，在群体性食品安全侵权事件中存在着诉讼成本上的双重不经济：对当事人而言，个案的处理方式会消耗大量的人力、物力，尤其在小额损害赔偿请求大量存在的情况下，为数额甚小的案件支付较大数额的律师费和诉讼费，无疑是不经济的；对法院而言，司法成本太高，为大量案件的反复甚至是重复开庭、审理证据，是对司法资源的巨大浪费，是整个社会成本的不经济。另外，群体性食品安全事件中的个人诉讼，可能并不可避免地会导致法院在个案判决上的冲突和差异，从而有损司法公正和权威，甚至引起新的社会纷争和不稳定因素。当然，个人诉讼也有其优势所在，即诉讼的提起和结束较为自由，个案的审理相对共同诉讼和代表人诉讼而言较为迅速，而且社会影响会相对较为容易掌控。

共同诉讼和代表人诉讼的优势在于，能够避免个人诉讼的诉讼成本过高的缺陷。但是，从全世界范围来看，群体诉讼的运用在解决群体性食品安全事件和其他类似侵权事件中都非常谨慎。近年来各国绝大多数集团诉讼案件均以和解告终，很少产生判例。总之，集团诉讼是一种成本、不确定性和风险最高、最容易被滥用的救济途径，乃至于很多国家法律明确规定，只要有其他可替代的方式，应尽可能不采用集团诉讼。[2] 群体诉讼的缺点在于：首先，群体诉讼社会成本过高。群体性诉讼会占用大量司法资源，而且纠纷的持续和广泛的社会影响力会给社会和市场造成巨大压力，导致企业破产、工人失业、行业衰退等间接损失，从而影响社会的经济发展和社会稳定。在"三鹿奶粉"事件中，中国的乳制品行业在事件中受到的影响就可见一斑。其次，群体诉讼受害群体分散，会极大地造成诉讼不便利和拖延，不能使消费者得到及时有效的救济。由于群体性食品安全事件受害人数众多，社会影响大，加之涉及社会稳定和新闻媒体的巨大关注，法院对此类案件的处理自然异常慎重，使得此类案件的受理更加困难，审理时间相对拖延。受害者从起诉到胜诉执行，耗时过长，难以使受害者得到及时救济。再次，举证困难。对食品而言，因其量小价低，通常消费者不愿或很难长时间保留购买证据使得诉讼时很难证明自己是食品安全事件的受害人，在起诉时遭遇原告不适格的困境。加之因为食品安全问题涉及的专业性问题较多，消费者很难证明自己的损害是由特定食品造成的，或者证明自己的损害在多大程度上由被诉食品造成，从而造成诉讼的举证困难。

刑事附带民事诉讼制度有明显的缺陷。首先，刑事附带民事诉讼制度的赔偿范围仅限于因犯罪行为而遭受的直接物质损失。同时，最高人民法院《关于刑事附带民事诉讼范围问题的规定》第一条第二款更是明文将精神损害赔偿排除在外，同时也不允许在刑事诉讼之外另行提起精神损害赔偿的民事诉讼。受害者选择刑事附带民事诉讼就必须放弃精神损害赔偿的请求。刑事附带民事诉讼制度实际上是逼迫受害者在选择普通诉讼和放弃精神损害赔偿之间进行取舍，导致了受害者如何进行取舍都很难获得完整、高效的救济。刑事附带民事诉讼在群体性食品安全事件中的适用范围和提供的救济手段匮乏，不能为消费者提供及时、有效、全面的救济。

（二）行政救济的利弊

行政救济的优势至少有以下几方面：一是效率优势，行政机关可以积极主动、迅速及时地做出强制召回、更换、重做等处理，为那些遭受大范围侵害的受害者提供公正并且高效的补偿方法，这远非群体诉讼所企及。[3] 二是专业优势，群体纠纷解决大多要依赖必要的专业性知识，如在食品侵权中的食品安全技术标准的确定，消费者在纠纷解决中如果得不到专业人士的有效帮助，不仅会对受害群体的权利救济造成损害，也会对救济程序造成不必要的延误。

但是，行政救济为主的群体性食品安全事件的纠纷解决方式，至少存在以下问题有待解决：首先，行政救助中的救助标准统一，对个体受害者而言有失公正。行政救助中的赔偿方案是针对所有受害人统一制定的，缺少变通性，所以受害人获得的救济可能与其实际损失相差甚远，例如受害者因食品安全问题生病住院和因此死亡的损失之间的差异是非常悬殊的，在特定情况下，部分受害人的精神损害赔偿更不可能得到满足，影响了行政救助解决方式的合理性和公平性。我国在"三鹿奶粉"事件处理过程中，部分病情严重或患儿死亡的家长在行政救助之后仍坚持向法院起诉，就说明了行政救济在个体权利救济上的公正性有待完善。第二，行政救济的合法性和正当性问题有待明确。政府通常通过先行"垫付"的方式向受害人赔付，以避免大规模侵权事件造成巨大的社会动荡和消极的国际影响，但政府为企业的民事侵权"垫付"赔偿的方式缺乏明确的制度支持。在"三鹿奶粉"事件中，我国政府以救助的方式介入纠纷的解决，其行动的高效和快速有效弥补了当事人的损失，缓解了社会矛盾，促进了纠纷的快速解决和社会的稳定运行。但是，从法律层面而言，政府的这一救助行为因无法律支持，所以显得具有偶然性和个案化，对同类纠纷的解决的示范和借鉴意义锐减。另外，政府支付赔偿金涉及到政府财政问题。政府用纳税人的钱为企业侵权行为买单，这实质上是全社会来承担侵权企业的责任，这显然是违法的。[4] 第三，行政救济的介入时间问题有待明确。行政救济介入群体性食品安全事件，涉及其行为的正当性问题。如果在消费者与侵权人之间的民事纠纷尚未通过诉讼方式解决时介入，则行政救济有替侵权者承担民事赔偿责任之嫌，即使用国家财政税收的收入来承担民事责任，显然于法于理无据。在消费者与侵权人之间的民事纠纷已通过诉讼解决，在企业不能承担全部民事赔偿责任时介入，仅起到"补偿"作用，虽然法律上责任清晰，但可能有碍纠纷的快速稳定解决，社会成本较高。最后，行政救济的存在，减轻或影响了侵权法的威慑和预防侵权功能的实现。侵权法中的谁侵权、谁赔偿的基本规则，对潜在的侵权者具有强大的威慑作用，潜在的侵权者会因为对巨额赔偿或市场商誉的影响而采取积极的措施，避免可能的侵权案件的出现，从而起到预防侵权的出现。而行政救济的出现，则在一定程度上为潜在的侵权者提供了逃避或少承担侵权责任和社会责任的理由，其对不法行为的预期可能转变为"反正有政府兜着"，从而放松对自己行为的约束。这是行政救济在群体性食品安全事件中必然的消极影响。

三、群体性食品侵权事件的民事纠纷解决路径之选择

群体性食品安全事件的扩散性、小额性决定了此类事件解决中对社会稳定性和纠纷解决彻底性的要求高于纠纷解决的其他目的的实现。同时对民事纠纷解决的终局性和公正性的要求，决定了群体诉讼作为终局纠纷解决方式的不可或缺性。而群体性食品安全事件解决的示范性作用，要求行政救济在纠纷解决中的补充性地位和合法地位的确立。最后，群体性食品安全事件的多发性和对消费者弱势群体的加强保护要求我们在纠纷解决途径的救济中，必须加入强制责任保险制度和专项救助基金制度。

（一）替代性方式优先的原则

如上述共同诉讼和代表人诉讼为主的群体诉讼的社会成本和风险过高，加之诉讼的不便利，因此绝大多数的国家都强调在有替代方法的情况下不宜启动群体诉讼。所以，构建多元化的纠纷解决方式，如人民调解、消费者权益保护协会的调解、行政调解和救济等就显得至关重要。构建多元化解决机制，必须要注重纠纷解决的目的和效果，降低成本、减少风险应该成为纠纷

解决的最大目的，为了实现这一目的，应当鼓励民事责任的当事人以非诉讼方式作为首选的纠纷解决方式，进入诉讼程序以后，也应尽量以和解、调解等方式结案，最大限度避免判决的适用。在群体性食品安全事件的解决中，确立替代性方式优先的原则既符合案件本身的特点，也与世界上其他国家的现有实践暗合。

（二）底线：群体诉讼的不可或缺与构建

群体诉讼尽管存在种种不便，但是，作为最后的和最重要的纠纷解决方式，群体诉讼制度应该在给予群体纠纷受害人司法保护中发挥兜底的作用。而诉讼制度的有效运作和构建，即使不能起到彻底根除纠纷的作用，也能起到缓解社会矛盾、疏导不良情绪和促进社会稳定的作用。因此，群体诉讼的存在，对群体性食品安全事件的解决是不可或缺的。针对我国群体诉讼制度运行的现状，在群体诉讼制度的完善中，除了完善现有的代表人诉讼制度，还应从立法上进一步强化消费者权益保护协会的作用与功能，借鉴著作权集体保护组织在保护著作权人权利和代行诉权方面的实践经验，考虑赋予消费者权益保护协会以诉权，允许其在消费者权利受到损害，并向其提出救济请求后代行诉权，享有向法院起诉的权利。[5] 即允许消费者权利保护协会在食品安全事件中因法定的诉讼代消费者行使诉权，发挥消费者权益保护协会的专业化的特长，减轻消费者的维权个人成本和社会成本。使其在大规模食品安全事件中发挥应有的作用。

（三）行政救济的合法化与正当化

行政救济在重大的食品安全事件中的作用是重要的，但对于小而扩散的食品安全事件和大规模的涉及人身权利保护的食品安全事件应当采取不同的行政救济方式。首先，行政救济方式应在《国家自然灾害应急预案》等法律法规中予以明确规定，确定其法律地位、行政救济的对象、启动方式、执行主体等内容，使其成为长效机制，而不是临时、偶然的随机行为。其次，行政救济的介入时间应予以区别。对严重危及消费者人身权利和侵害人有破产危险的食品安全事件，应实行行政救济的预先干预，即不以消费者在诉讼中未获充分救济为前提，可以伴随事件的发生，实时进行行政救济和补偿，比如"三鹿奶粉"事件中的国家参与方式。对没有危及消费者人身权利，仅有财产损失或侵害人有充分赔偿能力的案件，行政救济只能采用事后申请的方式，且以消费者在先诉中未获充分赔偿为条件。行政救济在对象和介入时间上的区分，保证了行政救济的补充补偿的性质，有利于侵权法威慑和预防侵权作用的充分发挥，有助于解决行政救济正当性的困境。

（四）预防：产品强制责任保险制度和专项救助基金制度的引入

作为纠纷解决的预防性措施，以及为了保证纠纷出现后侵权人的赔偿能力。我国在食品安全等群体性事件中，可以参考英国的产品人身伤害保险制度，建立产品强制责任保险机制。即要求产品生产企业参照产品的价格、销售量、企业利润等要素确定产品责任强制保险金。当投保企业因产品责任而造成侵权时，按照预先设立的保险赔偿率由保险公司支付赔偿金，当赔偿金额超出保险赔付金时再由侵权企业承担，如果该赔偿金额仍然超出侵权企业的支付能力，就启动政府救济机制。产品责任强制保险制度的建立可以最大限度地保护消费者合法权益，更有利于企业分散风险，保障了企业的生存发展。

设立专项救助基金制度。在许多大规模食品侵权案件中，大多数的企业赔偿能力有限，而且因为消费者的受损害程度不同，赔偿过程异常复杂，所以解决侵权当事人之间损害赔偿问题的重要方式就是设立专项赔偿救助基金。对企业而言，设立专项赔偿救助基金的作用与产品责任强制保险制度有相同的功效。对于群体性食品安全事件而言，其带来的破坏性后果不仅是对消费者和侵害人个体的，严重时还可能影响整个相关的食品行业，例如三鹿事件对中国整个乳制品行业的影响。因此一个群体食品安全事件的妥善解决，不仅是对公民个人权利的救济，也对重塑市场信心、预防行业和经济的衰退具有重要作用。可以考虑在行业自治组织内部，设立自愿性质的专项救助基金，既能起到预防个别企业不具有赔付能力，从而损害消费者利益的情形，又能起到预防因此引起的行业商誉和形象受损，保护经济正常运行和社会稳定的作用，不可不谓互利共赢。

参考文献

[1] 江伟. 民事诉讼法学原理[M]. 北京: 中国人民大学出版社, 1999

[2] 范愉. 群体性侵害事件的多元化解决[J]. 法学家, 2009（2）

[3] 马光远. 三鹿赔偿责任应独立于其破产程序[N]. 东方早报, 2008-12-28

[4] 赵庆鸣, 孟妍. 从"三鹿奶粉"事件看大规模侵权案之救济[J]. 曲靖师范学院学报, 2010, 29（5）

[5] 宋亚辉. 消协在大规模侵权案件中的诉讼信托研究: 基于"三鹿奶粉"事件的反思[J]. 甘肃政法学院学报, 2010（108）

转基因食品国际贸易争端中的法律问题

王小晖

一、引言

随着现代转基因生物技术在农业中发挥着越来越重要的作用，目前转基因技术的应用范围几乎涵盖了农业及食品生产和加工的所有领域，这也使得转基因食品国际贸易成为国际贸易争端中的一个新的热点领域。在转基因食品问题上，受技术发展水平的差异、文化取向等各种因素的影响，形成了对转基因食品截然不同的法律态度：以美国、加拿大为代表的迈阿密集团赞成并乐于接受这种新型农产品作为食品或食品原料，作为转基因食品的积极倡导者，美国取得了转基因领域上的绝对技术优势，因此美国在转基因食品问题上坚持可靠科学原则。其认为转基因食品不可能比传统食品不安全，采用的是"无罪推定"的策略。即如果我们不能提出充分的科学证据证明转基因食品是不安全的，就假设转基因食品是安全的，没有必要对转基因食品的研究与商业化做过多的限制。[1] 而欧盟及其成员国因遭遇过英国"疯牛病"、比利时"鸡肉毒素事件"和可口可乐在多国导致"儿童溶血病事件"后，欧洲人对食品安全的神经一直保持紧张状态。虽然这些事件均不是由转基因食品引起，但人们在安全上对转基因食品的怀疑提醒人们警惕其可能存在的潜在风险。欧盟这一对转基因食品的谨慎态度直接导致了其在转基因技术的商业开发上全面落后于美国。[2] 因此，欧盟更倾向于采用"预防原则"作为管制转基因食品的理论基础。欧盟认为，对转基因食品进行评估的科学数据的获得需要一个漫长的过程，在等待的过程中政府不能无所作为；科学研究即使采用了极其严格的方法，但是该种研究方式仍旧存在局限性。因此，欧盟依"预防原则"，制定了严格的转基因食品监管法律制度以便保障消费者的安全，这些措施主要是上市前的审批制度和特殊标签制度，并根据预防原则，要求转基因食品的出口方承担该转基因食品安全性的评估义务。由于欧盟对转基因食品（主要是农产品）的这种严格的上市审批和强制特殊标签制度严格地限制了甚至在某种程度上暂停了美国等国转基因农产品向欧盟等国的出口，在美国和欧盟之间已经发生了"欧共体生物技术案"。该案最终以美国等国的部分胜利而最终尘埃落定。该案虽然已经判决多年，但从该案判决本身来看，它并没有给今后在转基因食品贸易争端中所可能遇到的问题提供最终的思路。该案涉及转基因食品所应适用的国际法到底是 WTO 各项有关制度特别是《SPS 协定》还是《生物多样性公约》、《卡塔赫那生物安全议定书》未有定论。当贸易与环境发生冲突的情况下，风险预防原则的适用前提以及WTO 对转基因食品所持的模棱两可态度给今后转基因食品国际贸易带来诸多不确定性影响。因此对该案进行详细的研究对今后我国如何应对转基因食品国际贸易有很大的帮助。

二、欧共体生物技术案介绍

（一）案件起因

基于上述欧盟各国对转基因食品如此谨慎的态度，欧盟于 1990 年颁布了其第一个旨在对转基因技术的环境危害进行预防的"90/220/EEC 号指令"，专门规范"向环境故意释放转基因有机体"的行为，但该指令没有要求上市的转基因产品必须进行分类和标识。应公众的强烈要求，在 1999 年欧盟委员会的各国环境部长会议上，法国、丹麦、希腊、意大利和卢森堡等国表示如果"90/220/EEC 号指令"不修改，它们将拒绝许可新的转基因产品上市申请，奥地利、比利时、芬兰、德国、荷兰、西班牙和瑞典等国也表示将慎重考虑新的转基因产品上市申请。[3] 由此导致了在 1998—2003 年五年间，欧盟对转基因产品上市申请的许可出现了"事实上暂停"的局面。与此同时，欧盟对"90/220/EEC 号指令"进行了修改，取而代之以"2001/18/EC 号指令"，并另外颁布了规范"新食品和新食品成分"的"258/97/EC 号指令"，从而完成了与转基因产品相关的法律框架的构建。上述立法要求欧盟对生物技术可能造成的人类健康和环境风险进行个案评估，以此为基础来决定是否许可某一生物技术产品的销售。此外，欧盟还确立了严格的转基因产品标识和回溯制度，并允许欧盟成员国在一定条件下对已取得在欧盟境内销售许可的生物技术产品采取"保障措施"，即如果某成员国基于新信息或科学知识有充足理由认为特定生物技术产品对人类健康或环境可能造成危害，便可采取临时措施限制或禁止该产品在其境内销售和使用。奥地利、法国、德国、希腊、意大利、卢森堡等六国据此对在其境内已获得许可的转基因产品采取了临时禁止措施。[4] 欧盟及欧盟各成员国的以上法律严重伤害了以美国为首的迈阿密集团的重大利益，故美国等国决定将该案提交 WTO 进行裁决。经几次磋商后，各方仍未就此问题达成满意的协议。于是美国、加拿大、阿根廷三国于 2003 年 4 月 7 日对欧盟提起诉讼。其诉讼内容具体指向以下三个方面：（1）从 1998 年 10 月至 2003 年 4 月，欧盟对转基因农产品进口和销售事实上的总体暂停是否存在；（2）欧盟 6 成员国的 90/220 和 2001/18 号指令对转基因农产品的进口和销售是否构成不合理的限制；（3）进口和销售具体转基因农产品的情形是否存在。[5]

（二）该案审理结果

专家组对该案进行审理后作出了最终裁决。笔者认为专家组在以下几个方面的结论对我们研究和应对转基因食品贸易纠纷有着极为重要的意义。

1. 中止进口及销售转基因食品的行为是否存在

在该案中，起诉方认为欧盟的各种措施构成了对转基因农产品进口和销售的限制，但欧盟却辩称，其并未采取任何正式的或非正式的行为来限制转基因食品进口和销售，其在 1998 年 10 月—2003 年 8 月间没有批准任何转基因生物产品进口的做法仅仅是一项纯粹合理的执法结果，而非禁止行为。所以起诉方所指的各种中止措施实际上并不存在。无论是否属于禁止行为，无可否认的一个事实便是在该期间没有任何一项转基因生物产品进口申请得到最终授权。所以，专家组最终根据各项证据断定在该期间确实存在对转基因农产品实行了事实上的总体暂停行为。可见，WTO 专家组在判定限制进口措施是否存在的问题上采用的是客观结果标准，而不问该结果有没有合法的根据。其思维逻辑似乎是先确立这种情形是否存在，再来断定该情形是否构成对有关国际义务的违背。

2. 欧盟对转基因生物产品事实上的总体暂停是否违反了其所承担的 WTO 各项义务

在确定欧盟存在对转基因生物产品的进口和销售构成了事实上的总体暂停并确定其范围之后的另外一个重要的法律问题便是该暂停是否违反了其所承担的 WTO 各项义务，如果构成，该暂停具体违反了其所承担的哪项义务。欧盟主张其暂停并不构成违反 WTO 协定的行为，因该中止行为仅仅构成一项实践，而非一项 SPS 措施。但专家组否认了该主张，专家组认为，该中止行为是为欧盟及其成员国所采取的其他限制进口措施的结果，故专家组认定该行为是一项违背 WTO 有关规则的行为。

如上所述，该案仅仅适用 SPS 协定及 GAIT1994 当中争端解决条款，专家组对以上两个协定中所有有关条款均进行了分析，以判定该中止行为是否违反了这些条款。专家组首先对 SPS 协定第 5 条第 1 款进行了分析，该款规定：各成员应保证其卫生与植物卫生措施的制定以对人类、动物或植物的生命或健康所进行的、适合有关情况的风险评估为基础，同时考虑有关国际组织制定的风险评估技术。但最终决定第 5 条第 1 款（包括其他有关 SPS 协定中的规定）能否适用，首要的问题便是该中止行为本身是否构成一项 SPS 措施。起诉方坚持认为该中止行为构成 SPS 措施，因其属于 SPS 协定附件 A 中所列的各种措施中的一个。欧盟坚决认为其进口措施本身并不构成 SPS 协定附件 A 中所列的限制措施，该行为仅仅是造成了进口的迟延，而迟延本身应接受 SPS 协定第 8 条及附件 C（1）的调整。专家组经仔细分析认为欧盟决定实施各项进口措施本身并不构成 SPS 措施，但该中止行为影响了 90/220 号指令和 2001/18 号指令所确立的转基因农产品许可程序以及 258/97 号指令所确立的涉及安全方面的转基因农产品许可程序的运作，导致了特定上市申请许可程序的"不当迟延"，违反了《SPS 协定》第 8 条和附件 C（1）（a）的内容。该条规定，对于检查和保证实施卫生与植物卫生措施的任何程序，各成员应保证（a）此类措施的实施和完成不受到不适当的迟延，且对进口产品实施的方式不严于国内同类产品。由于专家组无法对转基因生物产品与欧盟内部传统产品是否具有相似性作出判决，故专家组仅裁定欧盟的中止行为仅违反了 SPS 协定附件 C（1）（a）的前半句。但欧盟却反过来声称，该迟延并不构成一项不正当的迟延，而是因在执行 90/220 和 2001/18 号指令之间相关的科学依据不足以进行有效的风险评估，所以该迟延实属必要。但专家组在此问题上认为欧盟有关进口法令所理解的科学证据不足以及预警原则并不能为其迟延提供正当理由。故专家组判定欧盟在转基因生物产品的进口及销售方面的"事实上的总体暂停"行为确实存在，并违反了 WTO 及 SPS 协定的有关义务，造成了此类产品进口的不当迟延。

三、该案的法律问题

（一）SPS 协定在转基因食品进口限制措施上的适用性

从美国、加拿大、阿根廷诉欧盟中止进口和销售转基因农产品贸易案来看，在法律适用方面，起诉方认为欧盟在以下四个方面违反了其所承担的义务：（1）违反了农业协定项下第 4 条第 2 款的义务；（2）GATT1994 中的各项义务；（3）SPS 协定项下各义务；（4）TBT 协定中的各项义务。然而起诉方在最初所援引的农业协定第 4 条第 2 款在起诉阶段却被放弃援引。且只有加拿大主张欧盟违反了 TBT 协定，且仅主张欧盟对特定产品的限制措施和各成员国的国内措施而非事实上的总体暂停措施违反了 TBT 协定。况且 SPS 协定与 TBT 协定之间是相互排斥的，因此二者不得同时援引。所以最终 WTO 专家组将起诉方所援引的法律确定为 SPS 协定及有关的 GATT 各项条款。可见转基因食品贸易争端所涉及的一个首要问题就是 SPS 协议对转基因食品限制措施的争议是否有管辖权的问题。大多数对转基因食品规定强制特殊标签和上市前审查的国家和地区，都以 SPS 协议第 5 条第 7 款作为其实施上述规定的法律依据，那么 SPS 协议对转基因食品限制措施到底有无管辖权呢？从 SPS 协议自身规定的宗旨来看，该协议是一部旨在为使用动植物卫生检疫措施、防范进出口风险规定法律标准的多边规则，其目标是防止动植物卫生建议措施被任意滥用。因此，SPS 协议管制的对象是可能影响国际贸易正常开展的各种动植物卫生检疫措施。SPS 协定附件 A 第一条将这些动植物卫生检验检疫措施界定如下：（1）保护成员境内的动物或植物的生命或健康免受虫害、病害、带病有机体或致病有机体的传入、定居或传播所产生的风险。显然，转基因食品虽然是技术创新的结果，很难将其直接归入致病有机体的类别中，但由于不能排除个别转基因食品存在致病、致害的可能性，因此该条从理论上来说是可以适用于转基因食品的。

转基因农产品贸易争端这一新型案件，《SPS 协定》能否适用，有很大的争议。然而，在欧盟和美国农产品第一案中，美国等国坚持从目的角度对该协定的条文进行解读，认为欧盟的生物技术产品许可立法毫无疑问地构成了 SPA 措施，因为其目的都在于保护人类健康和环境。例如对于转基因农产品可能导致消费者过敏和中毒的担心，即是出于避免境内消费者生命或健康免受食品、饮料或饲料中污染物或毒素所产生的风险的考虑，因此应当归入《SPS 协定》附件 A 的第 1 条第 2 款的调整范围。

笔者认为，因为对转基因生物产品的审批制度和标识制度都有可能影响该产品的进口与销售，因而无疑对国际贸易有很大的影响。所以 SPS 协议对有关转基因食品的各种管制措施的争议是有管辖权的。

（二）WTO 专家组将转基因食品安全性及其与传统农产品"相似性"问题排除在审理范围之外

在审理范围上，专家组没有对一些起诉方所提及的特定问题加以考虑，最重要的一点就是没有对转基因农产品是否安全进行审理，也没有对该案所涉及的转基因农产品与传统农产品是否具有实质上的"相似性"进行审理。但问题是美国对该案进行起诉的一个重要前提便是转基因农产品与传统农产品具有"相似性"。WTO 拒绝审理二者"相似性"这一问题的决定实际上意味着该案不能适用 TBT 协定，因为该协定主要来确定某项措施相对于某种进口产品是否构成对国内类似产品的一种特殊保护。也不能适用 SPS 协定中的某些程序条款，因为 SPS 协定附件 C 第 1 条（a）款所规定的此类程序的实施和完成不受到不适当的迟延，且对进口产品实施的方式不严于国内同类产品。这暴露了 WTO 专家组在该案中认定欧盟对转基因生物产品事实上的总体暂停对此类产品的进口造成不当迟延缺乏必要的前提论证。这无疑是该案审理上所暴露的理论上的重大遗憾。笔者认为，由于转基因生物技术产品生产技术上的特殊性，其不能与传统食品相比较，仅能与进口国的对应的生物技术产品相对比，因此，在判定一成员国所采取的限制进口措施是否构成 SPS 措施时，在"相似性"问题上应就出口国与进口国的生物技术产品进行比较，而不是拿出口国的生物技术产品与进口国的传统生物产品相比较。

（三）SPS 协定与卡塔赫纳生物安全议定书在转基因生物产品的法律适用上的选择

由于转基因食品是一种新兴事物，它如同一把双刃剑，使用得当可以造福人类，使用不当则可能发生难以估量的灾难性后果。这种科学的不确定性导致了在转基因食品国际贸易中出现了预警原则和科学证据之间的较量。WTO 框架下的《SPS 协定》第 5 条第 7 款规定：在有关科学证据不充分的情况下，一成员国可根据可获得的有关信息，包括来自有关国际组织以及其他成员实施的卫生与动植物卫生措施的信息，临时采用卫生与植物卫生措施。在这种情况下，各成员应寻求获得更加客观的进行风险评估所必需的额外信息，并在合理期限内据此审议卫生与植物卫生措施。该条实际上是在承认风险预防原则的同时也给风险预防原则套上了严格适用的枷锁，要求成员方在采取临时措施时应寻求获取必要的补充信息，以便更加客观地进行风险评估，以防止风险预防原则被滥用从而变成贸易保护主义的隐型外衣。这就意味着WTO 成员方不能仅仅因为转基因食品与非转基因食品生产方式的不同或产品来源不同而采取限制措施，而应该从最终结果的角度详细说明转基因食品与传统的非转基因食品之间的区别。[5] 因此限制进口成员方在适用预防原则时应提供充分的科学依据。

风险预防原则不仅在 WTO 特别是《SPS 协定》中有所规定，在另一个与转基因生物产品有关的协定即《卡塔赫纳生物安全议定书》（Cartagena Protocol on Biosafe）中体现得更为突出，且该原则是该议定书的一个核心原则。然而《SPS 协定》与《生物安全议定书》二者之间的关系却极为有趣。早在乌拉圭回合谈判时，欧盟就曾力图在 WTO 协定中更详细全面地规定预防原则，而美国则主张预防原则应从属于科学的风险评估。同时欧盟还主张，在进口方已经发现该进口产品有可能不安全的情况下应该由该产品的出口方承担证明该产品安全的举证责任。但来自美国的反对预防原则的观点占据了上风并取得了在 WTO 制度上的胜利。

在《生物安全议定书》的制定过程中，如何处理其与 WTO 协定之间的关系成了一个棘手的问题。"迈阿密集团"主张在与 WTO 自由贸易规则不冲突的前提下来设置议定书的内容，欧盟则力推在 WTO 规则构架之外制定独立适用的议定书。双方最终妥协的结果是在《议定书》条文中一方面强调"不得将本议定书解释为缔约方根据任何现行国际协定所享有的权利和所承担的义务有任何改变"，但同时又规定"上述陈述无意使本议定书附属于其他国际协定"。《议定书》第 2 条第 4 款还规定：不得将本议定书中的任何条款解释为限制缔约方为确保对生物多样性的保护和可持续使用采取比本议定书所规定的更为有力的保护行动的权利，但条件是此种行动须符合本议定书的各项目标和条款并符合国际法为缔约方规定的各项其他义务。这意味着该条授权成员方可以依据该议定书采取更有力的保护措施，但如若该成员方同时又是 WTO 的缔约方，则该国在采取相关措施时就又必须受到 WTO 框架内的相关限制。而实际上 WTO 协定的有关规则与议定书在转基因食品国际贸易中的视角是完全不同的。WTO 主要受亲贸易理念的引导、强调在进行风险评估时应采用合理的科学方法、强制执行力，并且与环保主义倡导者难以共处，坚持规则应建立在科学的行为之上。与之相反，议定书系处于环境保护的视角，将预防原则置于风险评估之上；倡导性标准而非强制性规则，并且乐于接受环保主义者的参与并强调原则的重要性。

根据条约解释领域的国际习惯法规则，应将相关的条约视为是相互协调的。然而 WTO 体制和《卡塔赫那生物安全议定书》关于对转基因食品进口限制政策则存在诸如上文分析的诸多冲突，这些冲突无疑会加剧国际环境法执行上的困难，并恶化迈阿密集团与欧盟集团对转基因食品限制措施的对立态度。实践中，WTO 专家组和上诉机构也没能厘清二者之间的关系。在迈阿密集团与欧盟之间的转基因食品贸易争端案中，专家组虽然赞成在解释 WTO 相关协定时要参考相关国际法规则的内容，但并没有最终阐明《卡塔赫那生物安全议定书》与《SPS 协定》之间的关系，而是剑走偏锋，论证了《生物多样性公约》和《卡塔赫那生物安全议定书》在该案中并不构成相关的国际习惯法，其理由是美国等国并非全部是这两个多边条约的缔约国。

WTO 争端解决机构最终在美国诉欧盟中止进口转基因农产品案中适用了 SPS 协定并忽略了议定书中关于风险预防原则，使得风险预防原则在 WTO 体制内变成了一个被掏空了内脏的空架子。

笔者认为从理论上来讲 WTO 有关协定与生物多样性公约和议定书对转基因食品贸易限制措施都有管辖权，基于转基因食品的特殊性，似乎更应该适用议定书的规定。从美国诉欧盟中止进口转基因生物产品案来看，虽然 WTO 专家组基于美国、加拿大、阿根廷等国都没有加入议定书从而决定对该案进行管辖并排除了生物多样性公约及议定书的适用，但实际上却体现了WTO 严重的亲贸易主义倾向。WTO 决定受理此案本身就引来了诸多反对者的批评。反对者认为，此类转基因贸易限制措施案应该由议定书来解决，而不应该由 WTO 来解决。非政府组织指出 WTO 在此案中的判决是及其不民主的，并主要考虑贸易问题。主张 WTO 不应该被授权来限制我们吃什么或者限制我们的农民种植什么农产品。此外，其他一些反对意见也认为该案的结果可能最终事与愿违。他们认为该案的结果可能对欧盟的公众意见产生不利影响，因此，美国在该案中的获胜并不能从根本上改变欧洲人的行为，反而会使双方本已恶化的关系雪上加霜。

该案还有可能潜在地对 WTO 争端解决机制效力造成严重的削弱，并加剧贸易与发展之间的矛盾。有人曾作这样的评价：通过 WTO 迫使转基因农产品进入欧盟，美国其实是在利用 WTO 对其的偏袒向其他国家发起贸易战，这样做很有可能导致 WTO 有关机构瓦解。该案实际也反映了 WTO 背离了其应遵循的反歧视模式，更多地体现了监管模式的抬头。而监管模式也存在着诸多危险，比如统一的监管标准不可能被所有成员国所接受，另外，该监管模式有可能被利益集团所劫持，使得 WTO 变成某些集团的保护伞。[6]

四、欧共体生物技术案对我国的启示

纵观该案的审理过程及结果，WTO 争端解决机构没有对转基因食品这一新型食品的特殊性即安全性做过多的分析，进而无法对转基因食品是否与传统农产品具有类似性作出裁决，这似乎在某种程度上将自己的行为克制在了其职责和能力范围之内。但因目前环境问题已经与食品问题密不可分，加之转基因生物产品安全上的不确定性，WTO 在转基因进口限制措施上似乎并未能从理性的角度去考虑诸如《生物多样性公约》以及《生物安全议定书》在解决此类问题上的地位和作用，故其目前也未能就贸易与环境问题的协调取得突破性进展，因此，其无法为以后假如争端当事方均为 WTO 成员方和《生物多样性公约》和《生物安全议定书》缔约方的情况下的案件审理提供法律适用的良好思路。好在专家组在本案报告中表明本案的判决不构成有法律拘束力的先例。但该案判决体现的某些原则依然对我国有着重要的启示，应引起我们的重视。

（一）我国在转基因生物技术产品相关立法过程中要坚持科学标准之上的预警原则

首先，我国在今后的相关立法中有必要引入风险预防原则。

风险预防原则是指当存在严重的环境损害威胁或可能发生的损害后果具有不可逆转的性质时，缺少充分的科学依据不能成为推迟采取费用合理的预防措施的理由。我国既是 WTO 成员国又是《卡塔赫那生物安全议定书》的缔约方。在转基因生物产品进口问题上我们要做到国内法与国际法相一致。正如上文所述，SPS 协定与生物安全议定书都对转基因生物产品进行调整，虽然二者在风险预防使用条件上有着不同的态度，但无疑，二者都承认主权国家在遇有科学证据不足的情况下适用预防原则的权利。

我国虽已出台以《食品安全法》为基础的配以国务院颁布的《农业转基因生物安全管理条例》以及农业部出台的《农业转基因生物安全评价管理办法》、《农业转基因生物进口安全管理办法》和《农业转基因生物标识管理办法》等配套文件，将我国对农业转基因生物进口问题纳入了法制轨道。[7] 但有关转基因生物安全问题的法律多以部门规章和行政法规的形式存在，而没有专门的系统的立法。在今后对相关法律进行梳理的过程中，首先要解决的就是立法原则问题。毋庸置疑，当今人类已经进入了风险社会[8]，人类应该学会如何与风险相处而不应选择化风险为零，因为人类永远都是与风险相伴。笔者认为，在我国今后的转基因生物安全立法中，应引入风险预防原则，并为之设立科学合理的适用标准。

其次，与风险预防原则相伴的一个重要问题是举证责任。SPS 协定第 5 条第 8 款规定"当一成员有理由认为另一成员制定或维持的某种动植物卫生检疫措施正在限制或潜在限制其产品的出口，而这种措施不是以有关国际标准、准则或建议为依据，或者这类标准、准则或建议并不存在，则可要求其解释采用这种动植物卫生检疫措施的理由，维持该措施的成员应提供此种解释"。在欧共体生物技术案中，也是先由起诉方证明被诉方存在事实上的总体暂停，并构成了对其义务的违背。也就是说，在类似案件中，首先要求起诉方证明被诉方实施的卫生检疫措施不符合协议的规定，然后再由被诉方证明自己实施的措施是符合协议规定的。建议我国在引入预防原则的同时，采用此种举证责任分配原则。在进行国际贸易时，要求出口方承担举证责任，提出科学依据，证明进口方的措施是不必要的，否则进口方有权继续维持该措施。

（二）完善我国的风险评估制度

既然我们主张在适用预防原则时应坚持科学标准，接下来的重要问题就是风险评估制度。欧共体生物技术案中，专家组认为，在缺乏相关国际组织既定标准或成员方拒绝采纳已有标准的情况下，成员方有义务进行客观的、以事实为根据的科学的风险评估。[9] 我国目前有关转基因安全评价的立法主要是《农业转基因生物安全评价管理办法》，而该办法将各种转基因生物安全等级由高到低分为四个等级，但对每个等级，法律没有客观的量化标准加以明确界定。这种相关标准模糊不清的客观事实，导致管理部门难以做出具有科学性与合理性的安全评价。同时，该《办法》第 7 条规定："农业部根据农业转基因生物安全评价工作的需要，委托具备检测条件和能力的技术检测机构对农业转基因生物进行检测，为安全评价和管理提供依据。"但目前我国食品的检测机构及检测体系与发达国家相比差距甚大，似乎难以胜任转基因生物进口过程中的评估任务。在这一问题上我们不妨借鉴欧美国家的做法，规定由科学专家组成的专业评估机构的法律地位和决策程序，并引入"成本—收益分析"原则，则可以比较好地提高我国风险评估主体的专业水平，并在一定程度上保证评估结果的科学性。

（三）我国要正视并加强转基因生物技术产品的安全管制

我国是转基因生物技术相对发达的国家，但我国对转基因生物技术产品的管理却一直令国人担忧。据报道，2010 年农业部曾开展堪称"史上最大"的种子执法专项行动，据农业部的总结，这次执法的一个重大突破是首次进行转基因检测，并对违规参加区域试验的组合材料和相关单位采取了处罚措施。然而关于事涉哪些企业、哪些品种、流向如何等进一步信息，农业部则讳莫如深。[10] 在政府对转基因生物技术产品态度不明朗、监管不到位的情况下，仅 2010 年至今中国出口欧盟的大米制品因检测出含有 Bt63 等转基因成分而被拒绝入境或召回的次数已近五十起。[10] 在这种没有得到国家商业化生产许可的情况下，违法种植转基因产品已经成为我国目前不可忽视的问题。特别是在国际贸易层面上会给我国粮食及食品的出口带来严重危害。我们如若减少在转基因生物技术产品国际贸易中的摩擦，首先要做好内部监管，否则难以占据国际市场。

五、结论

在风险社会背景下贸易与环境问题强烈地交织在一起。对转基因这种新兴事物我们应持一种相对审慎的态度，在我国今后的立法中引入预防原则，但应采取 SPS 协定中的方法，对之加以必要的束缚，即应坚持科学标准。同时我国应在该问题上进行系统立法，完善相应的风险评估制度、监管制度和相应的标签制度。同时，在国际层面上，作为一个负责任的大国，在下一轮的 WTO 谈判中，我们应推动贸易与环境的平衡，积极参与制定新的规则，努力协调《卡塔赫纳生物安全议定书》与 WTO 协定特别是《SPS 协定》二者之间的关系。

参考文献

[1] 张忠民. 美国转基因食品标识制度法律剖析[J], 社会科学家, 2007(6)

[2] Lisa bushrod. Biotechnology in Europe: turning the corner[J]. European venture capital journal, 2005(1)

[3] Heike baumüller. Domestic import regulations for genetically modified organisms and their compatibility with WTO rules[EB/OL]. http://cdi.mecon. gov.ar/biblio/docelec/dp3556. pdf

[4] 边永民. 欧盟转基因生物安全法评析[J]. 河北法学, 2007(5)

[5] Sarah Lieberman, Tim Gray. The world trade organization's report on the EU's moratorium on biotech products: the wisdom of the US challenge to the EU in the WTO[J]. Golabal environmental politics, 2008, 8(1)

[6] John O. Mcginnis, Mark L. Movsesian. The world trade constitution[J]. Harvard Law Review, 2001, 114(2)

[7] 刘旭霞, 欧阳邓亚. 日本转基因食品安全法律制度对我国的启示[J]. 法治研究, 2009(7)

[8] 龚向前. WTO 框架下风险规制的合法性裁量[J]. 法学家, 2010(4)

[9] Lawrence A. Kogan. WTO ruling on biotech foods addresses "precautionary principle" [J]. Washington Legal Foundation, 2006, 21(38)

[10] 彭利国. 中国转基因安全摸底——被雪藏的转基因秘密[N]. 南方周末, 2011-05-12（13、14）

第七篇

行业协会、企业自律及第三方监管

食品安全管理理念重构与行业协会自律监管

刘文萃

　　近年来频发的食品安全事件引发了中国社会民众普遍的民生焦虑，也不断挑战政府监管部门的形象和公信力。为应对食品安全监管环境的深刻变化和不断升级的食品安全危机，《中华人民共和国食品安全法》中一个重大变化就是在原有的政府单一行政监管模式之外，首次从国家立法层次明确规定食品行业协会应当加强行业自律，支持和鼓励社会团体、基层群众性自治组织以及新闻媒体等社会性力量参与食品安全治理。这种对日益严峻的食品安全形势的现实回应，传递出在致力于推进食品安全多元化监管体系，引入和加强包括食品行业协会在内的社会性监管主体的重大立法意图。

　　在此背景下研究和探讨如何在现代食品安全治理理念的指导下有效整合社会资源，从法律和制度上强化和提升食品行业组织的独立、自治和自律功能，完善食品行业自律监管机制，推动政府与社会主体在食品行业监管领域的合作治理，从而以行业自律监管弥补政府监管失灵，无疑具有积极而现实的意义。

一、我国食品安全管理理念的现代转型：从一元垄断到多元共治

　　食品安全具有公共产品的基本属性，作为基础性的社会秩序，政府行政监管的介入具有必然性。但是不容忽视的是随着科学技术和经济、社会的快速发展，食品产业日益复杂化，传统上单纯依靠政府行政监管来保障食品安全的理念与模式，越来越难以有效应对复杂现实的挑战。特别是在现代社会结构复杂、分化加速、快速多变、价值与利益多元化的时代背景下，政府所

面临的各种公共问题与所面临的管理环境，都变得愈加复杂、动荡和不确定，官僚机构的庞大规模，"加之官僚体系本身的保守、消极、被动，以及官僚制度的墨守成规、不负责任、衙门作风、繁文缛节、官样文章、效率低下、腐败"[1] 等所造就的官僚体制的弊端，使得政府官僚制行政模式面临着空前的管理危机。20 世纪 70 年代末开始席卷全球的"新公共管理"政府改革运动，即肇始于此。

作为对此的回应，主张充分调动和整合包括市场体系和社会体系在内的一切积极力量，凸显公私协力的合作治理，成为当代政府治理理念的共识。具体到食品安全管理领域，总结世界发达国家食品安全有效治理的成功经验，就是既要加强政府监管部门的能力建设，又要集中社会力量，群策群力，充分发挥包括各食品行业协会、食品从业者、第三方检验检测机构、消费者以及新闻媒体在内的多元社会主体的参与治理。进而，由政府主导的单一治理，走向政府与市场、政府与社会的多元主体在食品安全监管领域的合作共治。

以此来检视我国的食品安全管理，我国现行的食品安全监管体系，仍属于典型的政府垄断型监管模式。该模式意味着"从主体角度来看，政府是唯一的监管主体，监管什么、怎样监管、监管到何种程度等，都由政府这个唯一的监管主体来确定；从过程视角来看，政府以垄断的方式包揽整个监管过程，没有其他主体介入其中。"[2] 这种基于政府垄断型行政监管体系基础之上的食品安全"单中心治理"模式，从监管意愿与监管能力的二维视角来审视，均存在明显的不足与缺陷。

（一）政府行政监管意愿的动力不足

政府并非天然地具有追逐公共利益的倾向。人是自利的、理性的效用最大化者。[3] 政治市场上的个体在某种程度上同样也是追求自我效用最大化的"经济人"。政府部门及其行政人员也都具有自身的利益需求，部门利益的存在及行政监管人员的自利性影响，在缺乏有效制度约束下，可能导致政府监管行为目标异化，甚至出现监管者被监管对象"捕获"的"管制俘获"问题；另外，从我国的食品安全监管的实践来看，食品安全最薄弱的环节恰恰是对监管者的监管。当前我国食品安全问责体系不健全，对监管机构本身的监管没有真正地建立起来，问责乏力削弱了食品安全领域行政问责的警示作用，由此，导致政府行政监管机构压力不足，动力缺乏。

（二）政府行政监管能力有限

首先，政府监管部门获取信息的不充分性。食品行业是典型的信息不对称行业。现代食品工业涉及农业科学、生物技术、化学工程、健康科技、机械装备及环境工程等众多复杂科技的综合运用，在生产工艺的复杂程度及管控难度上都与日俱增；更由于食品产业链条涉及种植、养殖、生产、加工、包装、仓储、运输、销售、消费等社会化大生产众多环节，单个消费者乃至政府监管部门，均难以全面掌握有关食品质量与食品安全的全部有效信息。基于信息不对称基础上的政府对食品安全领域的行政监管与规制，可能导致两方面的突出问题：一是由于政府公共政策大都建立在信息不充分的基础上作出，因而极易出现政策效应的滞后性、不平衡性以及效力的递减性；二是在政府管制过程中，为了很好地监督管理人的活动，管制当局必须对被监管部门的生产情况了如指掌，然而，向它提供这些情况的却是被监管部门，因而被监管者出于对自身利益维护的需要，在向监督部门提供信息时则故意隐瞒实情，甚至虚构信息，骗取监管者在现实条件下作出被监督者自身利益最大化的政策决定。[4]

其次，政府行政监管的成本高昂。政府监管要受到人、财、物与信息等既有资源的约束和限制。现代食品工业本身的复杂性特质，加之受限于我国经济、社会发展水平，当前我国食品产业的规模化程度低，经营主体众多且分散。面对数量众多且分散的监管对象，政府监管部门的人力、物力、财力与技术手段，均面临巨大挑战。监管人员不足、监管经费短缺、监管技术落后，现有条件下监管任务不断加大与监管力量严重不足的矛盾不断加剧，往往使得实际监管缺位。同时，现行的多部门监管体制格局下，多部门联合执法在实际操作中往往还要付出相当大的协调成本。

综合以上分析可以看出政府垄断型的食品安全监管模式，无论是在主观的监管意愿，还是客观的监管能力上，始终都存在着无法完全克服的固有缺陷和制度缺失。因此在我国食品安全行政监管体系本身存在制度性缺陷，食品安全监管机构的透明性、可问责性及能力建设等均存在不足的背景下，打破政府作为唯一主体的垄断型监管模式，推动社会多元主体共同参与的合作治理，既是对食品安全"单中心治理"模式下"政府失灵"的现实回应，也是发达国家有效治理食品安全事务的基本经验总结。

二、食品行业协会自律监管的功能优势：基于比较分析的视角

行业协会是社会生产专业分工和市场竞争发展到一定阶段的客观要求和必然产物，是现代市场经济体系的重要组成部分。食品行业协会则是由食品行业企业及其他组织自愿结合组成的，为实现会员共同意愿，按照其章程开展活动的自治、互益性行业组织。食品行业协会是现代食品安全社会性监管最重要的主体之一。从发达国家实际经验来看，食品行业协会以其自律机制参与食品安全监管，在推动行业自律，整合行业资源，提供教育、培训与技术咨询服务，全面提升行业整体水平以及构筑政府部门与行业企业之间的沟通平台等方面，起着举足轻重的作用，显示出巨大的社会潜能和效益。大量的实践已证明，食品行业协会的自律监管，作为独立于政府与食品生产经营企业之外的"第三方监管"，既减少了政府对微观经济主体具体经营活动的直接干预，又能发挥行业组织在信息获取、专业技术与降低监管成本等方面的功能优势，从而可以有效弥补食品安全治理领域政府与市场的"双重失灵"。

具体而言，相对于自由市场的自发调节和政府部门的行政干预，食品行业协会的自律监管，其比较优势主要体现在以下几方面。

（一）信息获取优势

食品行业协会是由食品行业各领域内的直接从事食品生产经营的会员单位组成。作为行业代表，食品行业协会对本行业内食品的生产技术、工艺流程、原料配方、产品品质、成本及销售管理等方面的信息，具有天然的认知优势，相对于政府监管部门与普通消费者，他们距离各自行业内食品质量和安全信息最近，知悉程度最高，其信息获取成本也最低。

（二）监管动力优势

食品行业协会是所在行业整体利益的代言人。因此，出于行业整体利益和长远发展考虑，食品行业协会及其会员企业对业内个别企业的假冒侵权、虚假宣传、违法经营等各种可能危及整个行业信誉、导致行业危机的食品安全问题，具有更为强烈的监管意愿和主动介入的原动力。此外，政府的行政监管主要侧重于食品安全问题的事后监管，而食品行业协会的自律机制则可

以提前介入，使监管环节前移，防患于未然。

（三）专业技术优势

随着现代食品工业的快速发展，食品行业中各种新材料、新技术、新设备、新工艺、新产品层出不穷，专业性和技术性不断增强，单纯依靠政府行政监管，难以跟上食品行业快速发展的步伐。食品行业协会则熟悉行业、了解企业，并集中了本行业领域内的众多专业人才，对市场的感知能力以及专业技术等方面，优势突出。鉴于此，食品行业协会在食品安全信息收集、分析和披露、食品安全标准制定、食品安全认证、检验检测、风险预警、信用评估等专业领域，均可发挥这种技术上的优势。

（四）比较成本优势

现代市场经济是秩序经济，政府对食品行业的行政规制作为外部规范，必须考虑到执行成本和效率问题。"由于行政成本的限制，政府不可能深入到每一家企业中进行安全监管，而更多的是以点带面，或进行抽查"。[5] 相比之下，食品行业协会作为食品企业自发组成的互益性组织，拥有内部的成本分担机制，其行业管理成本可以由会员企业分担，从而可以大大降低政府部门的行政监管成本。同时，食品行业协会的自律监管本质上是一种集体合约机制，不同于传统政府行政监管自上而下单向度的外部强制，其运行主要基础为会员企业建立在公开、平等、合意原则之上所制定的行规行约。行规行约作为自律章程，属于典型的内部规则，是利益相关各方重复博弈和反复均衡的结果，此种内在规则一旦产生，无需借助外在强制力量就能够为人们自觉遵循[6]，这种"团体自我管制的方法非常有效，与国家的进入相比，社会成员更乐意接受团体的自我管制。自我管制避免了国家的过分介入，它在国家和团体之间划分了一条安全线，同时，社会团体可以在执行中消化政策，他们的专门知识、信息、经验和判断，促进了有效执行国家政策的环境，而光靠国家的直接干预是做不到这一点的。自我管制使社会团体成为推行公共政策的组织，这不仅有利于良好社会秩序的形成，同时也降低了国家管制的成本。"[7] 就成本效益分析的角度而言，行业协会自律监管基础上的自主治理，优于政府行政干预的外部强制。

（五）监管范围优势

目前，我国食品安全行政监管主体，涉及农业、质检、工商、卫生、商务等多个部门，众多监管部门在职责上存在重叠交叉，造成监管责任不清，且政府监管权力还被纵向的层级体制所分割；同时，政府部门的行政监管属于时点管理，难以做到全过程监管，不可避免地会出现监管的空白和盲点。由此，在我国现行食品安全单一政府监管体制架构下，"分段监管有盲区、品种监管难落实"的弊端十分突出。行业协会则在一定程度上可以打破这种地域和层级上的限制，对某一特定类型食品实行全过程的跟踪监管，从而可以在相当程度上弥补现有政府监管体制上的缺陷。

总之，在一个快速、多变、日益复杂的现代社会，伴随食品行业的快速发展，必须摒弃"全能政府"的传统理念，打破政府垄断型监管体系基础上的单中心治理模式，引导和推动社会多元力量介入食品安全管理。由此，积极探索建立和完善以食品行业协会为组织基础的食品行业自律监管体系，依靠行业组织力量，充分发挥食品行业自身的自我调控与自律监管功能，以行业自律监管来弥补政府行政监管体系的制度性缺陷，逐步实现食品安全监管领域政府与社会行业组织的合作治理，是构建食品安全监管长效机制的关键，也是我国食品安全治理体系改革的方向。

三、当前我国食品行业协会自律监管功能缺失及其原因分析

改革开放以来伴随着市场经济体制的逐步确立和政府职能转变的不断推进，现代市场经济中行业协会的功能与作用日渐得到重视。在此背景下我国食品行业协会发展迅速。1984 年成立的中国食品工业协会，就是新中国首批试点成立的全国性行业协会之一。2004 年《国务院关于进一步加强食品安全工作的决定》（国发[2004]23 号）中明确提出，要充分发挥行业协会和中介组织的作用；2007 年国务院发布的《关于加快推进行业协会商会改革和发展的若干意见》（国办发[2007]36 号），进一步强调行业协会加强行业自律的作用，对行业协会商会改革和发展的必要性与实施方案作出了规定；2009 年颁布实施的《中华人民共和国食品安全法》，则在第七条专门明确规定："食品行业

协会应当加强行业自律，积极引导食品生产经营者依法生产经营，推动行业诚信建设，宣传、普及食品安全知识。"

但从我国的实际情况看，食品行业协会在总体上发展滞后，在食品行业企业中的认同度不高，缺乏应有的影响力与号召力，行业自律监管并没有真正发挥出其应有的作用。无论是基于与发达国家食品行业协会自律功能运作的横向比较，还是对食品行业协会本身整体发展状况的纵向考量，食品行业协会在我国食品安全治理中的功能优势与独特作用，都未得到有效发挥，与理论上应有之自律功能和社会的要求均有较大差距。这从近年我国所发生的一些重大食品安全事件的处置过程中，一些食品行业协会的"集体沉默"和不作为，即可见一斑。

当前我国食品行业协会自律监管功能的缺失主要表现在以下三点：

第一，部分食品行业协会的独立意识与自治品格的缺失，自身定位模糊，沦为政府部门的附属或职能延伸，缺乏权威性和公信力，自律监管意识不强。

第二，总体上，食品行业协会的覆盖面窄，行业代表性不足，缺乏对企业的号召力和凝聚力，自律监管功能有效发挥的社会合法性基础不足。

第三，自身能力建设亟待提高。

影响我国食品行业协会自律监管功能有效发挥的障碍因素，主要有以下几方面。

（一）法制建设滞后

我国行业协会的相关立法总体滞后，现有法律法规的一些内容难以适应行业发展的要求。目前，我国直接规范行业协会的全国性法规，只有国务院1998年10月发布的《社会团体登记管理条例》，迄今为止，尚未出台一部针对行业协会的统一的、专门性的法律或法规，对行业协会的性质、地位、职能、治理结构、运作范围、权利义务等作出明确界定。行业协会的法制建设滞后，其独立法律地位的确立缺乏国家统一立法的确认和保障，导致行业协会的建设不规范、权威性也大打折扣。

现代食品行业覆盖面广，行业细分程度高，现有的法律规范将其纳入社会团体，缺乏科学的分类管理，忽视了食品行业协会内部会员企业多样性的差异；且《社会团体登记管理条例》基本上属于程序性法规，只是一个社会团体登记管理的程序性条例，不能满足行业协会改革发展的实体性规范要求。

食品行业协会的法治框架不完善，法律法规不健全，导致其自身定位不明确，法律地位不高，企业认同度低，开展相关活动缺乏应有的法律依据，自主、独立的自律监管功能发挥的合法性基础不足，从而制约了其功能优势的有效发挥。

（二）管理体制不顺

在我国目前行业协会管理体制之下，食品行业协会的健康发展受到相当程度的制约和限制。一方面，依据《社会团体登记管理条例》，各级政府对食品行业协会的管理，实行由民政部门和业务主管单位双重审批、双重负责的"双重管理体制"，同时实行"非竞争性"的原则，基本上遵循"一业一会"或"一地一会"的设置原则，且同时规定在民政部登记注册的全国性行业协会在各地不得建立系统组织。这种"双重管理"和"非竞争性原则"导致的体制瓶颈，使得很多有成立需求的食品行业无法再成立新协会，而另一些已经成立但是没有很好发挥作用的食品行业协会，则因缺乏竞争和退出机制而继续存在，从而限制和制约了食品行业协会进一步发展；另一方面，由于历史和现实的种种原因，相当一部分食品行业协会具有自上而下的成立背景和准政府运作模式，导致其自身定位的模糊，部分食品行业协会成为政府管制职能的延伸，带有浓厚的行政色彩，缺少为企业服务的精神和动力，服务能力不强，服务形式单一，对企业缺乏吸引力。由于上述体制原因，相当一部分食品行业协会在企业中缺乏必要的凝聚力和号召力，企业的认同度低，其行业自律和监管功能的社会合法性基础严重不足，难以发挥实质性的作用。

（三）食品行业协会覆盖面窄，代表性不足

我国食品行业协会的总量仍然偏少，从覆盖面看，食品行业产业链涉及种养殖、生产、加工、流通、消费、餐饮等环节，食品、食品原料、食品相关产品种类繁多，市场细分明显，而当前食品行业协会总体发展滞后，与产业发展相脱节，且参会的多为大中型企业，中小企业比例偏低，行业代表性不足。

（四）自主治理机制薄弱，能力建设存在不足

食品行业协会作为行业自律性组织，独立与自治是其本质所在，也是其

各项功能有效发挥的前提和基础。但如前所述，受制于我国现有食品行业协会的特殊生成背景，相当一部分为体制内改制而成，政府对行业协会的不合理管制，致使其在人权、事权和财权上均在不同程度上受制于政府行政机关，导致部分食品行业协会独立意识与自治品格的缺失，加之自主治理结构不健全，组织机构单薄，运作机制不规范，导致自身能力存在明显不足，其自律监管有名无实。

四、推进我国食品行业协会自律监管的路径选择与制度建构

随着我国市场经济体制改革的不断深入，政治体制改革的逐步展开，行业协会的重要地位和社会意义日益凸显。目前，关于行业协会在推动经济社会发展和规范市场秩序构建中的地位和价值，已经得到理论界的充分肯定和认同。在国家政策扶持的大背景下，近年来，我国食品行业协会发展迅速，特别是一些地方性的食品行业协会，在推动地方食品行业发展和参与食品安全治理中，发挥了越来越重要的作用。但同时不容回避的是，其发展过程中的外部环境约束和自身组织和能力缺陷问题，也日渐凸显。目前，中国食品行业协会几乎都不同程度地面临着政府对协会放权不够，缺乏法律规范和政策扶持、自主治理机制不健全、能力建设亟待加强等一系列问题，食品行业协会在食品安全治理中的潜力，有待进一步挖掘。因此，作为现代食品安全治理体系的重要组成部分，如何为食品行业协会发展提供更为良好的外部环境和有效的自我发展机制，是推动食品行业协会健康发展、加强行业自律监管必须正视的课题。

（一）重塑食品安全"合作治理"新理念，提高对食品行业协会自律监管的认识

面对现代社会食品安全问题的复杂性特质，必须重塑我国的食品安全监管理念。要充分认识到中国食品安全问题的复杂现实，任何单一监管主体，均难以实现食品安全治理的全部职能，均不具有在短期内挑起确保13亿人口食品安全重任治理目标的能力。从发达国家的成功经验来看，行政监管、法律干预和行业自律，共同构成了规范食品市场秩序、确保食品安全治理目标

实现的制度基础。

面对不断升级的食品安全危机，应对日趋严峻的食品安全监管形势，必须打破"全能政府"理念下的"政府垄断"型监管模式，树立现代食品安全多元主体"合作治理"的新理念。按照这一新理念，摒弃公共行政等于政府行政的狭隘观念，在进一步强化和提高政府行政监管能力的同时，应大力推进非政府公共行政，充分整合社会资源，加强社会性监管，引进以行业协会等自律性组织为代表的社会力量，构建多元主体在食品安全监管领域的合作治理。

（二）食品行业协会发展亟待解决的法制基础，推进食品行业协会自律监管的立法建设

我国食品行业协会的管理存在亟待解决的法律缺位问题。推进食品行业协会的自律监管，食品行业协会的运行和管理必须纳入法制化轨道。"我国目前的法律体系是以社会系统的二分法为基础的，市民社会这个中间层在立法时很少给予考虑"。[8] 目前，作为食品行业协会成立和运作主要法律基础的《社会团体管理条例》，仅仅是对 1989 年 10 月发布的原条例的简单修订，实质上并无重大原则性修改，其对行业协会与其他社团组织的管理以政治性、行政性因素为主，带有浓厚的计划经济色彩，并体现出较为强烈的"管控"倾向，已经不能适应新形势和新条件下行业协会发展的现实需要。

鉴于转型期我国食品安全问题的严峻形势，建议可以考虑以食品行业作为试点，加快行业协会的立法工作，推进食品行业协会的单行立法和分类管理研究，为全国性行业协会立法创造条件和积累经验。参照国际上关于行业协会的立法经验，在总结食品行业协会立法试点实践的基础上，应制定专门的《行业协会法》，进而在《行业协会法》的基本原则和法律框架下，通过配套的法律法规，对食品行业协会的性质、宗旨、原则、设立条件和程序、组织结构与基本职能、会员权利与义务、治理结构与运行机制等作出明确规定。进而，强化食品行业协会的法人治理，赋予其独立的法律地位，为其独立、自治功能的有效发挥提供法治保障。同时，要在法治框架内合理界定政府行政监管与食品行业协会自律监管的职能边界，为食品安全治理中的政府职能部门与食品行业协会的合作治理奠定法治基础。

（三）改革双重管理体制，提升食品行业协会在现代食品安全治理中的主体地位

政府的宏观管理体制，对于行业自律组织的产生与发展，起着至关重要的作用。从食品行业协会的体制基础分析，我国现行的民政和业务主管部门对行业协会的"双重管理"体制，是食品行业协会独立性不强、自治基础薄弱、职能发挥有限的体制性根源。

"双重负责管理体制"是在计划经济体制下国家在对社会团体归口管理的实践中形成的一种制度安排。这种制度安排首先是出于满足政府部门的管理需要和规避相关风险的需要设置，而不是以促进社会组织的发展为目标的。"[9] 此种"管控"取向的管理体制，实际上否定了行业协会的自治性质，使行业协会无法履行其契约原则和民主原则，难以真正成为会员企业所信赖的组织。在相当程度上而言，"双重管理体制是现行行业协会管理体制滞后的关键因素，双重管理体制一方面为主管部门延续部门特权提供了制度保障，另一方面也给市场领域内生需求的实现设置了制度障碍"。[10]

因此，必须加快推进现行的双重管理体制改革，改革的基本方向是要改变既有体制对行业协会的"控制型管理"取向，转向以扶持和培育为基本价值取向；改革的基本目标是还原食品行业协会的民间性和独立性，按照"企业创办、市场运作、政府扶持"原则，整合现有行业协会资源，实行"政会分开"，推动其向民办民营、自主管理、自我服务方向发展；改革突破口和基本路径则是取消"双重许可"的设立制度，逐步实现行业协会与其业务主管单位相脱离，打破食品行业协会发展的体制性障碍和束缚。

在改革双重管理体制的基础上，推进政府职能部门与食品行业协会在食品安全管理领域的合作治理，实现政府行政监管与行业协会自律监管的良性互动，还有赖于法治框架下的政府管理理念转变和政府职能的进一步调整。现阶段行业协会发展的关键在政府。一方面，以《中华人民共和国食品安全法》的出台和实施为契机，进一步推进政府食品安全管理的理念和职能转变，加大对食品行业协会的扶持和引导，把可以通过自律性管理更好实现的行业管理职能，移交、授权或者委托给食品行业协会行使，使政府从行业组织可以更好发挥作用的食品安全特定监管领域中退出来，为食品行业协会的成长和自律监管功能的发挥，释放必要的空间；另一方面，加快推进食品行业协

会立法工作，在法治框架内明确食品行业协会的独立主体地位和自律监管职能，打破行业协会对政府的依从关系，并明确界定政府行政执法和行业自律监管的职能边界，建立政府行政监管与行业协会自律监管的基础制度架构，从制度安排上明确食品行业协会与政府同为食品安全治理主体的平等地位，推进食品安全领域政府监管与行业协会自律监管的合作治理。

（四）完善自主治理结构，加强食品行业协会自身能力建设

食品行业协会发展成长的最大动力，来自于会员企业对自我利益的追求。会员企业的共同利益是食品行业协会生存发展的生命之源。食品行业协会只有真正代表行业的整体利益，切实维护和实现内部成员的共同利益，在此基础上，才能担负起行业管理和行业自律的公共职能。这是食品行业协会自律功能有效发挥的社会合法性基础。如果食品行业协会缺乏独立性、代表性，缺少行业管理的实际职责和权限，则其必然难以获得企业的认同和信赖，导致自身权威性和公信力的丧失。换言之，如果企业可以通过其他渠道绕过食品行业协会而达成自身的利益诉求，那么食品行业协会的作用也就被规避和抵消了，其功能优势自然无法发挥，自律监管功能也就难以真正实现。由此，提高食品行业协会的代表性，确立能够实现会员利益保护的自主治理结构，是其自律监管功能有效发挥作用的社会基础。

加强食品行业协会自我管理，完善内部组织机构，健全民主治理机制，推进自主办会。参照现代公司治理结构，建立会员大会、理事会和监事会分权制衡的现代行业协会管理运行机制，实行理事会领导下的秘书长日常负责制，理事会成员、会长、秘书长等均按照民主程序选举产生，实现"领导人自选、经费自筹、决策自主、运行自由、责任自担"[11]，还原其自治本质，使食品行业协会真正成为自我管理、自我教育、自我服务、自我协调、自我约束的行业自治组织。另一方面，必须强化服务意识，提高服务能力，加强食品行业协会人力资源队伍建设，推进其在行业规划与管理、行业标准制定、技术咨询提供、信用体系建设、市场监管、人才培训等方面进一步发挥作用，从而通过切实履行服务职能，提升对行业企业的吸引力和社会公信力，并通过开展行业服务、争取社会捐款或赞助、承担政府授权或委托工作、争取购买服务事项等多种方式筹措经费，增强自身可持续发展能力。

（五）调整优化食品行业协会布局，提高食品行业协会的行业代表性

中国的食品行业协会从 20 世纪 80 年代初开始出现，经过三十多年的发展，目前已经初具规模。但从总量看，食品行业协会仍然偏少，在全国行业协会中所占比例偏低，行业覆盖面窄，代表性不足，制约了行业自律功能的有效发挥。

因此要进一步放宽政策限制，给予行业协会更大的自主发展空间，积极培育和扶持市场内生和企业自发组建的食品行业协会；同时，对既有食品行业协会进行存量优化，建立健全行业协会进入和退出的机制，对一些名称相似相近、业务交叉重复、分类过细的食品行业协会，应通过平等竞争进行归并重组；而对一些名不符实，行业代表性不强，公信力不高，不能代表和维护会员利益，且长期不开展业务活动，内部管理混乱，以及违法、违规的食品行业协会，则应由登记管理机关予以注销或依法撤销。在此基础上，进一步优化食品行业协会布局，扩大食品行业协会履盖面，提高食品行业协会的行业代表性。

（六）加强食品行业协会自律管理体制建设，发挥其食品安全诚信体系建设的主体地位

总体而言，目前我国食品行业协会的自律监管意识不强，自律机制不健全，自律监管能力有待提高，相当一部分食品行业协会仅仅发挥了搭建会员企业交流平台的功能，在行业自律方面则基本无所作为。针对我国食品行业协会发展的现实状况，推进食品行业协会自律监管功能发挥，可着重从以下两方面入手。

第一，推进食品行业协会自律管理体制建设。

行业自律组织的自律监管源于自律组织参与者的合意，其规则具有契约属性。食品行业协会要发挥自律监管职能，必须建立和完善行业自律性管理体制和约束机制，首要的就是要建立健全自律规则体系，并以此规范、约束会员企业的各种违法违规和机会主义行为，维护市场秩序。这是实现行业协会自主管理、自我发展、自我教育、自我约束的制度基础。同时，鉴于食品行业协会的行规、行约等自律规则体系，其建立和运行的基础为契约关系，

建议以立法的形式，进一步明确食品行业协会作为自律组织的监管职责和权力，参照国际经验和做法，将通行的属于食品行业自律组织自律管理的事项直接在法律中予以明确，以此提高食品行业协会自律管理的效力和权威。

第二，发挥食品行业协会在食品安全诚信体系建设中的主体地位。

党的十七大报告指出"促进国民经济又好又快发展，要完善现代市场体系，健全社会信用体系"。市场经济本质上是信用经济，良好的社会信用体系是建立和规范市场经济秩序的基础和保障。要充分发挥食品行业协会在食品行业信用体系建设中的主体地位，进一步推动食品行业协会开展行业信用调查、签订行业诚信公约、加强诚信教育培训、建立行业企业信用档案、诚信信息披露制度、奖惩制度、黑名单公示制度等，对食品安全情况进行跟踪监测，以行业信用评级及奖惩机制等手段，提高会员企业的社会责任意识，提高从业人员职业道德水准和业务素质，使以行业自律推动市场"优胜劣汰"的竞争机制真正发挥作用，防止食品行业出现"劣胜优汰"的"逆向选择"，推动企业自觉地守法、守信、守德。

五、结语

转变食品安全管理理念，推动食品行业协会等行业自律组织参与食品安全监管，构建自律和他律并行的多元化监管体系，是国际食品安全治理的基本经验和发展趋势。

当前，我国食品行业协会自律监管功能缺失的原因，既有法律制度缺失等外部环境因素的影响，也有自身发展能力等的内在缺陷制约，只有通过系统性的改革创新，才能得到解决。要通过进一步健全食品行业协会的法治基础，改革完善食品行业协会管理体制，提升食品行业协会的能力建设，优化食品行业协会的布局，加强食品行业协会自律管理体制和诚信体制建设等，确立食品行业协会在食品安全治理中的主体地位，推动其自律监管的功能的有效发挥。

参考文献

[1] 张成福, 党秀云. 公共管理学[M]. 北京:中国人民大学出版社, 2001

[2] 耿弘, 童星. 从单一主体到多元参与——当前我国食品安全管制模式及其转型[J]. 湖南师范大学社会科学学报, 2009(3)

[3] [美]丹尼斯·C. 缪勒. 公共选择理论[M]. 杨春学译. 北京: 中国社会科学出版社, 1999

[4] 鲁篱. 行业协会经济自治权研究[D]. 重庆: 西南政法大学博士论文, 2003

[5] 周俊, 郁建兴. 行业组织参与社会管理: 基于温州商会的研究[J]. 中共宁波市委党校学报, 2009(3)

[6] 哈耶克. 法律、立法与自由: 第一卷[M]. 邓正来等译. 北京: 中国大百科全书出版社, 2000

[7] 张静. 法团主义[M]. 北京: 中国社会科学出版社, 1998

[8] 侯怀霞, 邴辉. 论行业协会的功能——从市场规制法的视角[J]. 太原大学学报, 2005(3)

[9] 周红云. 中国社会组织管理体制改革:基于治理与善治的视角[J]. 马克思主义与现实, 2010(5)

[10] 贾西津, 沈恒超, 胡文安等. 转型时期的行业协会[M]. 北京: 社会科学文献出版社, 2004

[11] 徐乃平. 加强政社合作促进政社互动——上海建设新型政社合作互动关系的探索与实践[J]. 社团管理研究, 2008(6)

社会力量在食品安全危机处理中的作用

张臻竹

在食品安全危机处理中的社会力量大致分为三个方面：一是媒体；二是社会团体、行业协会等；三是民众，本文就从这三个方面展开思路：

一、媒体

媒体在食品安全问题中不容缺席，主要表现在以下几个方面：

（一）媒体力量存在的重要性

在对食品安全的监控过程中，新闻媒体有着举足轻重的地位，因为我国目前食品行业的发展不平衡，企业、产品良莠不齐，相关法律条例不健全，有关食品质量安全生产的信息透明度低，单纯依靠行政管理部门，消费者很难彻底实现消费知情权，这就需要媒体用新闻舆论来实施监督。

新闻舆论监督对食品安全的重要作用具有国际性，如：美国是世界上市场经济最发达的国家，在管理市场经济的实践中积累了丰富的经验，其中著名的食品召回制度也少不了媒体的参与。

美国食品召回的大致过程为：企业制定的缺陷食品召回计划经农业部食品安全检疫局（FSIS）或食品和药品管理局（FDA）认可后即可以实施。首先由 FSIS 或 FDA 在自己的网站上或向新闻媒体发布召回新闻稿，然后由企业通过大众媒体公布经 FSIS 或 FDA 审查过的、详细的食品召回公告，最后在 FSIS 或 FDA 的监督下企业召回缺陷食品，对缺陷食品采取补救措施或予以销毁并同时对消费者进行补偿。当 FSIS 或 FDA 认为企业已经采取了积极有效的措施，缺陷食品对大众的危害风险降到了最低时，召回结束。

我国目前的食品安全形势严峻。据统计，我国每年食物中毒报告例数约为 2 ~ 4 万人，专家估计这个数字尚不到实际发生数的 1/10。我国入世后，贸易伙伴的绿色壁垒对我国出口产品的影响也日益显见。国内外形势迫使我国的食品安全和环境标准要尽快和国际接轨。

面对不容乐观的食品安全形势，有良知的媒体履行了神圣的责任。媒体的作用就是要查出问题、找到隐患、揪出害群之马。在目前食品安全发展阶段这种作用显得尤为重要。

（二）媒体力量存在客观性、必然性

当代新闻媒体具有告知、启迪、监督三大社会功能。[1]

媒体力量之于食品安全，就是媒体在新闻舆论监督方面对经济环境的净化和维护。这种力量的存在有着不可替代的客观性。

同其他社会监督方式相比，媒体对食品安全所展开的舆论监督具有以下独特优势：第一，不受地域限制对食品行业进行全方位扫描；第二，干预迅速，针对"顽症"问题有一定的突击作用；第三，社会成本低廉。如果说隐蔽是造假的特性的话，那么曝光和公开性则是媒体的本能。

从我国市场经济发展运行规律看媒体对食品安全问题的一系列曝光绝不是偶然现象，而有其历史的必然性。

打假治劣是政府执法部门的职责，但是在中国打假治劣是没有历史经验可以借鉴的。一些地方假冒伪劣商品泛滥。除了行政执法部门监管不力外，还存在着一定的执法盲区。新闻媒体有着独特的敏感性，必然会对一些假冒伪劣现象进行曝光，从而提醒监管部门引起重视并代表公众监督相关部门对假冒伪劣现象依法行政。

当今社会需要的是有良知的媒体。所谓良知就是一种责任意识，就是追求新闻传播的济世意义、普世价值和对人的终极关怀。本着这些而办的媒体才是有良知的媒体，才能对社会转型期的食品安全进行有效的监督。

（三）媒体在食品安全问题中的角色定位

"雷达"先行，搭建沟通桥梁。从近两年媒体报道的内容来看，媒体把事关人民大众切身利益的民生新闻作为增强自身竞争力的主打"产品"。在报道食品安全问题上，媒体要遵循危机沟通原则中的"速度第一"，及时发现和报道发生的事件。同时，为了更好地与老百姓沟通，不少媒体开辟了排忧解难的"新闻热线"或者揭示突发事件的"爆料热线"，用"真诚沟通"的原则，以诚意、诚恳、诚实的态度，与公众进行良好的沟通，说明食品安全事件的发展情况。这样一来，食品安全问题的信息源便掌握在媒体的手中。

"显微镜"透析，切中要害。媒体在发挥出"雷达"收集信息快且多的特点，全面平衡地分析食品安全事件后，接着就要担当起"显微镜"的角色，在危机报道"责任承担"原则的指导下，透析出其中的问题根源和责任。媒体在报道食品安全事件中要注重平衡报道，将全面且权威的信息传播给公众，切中要害。在报道中，媒体应该及时地咨询相关专家，让专家用科学的数据进行评估，告诉公众这种食品是否真的存在有害物质，要食用多少才会有害。因此，媒体在遇到食品安全事件的时候要尽快地让专家进行评估，用"显微镜"进行全面分析，不要在第一时间内便妄下结论，造成不利于社会安定的轰动性效应。

充当"指南针"，正确引导舆论。在危机报道的原则中，还包括了系统运行原则和权威证实的原则。将这两个原则运用到食品安全事件的报道中，就是媒体要负起责任，通过议程设置来当好政府和人民的喉舌，要通过权威部门和专家的证实来化解危机。

在面对食品安全的重大事件中，媒体应当通过议程设置来全面报道事件以及科学家的权威观点，从公众的切身利益出发，正确引导舆论，帮助公众以清醒的头脑理智分析这些事件，认识食品安全的真正问题所在，建立良好的饮食习惯。这种正确的舆论导向可以消除公众心理的恐慌，进而给社会稳定发展带来积极的作用。

总之，媒体在宣传食品安全问题时要体现社会责任，应客观、专业、真实，既不能隐报瞒报，也不能夸大其词、哗众取宠。

（四）媒体之间及媒体与法制、监管部门的协调信息互动分析[2]

电视、平面、网络等媒体都有着自身不可替代的优势，随着市场传媒的良性发展，不同媒体之间的合作会越来越密切和频繁。食品安全的典型性新闻事件也愈来愈受到更多媒体的共同关注。一些典型的食品安全事件新闻随着各家媒体对所属受众的传播，很快轰动全国。有人把这种现象称之为媒体的合力，即指在新闻舆论监督过程中，各种传媒(包括报刊、电视、广播、网络媒体等)和其他舆论工具所产生的综合影响力。从根本上说作用于食品安全领域的媒体合力主要来源于媒体在舆论监督过程中的两种作用力。

一是强势作用力。新闻媒体所掌握的媒介权力以及媒介与现行政治体制的结合使各种媒体在舆论监督时都能集中力量密切配合，从而产生一种威力巨大的强势作用力。

二是共振作用力。不同媒介间的共振作用力来源于各媒介在舆论监督过程中对某一重要主题进行同步报道，由于各有特色，各有侧重点，最终的结果是互相促进，在受众中产生巨大的反响。

同时，政府监管部门可以联合多家新闻单位，成立如类似食品药品监管记者联谊会这样的组织，以积极的方式促进食品安全工作的迅速开展。以方便消费者了解食品安全信息，加强食品安全监管方面的宣传力度，满足百姓的知情权。该组织在监管部门的统一协调下，紧紧围绕广大人民群众普遍关心、关注的食品安全问题，开展相关新闻采访，并积极协助监管部门就食品安全问题，加强监管，以确保百姓的饮食更加安全。食品药品监管部门还将定期召开新闻发布会，向成员单位提供有关食品安全监督方面的法律、法规、政策和监管动态，以及相关的新闻信息和新闻线索。这样，通过食品药品监管部门同新闻单位的信息互动，消费者能及时准确地了解到食品安全及管理方面的最新动态，从中认知并熟识各种食品安全知识，了解食品药品监督管理部门监管方面的准确信息，做到舆论监督更加透明化，食品安全管理更加彻底，百姓饮食安全更加有保障。

二、社会团体、行业协会

食品安全作为"公共产品"，政府能够也应当承担更多的责任。当前很多的食品安全问题需要通过强大的科研力量、有效的控制措施和食物链中的种植者、饲养者、加工者、销售者直至消费者之间的充分合作来解决，行业协会良好的自律机制可以有效地减轻政府的监管压力，有利于食品安全管理工作的开展。

（一）加强行业管理，发挥行业协会等组织对生产经营者的约束作用

社会组织是当代发达国家食物质量安全管理体系中不可缺少的重要组织基础。为适应食物质量安全管理体系发展的需要，我国应借鉴发达国家的成功经验，在广泛发动社会组织主动参与的基础上，创新性地建立政府与社会组织合理分工的高效食物质量安全管理体系，将食物质量安全管理由政府推动逐步转化到政府和社会各界职责明确、共同推进，实现我国食物质量安全管理体系突破性进展。

由食品产业链相关企业的主要厂商组成的行业协会可以在保证食品安全的过程中发挥积极的作用。行业协会的主要优势在于其成员置身食品行业中间，对于食品安全拥有比政府和消费者更多的信息。行业协会的主要作用是促进行业自律，向消费者推荐优质食品，对不合格食品进行曝光。政府的作用在于对行业协会进行必要的治理，对其推荐的产品进行突击检查和必要的抽查，对行业协会进行资信评价。[3]

在加强政府监管的同时，要充分调动、发挥和保护市场主体及经济合作组织在食品质量安全管理中的积极性和创造性。积极推进产业化龙头企业带基地、农业合作经济组织带基地、批发市场和连锁超市带基地等食品质量安全管理模式，提高农产品生产和农民进入市场的组织化程度，创新生产者和经营者的利益联动机制和约束机制，以推动标准化生产、产业化经营和规范化管理，提高规模效益，实现农业生产方式的转变，带动食品质量安全整体水平的提高。此外，利用行业协会的促进作用，推动食品生产的规模化对于提高食物安全管理的效率尤为重要。

（二）发挥社会团体的作用，建设应急救援队伍

要切实发挥工会、共青团、妇联等人民团体在动员群众、宣传教育、社会监督等方面的作用，重视培育和发展社会应急管理中介组织。充分发挥公安消防、特警以及武警、解放军、预备役民兵的骨干作用，形成不同层级的应急救援队伍，各专业应急救援队伍各负其责、互为补充，企业专兼职救援队伍和社会志愿者共同参与的应急救援体系。加强各类应急抢险救援队伍建设，改善技术装备，强化培训演练，提高应急救援能力。建立应急救援专家

队伍，充分发挥专家学者的专业特长和技术优势。逐步建立社会化的应急救援机制，大中型企业特别是高危行业企业要建立专职或者兼职应急救援队伍，并积极参与社会应急救援；研究制订动员和鼓励志愿者参与应急救援工作的办法，加强对志愿者队伍的招募、组织和培训。

三、民众

发挥基层群众的力量，一方面是发动他们协助监督食品安全问题，消费者对食品风险态度的显著特征表现在对食品安全风险的科学认识上的差异性。即使科学证据足够充分，这种认识的差异性依然存在，其原因如下：（1）自愿性与非自愿性。例如，消费者即使在已知风险的情况下，依然选择购买可能产生危害的食物；（2）危害的严重程度；（3）对危害的了解程度；（4）弱势人群的风险，如小孩、孕妇；（5）风险的隐蔽性，可能造成癌症，但不会急性中毒；（6）专家的评价与建议。[4]

不同人群对食物安全风险种类的态度表现不一：科学家、教授等受教育程度较高的人群更为关注食物中的微生物危害；而普通消费者却更关注食物中的杀虫剂等化学物质带来的危害。而且市场竞争的结果可能导致食物安全的过量供给（即食物安全的真实性小于市场信息提供的安全性），显然，要改善消费者对食品安全的感知度，首先是能够提供真实、全面、及时的信息。由于公众获得食物安全的真实信息往往被不良的生产商所误导，所以就需要对公众进行必要的食物安全公共教育，了解食物的标签和信息标识以及食品安全常识方面的基本知识，在缩小食品安全的不对称信息方面发挥他们的力量。

另一方面要宣传普及食品安全的常识，如食品安全基础问题的界定依据、食品安全问题的急救常识等；要以社区、乡村、学校、企业等基层单位为重点，全面加强应急管理工作。充分发挥基层组织在应急管理中的作用，进一步明确行政负责人、法定代表人、社区或村级组织负责人在应急管理中的职责，确定专（兼）职的工作人员或机构，加强基层应急投入，结合实际制订各类应急预案，增强第一时间预防和处置各类突发公共事件的能力。社区要针对群众生活中可能遇到的突发公共事件，制订操作性强的应急预案，经常性地开展应急知识宣传，做到家喻户晓；乡村要结合社会主义新农村建设，因地制宜加强应急基础设施建设，努力提高群众自救、互救能力，并充分发挥城镇应急救援力量的辐射作用；学校要在加强校园安全工作的同时，积极开展公共安全知识和应急防护知识的教育和普及，增强师生公共安全意识；企业特别是高危行业企业要切实落实法定代表人负责制和安全生产主体责任，做到有预案、有救援队伍、有联动机制、有善后措施。地方各级人民政府和有关部门要加强对基层应急管理工作的指导和检查，及时协调解决人力、物力、财力等方面的问题，促进基层应急管理能力的全面提高。

参考文献

[1] 张京环. 论食品安全中的媒体监管责任[D]. 保定: 河北大学硕士论文. 2006

[2] 张国霞. 论舆论监督对食品安全的作用[J]. 中国食品药品监管, 2006(4)

[3] 吴光秋. 媒体力量与食品安全[J]. 中国广播电视学刊, 2004(8)

[4] 谢明勇, 陈绍军. 食品安全导论[M]. 北京: 中国农业大学出版社, 2009

食品企业社会责任的担当与实现

贾旭花

企业社会责任（Corporate Social Responsibility，简称 CSR）是企业与关键利益相关者的关系、价值观、遵纪守法以及尊重人、社区和环境有关的政策和实践的集合。它是企业为改善利益相关者的生活质量而贡献于可持续发展的一种承诺。[1] 从利益相关者的角度来看，企业社会责任就是企业要对各种类型的利益相关者负责，并且企业的生存依赖于企业与这些利益相关者之间的相互作用。[2] 而就食品企业而言，尽管构建企业与各个利益相关者之间的和谐关系亦是其社会责任的应有之义，但食品企业应当承担的最根本、最核心、最低限度的社会责任就是保障食品安全。众所周知，为改善我国目前所面临的严峻的食品安全形势，尽管国家制定了《食品安全法》，监管部门也加大了监管力度，但这些举措并没有从根本上缓解我们所面临的食品安全困境。毋庸置疑，制定和完善食品安全立法以及强化监管部门对食品安全的监管义务与责任是保障食品安全的必然举措。但法律总是滞后的，而监管也是有限的，它不可能普遍作用于食品生产、流通以及消费的所有领域和所有环节。因此单纯依靠法律和监管并不能彻底解决我国目前所面临的严峻的食品安全问题，而鼓励、引导和规范食品企业积极承担起保障食品安全的社会责任才是构筑食品安全不溃之堤最坚固的基石。

一、食品企业社会责任担当现状

对于企业的社会责任，我国《公司法》第五条规定"公司从事经营活动，必须遵守法律、行政法规，遵守社会公德、商业道德，诚实守信，接受政府和社会公众的监督，承担社会责任。"但遗憾的是《公司法》对于企业社会责任除了规定这个宣示性条款外，并没有将这一义务嵌入到公司的治理结构以及经营流程之中。而《食品安全法》对食品生产经营者的社会责任虽然也进行了明确规定，即"食品生产经营者应当依照法律、法规和食品安全标准从事生产经营活动，对社会和公众负责，保证食品安全，接受社会监督，承担社会责任"。但该规定同样也是一个宣示性条款，单纯从立法层面而言，食品生产经营者是否承担保障食品安全的社会责任主要取决于其自身的自律意识和道德要求。

从现实层面来看，《食品安全法》的出台以及监管力度的加强并没有使食品企业自觉地承担起保障食品安全的社会责任，恰恰相反，《食品安全法》出台后出现的"王老吉"凉茶事件、农夫山泉和统一企业"砒霜门"事件、地沟油重返餐桌事件以及化学火锅事件等层出不穷的食品安全事件更让人触目惊心。而社会公众和媒体在习惯性地指责监管部门监管缺失之余，也开始意识到食品生产经营者才是保障食品安全的源头，而食品企业社会责任的担当也因此受到越来越普遍的关注。根据清华大学媒介调查实验室对"食品企业社会责任认知"网络调查的结果显示，90%以上的人知道食品企业的社会责任并表示关注，85%的人认为产品质量是影响企业社会责任认知度的主要因素，90%的人认为企业应该严把产品质量关，多数人认为改善食品安全问题，政府和企业的责任并重。

但遗憾的是，面对社会公众对食品企业承担保障食品安全社会责任的普遍期待，食品企业自身却选择了回避，根据商道纵横发布的《2010年中国企业可持续发展报告研究》(下称《报告》)数据显示，2010年我国共有702家企业发布了703份社会责任报告，这一数字同比增长30%。但其中发布报告的食品企业仅8家，且多数回避食品安全问题，而且没有一家食品企业在报告中针对食品添加剂进行说明，也极少有食品企业通过报告披露供应链上执行的政策或标准。对于出过食品安全问题的企业，报告则直接回避相关问题或仅在事件爆发时纳入报告，等风波过后再无下文。报告举例称，双汇未将"瘦肉精"事件纳入报告；乳业巨头伊利、蒙牛曾在2008年企业社会责任报告中对三聚氰胺事件做了阐述和反思，但此后的报告未再提及对三聚氰胺的管理。

二、食品企业社会责任缺失的原因分析

食品企业对其应承担的社会责任之所以普遍缺乏担当，固然与其社会责任意识落后、承担社会责任的能力薄弱、政府监管不到位以及缺乏规范的企业社会责任标准等因素有关，但笔者认为核心原因在于两方面。

一方面是食品企业过度强调了资本的逐利性，而忽视了资本的伦理性。逐利性固然是资本的自然属性，但资本也有其社会性，也应当承担相应的社会责任，而且在整个社会伦理关系体系内，企业追逐利润的经济活动也是其承担社会责任的一种具体形式。但问题在于它并不等同于企业社会责任本身，而且资本逐利的本性使其不可能以道德的温良取悦社会公众，因此，企业在追逐利润的过程中会本能地忽略其在整个社会伦理体系中的定位，而将追逐利润当作唯一的价值和终极的目标，尤其是当企业追逐利润、财富与担当伦理和社会责任发生冲突时，企业的社会责任就会被抛却脑后，伦理也会沦为财富的婢女。

另一方面是在我国食品领域，资本的逐利本性没有得到有效的规范和节制。资本具有两面性，而资本赖以生存的生态环境直接决定了资本生存状态的选择。换言之，企业的具体经济目标取向及其手段选择以及在社会经济生活中社会责任的担当状况都直接受企业所处的社会法治环境制约。成熟的、完善的社会法治环境不仅可以规范和节制资本的逐利本性，还可以引导企业在"本乎律令"的意义上担当起社会责任；反之，不成熟、不完善的社会法治环境不仅无法唤起企业承担社会责任的良知，还会进一步放纵资本的逐利本性。当前，我国食品企业之所以一味追逐利润，而无视、漠视甚至肆意践踏应当承担的保障食品安全的社会责任，原因在于我国当前食品安全规范体系的不完善、食品监管部门的不作为以及食品安全标准的滞后和缺乏等共同放纵了食品企业资本的逐利本性。

食品企业社会责任的真正实现必须从企业自身建设以及政府外部规制两方面入手。对食品企业而言，一方面应当通过增强企业社会责任感，从主观上提升企业承担社会责任的自觉意识；另一方面应当通过加强企业食品安全管理制度建设，从客观上提升企业承担社会责任的能力。而就政府而言，政府应该适时充当起资本社会属性的执行者和监管者，通过规范食品安全标

准、加大食品安全事故的惩罚力度以及构建食品安全信息平台等措施来遏制资本的逐利性，阻止或最大程度地减小资本逐利性对公共利益的损害与冲突，威慑、鼓励和引导资本伦理性和社会性的回归。

三、食品企业社会责任的实现途径

（一）增强企业社会责任感是实现食品企业社会责任的前提

如前所述，单纯从立法层面而言，食品企业是否承担保障食品安全的社会责任主要取决于其自身的自律意识和道德要求。而在我国当前经济转型过程中，很多食品企业在发展中也出现了只讲经济效益不讲社会责任的倾向，急功近利，惟利是图，甚至见利忘义，只追求自身利益，忽视甚至牺牲公众和社会利益的行为。[3] 诚然，从企业运营角度而言，食品企业社会责任的承担肯定会在短期内增加企业生产成本，影响企业的短期效益。但从食品企业持续发展角度来看，食品企业要生存和发展就应当树立承担保障食品安全社会责任的自觉意识。因为在十二五经济转型期间，随着收入分配结构的调整、保障型政策的逐步落实、城市化进程的加速以及促进消费扩大内需政策的引导，我国将迎来国内消费需求持续旺盛的大众消费主导型经济阶段。而目前普遍存在的那些信息不对称造成的消费尴尬、承诺不兑现带来的消费苦恼、质量不达标引起的消费价格贬值等企业社会责任缺失的问题，单纯依靠花样翻新的营销策略是绝对不可能解决的。食品企业如果希望自身做强做大、处于行业不败之地，就应当把保障食品安全的社会责任融入到企业投资、管理、市场开拓和文化建设的全过程，使企业社会责任成为增加企业价值、提升企业竞争力的宝贵资源。

当然，只有承担保障食品安全社会责任的自觉意识和自律精神是远远不够的，企业要将其保障食品安全的社会责任落到实处，还需要建立相应的制度保障。

（二）强化企业食品安全管理制度建设是实现食品企业社会责任的基础

按照《公司法》的规定，企业内部规章制度属于企业内部自治范畴，而《食品安全法》为保证食品生产经营企业能真正承担起保障食品安全的社会责任，将本属于企业内部自治的生产经营制度纳入法治的范畴，使其成为所有食品生产经营企业必须遵循的法定义务。为此，我国《食品安全法》第四章对食品生产经营企业在保洁卫生、禁止生产经营食品范围、生产经营许可制度、生产过程规范、原料采购、标签要求、食品经营、食品召回等方面均作了详细的主动性责任义务规范。[4] 但当前的现实情况却是我国食品行业普遍存在着企业规模大小不一、质量保证能力参差不齐、质量管理水平差距较大等诸多问题，很多食品企业习惯于被监督，认为保障食品安全是政府监管部门的事情，而不是自己应当承担的社会责任，尽管《食品安全法》第 32 条明确要求"食品生产经营企业应当建立健全本单位的食品安全管理制度，加强对职工食品安全知识的培训，配备专职或者兼职食品安全管理人员，做好对所生产经营食品的检验工作，依法从事食品生产经营活动"，但是仍然有为数不少的食品企业不仅不依法建立本单位的食品安全管理制度，还千方百计地利用一些所谓的"高科技"钻法律法规和标准的空子，生产危害公众身体健康和生命安全的食品。

显然将食品企业的生产经营制度纳入法制轨道并未从根本上解决上述问题，因为这些旨在保障食品安全的制度要求都必然会增加企业的生产经营成本；而对以追逐利润为目标的企业来说，即便这些要求都源自法律，但在监管不能完全覆盖、标准尚不完善、消费者又不知情的情况下，企业主动按照法律规定从事生产的积极性就不会很高。从某种程度上讲，企业食品安全管理制度建设绝不是食品企业自主选择的结果，而是法律强制和责任威慑的结果。换言之，只有严格执行《食品安全法》关于食品安全管理制度的法律规定，并对违反规定的食品企业进行严厉惩处，食品企业才会基于自身利益的考虑不断完善食品安全管理制度，才会按照法律要求从原材料进厂到生产的各个环节以及产品最终出厂销售全过程确定关键控制点和关键控制要素，配备合格的监测人员和检测设备，设立企业内部质量控制、质量监测和质量可追溯体系，全程监测和控制食品生产，才能尽量减少或避免食品安全问题的出现，从而切实承担起保证食品安全的社会责任。

（三）健全食品安全标准是实现食品企业社会责任的根本保证

标准是生产的准则与依据。良好的标准及其制定是产生合格产品之保证。而食品安全标准则是衡量食品安全与否的标尺，目前我国食品安全标准包括国家标准、地方标准以及企业标准，但无论何种标准，其最终的承载者是产品质量，主要实施者则是企业，依法、合理的标准化虽然属于企业生产经营权，但是同时也是企业的一项义务，一项对产品质量负责，对消费者负责，对行业负责，对社会负责的义务，是企业社会责任的主要体现。[5] 而就我国当前的食品安全标准而言，其中的国家标准和地方标准是食品生产必须遵循的，而企业标准的制定则有两种情形，一是企业生产的食品没有食品安全国家标准或者地方标准的，应当制定企业标准，作为组织生产的依据；二是企业生产的食品有食品安全国家标准或者地方标准的，国家鼓励食品生产企业制定严于食品安全国家标准或者地方标准的企业标准。但问题在于，尽管我国《食品安全法》规定由卫生部对现行的食用农产品质量安全标准、食品卫生标准、食品质量标准和有关食品的行业标准中强制执行的标准予以整合，但统一的食品安全国家标准迄今尚未出台；而且即使国家食品安全统一标准出台，也不可能涵盖所有的食品安全标准，因此解决食品安全问题的关键还是食品企业自身应积极履行保证食品安全的社会责任，无论企业采取什么标准，都应符合《食品安全法》第8条"制定标准应当有利于保障安全和人民的身体健康，保护消费者的利益，保护环境"的原则性规定。

企业为了自身的可持续发展，还应当在国家标准的基础上制定更加严格的企业标准，正如全国政协委员、河北省农林科学院副院长王海波所言："食品安全国家标准只是一个最基本的标准，企业不能只满足达到国家标准，要有预见性地制定高于国家标准的企业标准，勇于承担企业的社会责任。"毋庸置疑，食品生产企业无论是在哪种情况下制定的企业标准都会增加企业生产成本，影响企业的短期效益，但从企业的长远发展来看，高标准、严控制的食品安全生产理念不仅会大大减低企业潜在的食品安全风险，而且还将使企业取信于消费者，会在无形中提高企业在消费者心目中的知名度和美誉度，使企业获益无穷。

（四）加大食品安全事故惩罚力度是实现食品企业社会责任的制度保障

自觉的社会责任意识、健全的内部质量控制制度以及规范的食品安全标准尽管是保证食品企业承担其社会责任的基本保障，但保障食品安全这一沉重的社会责任单纯依靠企业的自觉和自律显然是无法实现的。食品企业作为市场主体，它也是趋利避害的，企业社会责任的承担都会在有形或无形中增加企业的运营成本。倘若立法者对积极履行社会责任的企业没有鼓励，对肆意违反社会责任的企业没有惩戒或惩罚力度不够，最终的结果无疑就是所有的食品企业都将社会责任抛诸脑后，置社会大众的生命健康与安全于不顾，不择手段一味追逐利益。目前我国食品安全事故之所以甚嚣尘上，其主要原因之一就是对违法者监督不力、惩罚不够。因此，笔者认为立法在加大食品安全事件的惩处力度的同时，各级政府还应当借助我国当前经济结构转型的契机，积极转变政府职能，重新确立政府相关职能部门在食品安全监管中的责任，建立食品安全的有效监督机制，积极探索一整套合理的食品企业社会责任评估系统和奖惩制度，用制度来引导企业自觉履行保障食品安全的社会责任，通过企业社会责任报告、政府定期或不定期公示以及社会公众广泛监督三个层面对企业是否承担保障食品安全的社会责任及其承担情况进行评价，从而将企业社会责任作为一个制度化、规范化的管理体系运行，进而使企业社会责任以法律的形式得到系统明确的规范。另一方面，政府应鼓励和扶持网络、电视、报刊等舆论媒介和消费者协会等社会团体对企业社会责任承担情况进行监督，形成多层次、多渠道的社会责任评估监督体系。

（五）构建食品安全信息公布平台是实现食品企业社会责任的助推力

信息不对称理论认为在市场经济活动中，各类人员对有关信息的了解是有差异的；掌握信息比较充分的人员，往往处于比较有利的地位，而信息贫乏的人员，则处于比较不利的地位。在食品消费领域，食品生产经营者与消费者之间的信息不对称不仅是食品安全事故频发的原因之一，也是食品企业无视食品安全责任的根本原因。尽管为缓解信息不对称问题，《食品安全法》规定国家要建立食品安全信息统一公布制度，但由于负责公布食品安全信息的主体并不包括食品生产经营者，加之信息公布的配套机制尚不健全，致使所发布的食品安全信息滞后、分散且过于笼统，并不能有效满足消费者对食品安全信息的需求。而《食品安全法》第42条关于食品标签制度的规范虽然可以视为食品生产经营者信息公开的一种法定形式，但由于标签所列事项的有限性，根本不可能满足消费者对食品安全信息的全部需求。

笔者认为政府应当从两方面入手来解决食品领域的信息不对称问题，一方面政府应当顺应消费者对政府机构的信任倾向，通过整合政府各监管部门关于食品安全信息的采集、分析和风险评估等职责分工，建立一个可供协调使用的信息库，使消费者从中可以查询到准确、及时、全面、透明的食品安全信息。另一方面，政府应当鼓励食品企业设立食品安全信息公布平台，一是企业可以借助该平台，将食品标签无法全部列示的关于食品的全部信息公布于众，这些信息可以包括但不限于食品的成分和配料，食品是否有添加剂以及添加剂的种类、分量和构成，企业所采取的食品安全保障制度、企业所使用的食品安全标准以及企业的食品事故记录等内容，从而满足消费者明明白白消费的需求，进而建立消费者对企业食品的信任。因为倘若没有取得并建立消费者对食品的信任，消费者的消极、逆向、不合作行为，都会迅速转化成局部的或全面的食品经营的灾难性事件。对食品提供者而言，失信者轻则一个企业（如南京冠生园公司），重则一个行业（如因三聚氰胺引起的乳制品），都会因信任危机而破产、倒闭，或市场被关联品替代而发生行业萎缩性危机。[6] 二是企业可以依靠该平台与消费者形成良性互动，及时掌握消费者对企业食品和食品安全举措的意见和建议，最大限度地降低企业的潜在风险和决策风险，最大程度地取信于消费者，进而为企业争取更多的消费者和更大的市场份额。

企业只有从思想上和行动上认真履行保障食品安全的社会责任，才能最终获得消费者的认可，得到国家政策和法律的支持，最终实现企业的可持续发展；政府必须通过制度规范和引导，才能促使企业自觉承担起保障食品安全的社会责任；而食品企业与政府监管部门二者的合力才能真正为社会公众建设一个安全放心的食品消费环境。

参考文献

[1] 王怀德. 企业缺乏社会责任原因探讨[J]. 价值工程, 2010, 29（20）

[2] 中国企业家调查系统. 企业家看社会责任[M]. 北京: 机械工业出版社, 2007

[3] 骆蕾. 我国食品企业社会责任现状研究[J]. 山东行政学院学报, 2010, 5（108）

[4] 王艳林. 中华人民共和国食品安全法实施问题[M]. 杭州: 中国计量出版社. 2009

[5] 罗海林, 杨秀清, 刘灿. 食品安全、标准化与消费者参与: 企业社会责任的经济法解读[J]. 山西财政税务专科学校学报, 2010（2）

[6] 王艳林. 我国《食品安全法》中的消费者保护[J]. 东方法学, 2009（2）

食品行业上市公司社会责任的履行

翟浩杰　王晓燕

一、食品行业企业社会责任的内涵

要了解食品行业企业社会责任的内涵就要先了解企业社会责任的内涵。企业社会责任这一概念最早是由谢尔顿[1]于 1924 年在其著作"The philosophy of Management"中提出来的，他认为企业的经营者应具有满足企业内外一切人类需要的责任，并且认为企业的社会责任远远高于企业的利益。1953 年，霍华德·博文[2]发表了《商人的社会责任》，在该书中他将企业社会责任定义为"商人对社会承担的义务在于执行的有关政策、作出的决策、采取的具体行动要符合整个社会的目标和价值"，博文对企业社会责任的定义是 20 世纪 50 年代主要的理论文献。到 20 世纪 70 年代，这一时期企业社会责任理论体系初步形成，在众多理论中，最具代表性的是 Carroll[3]提出的企业社会责任四部分定义，这四部分分别是：经济、法律、伦理和慈善。20 世纪，一方面发展理论，发展衡量社会责任的方法；另一方面要在实证中发展社会责任，用一些具体的指标来衡量企业社会责任。

目前，大家对企业社会责任的概念也没有形成共识，但是都比较认同广义的企业社会责任的概念，即基于利益相关者角度的企业社会责任概念，认为企业社会责任[4]就是企业"要对各种类型的利益相关者负责，并且企业的生存依赖于企业与这些利益相关者之间的相互作用"。由此推及到食品行业的企业，我们认为食品行业企业社会责任是食品企业不仅要对企业自身还要对和企业自身相关联的利益相关者，例如消费者、供应商、政府、社区、员工等负责。食品行业的特殊性决定了食品企业的利益相关者中最重要的是消费者。消费者最关注的是企业所提供产品的质量，因此可以说，食品安全是食品企业的首要社会责任，是食品企业责任的最低控制线。

二、我国食品行业上市公司履行社会责任现状

近些年来，频频发生的食品安全事件反映出我国食品企业社会责任严重缺失的问题，从早几年的安徽阜阳"毒奶粉"事件，接着又有"苏丹红一号"，"三鹿毒奶粉"到双汇火腿、染色馒头、地沟油等事件，消费者从未像现在这样关注食品安全问题，食品企业也从未像现在这样被推到风口浪尖上。

现阶段我国企业对履行社会责任已经有一定的认识了，例如有的企业采取了慈善捐款、环保支出等行动来承担社会责任，还有些企业将社会责任的履行状况列入企业的财务报告中。但是从总体上来讲，我国食品行业的上市公司对社会责任认识不够深，行动能力也不够强。

中国社科院经济学部企业社会责任研究中心从 2008 年开始每年出版《中国企业社会责任蓝皮书》，跟踪记录上一年度中国企业社会责任理论和实践的最新进展，研究记录我国企业社会责任发展的阶段性特征。专家学者们在责任管理、市场责任、社会责任、环境责任"四位一体"的理论模型的基础上，通过参考国际社会责任指数及相应的社会责任报告指标，收集各企业的社会责任信息，最后对企业社会责任信息进行内容分析和定量评价，得出企业社会责任发展指数的初始得分，并通过责任奖项、责任缺失和创新管理等项目对初始得分进行调整，得到企业社会责任发展指数的最终排名。其中，"四位一体"理论模型包括的内容见表1。

表1 企业社会责任发展指数（2011 年）指标体系

一级指标	包括内容
责任管理	责任战略、责任治理、责任融合、责任绩效
市场责任	客户责任、伙伴责任、股东责任
社会责任	政府责任、员工责任、安全生产、社区责任
环境责任	环境管理、节约资源能源、减排降污
调整项	负向调整、正向调整、领先实践

资料来源：《中国企业社会责任研究报告（2011）》

根据各行业指标体系中各项社会责任内容的相对重要性，运用层次分析法确定责任管理、市场责任、社会责任、环境责任等四大责任板块的权重，再根据指标的实质性和重要性，为每大板块下的具体指标赋权，再根据企业社会责任管理现状和信息披露情况，给出各项社会责任内容下的每一个指标的得分。初始得分再经过调整项的调整就是企业所在行业下的企业社会责任发展指数得分（每一版块的总分为 100 分）。

在《中国企业社会责任研究报告（2011）》[5] 中，中国企业 300 强中共有 9 家食品行业企业，专家学者在对这 300 家企业的社会责任进行评价后得出企业社会责任发展指数，这 9 家食品企业社会责任指数最高的是内蒙古伊利实业集团股份有限公司，排名位于第 70 名，社会责任发展指数为 25.3。有好几家企业在责任管理、环境责任这两个板块中得分为 0，说明企业在这两方面完全是空白的，那么企业社会责任发展指数自然也不会高。在《报告》中，课题组根据企业社会责任发展的阶段特征，采用专家评价法，将企业分为五类：卓越者、领先者、追赶者、起步者和旁观者。很明显，食品行业的这 9 家企业都是企业社会责任的起步者或者旁观者，说明这些企业才开始披露企业社会责任相关信息，在推进社会责任工作、构建社会责任管理体系方面也是刚刚起步。具体数据见表 2。

到 2011 年，在我国沪深上市的食品行业企业共有 49 家，列入研究报告的只有 9 家并且排名较为靠后，一方面表现出我国食品行业的上市公司的总体实力相对薄弱，食品行业的企业社会责任总体履行情况就远远落后于其他行业，本土企业社会责任的履行情况稍好于外国企业在我国履行社会责任情况。另一方面说明本行业大部分上市企业根本没有履行社会责任意图或者是刚刚开始履行社会责任，企业没有社会责任意识或者是社会责任意识淡薄。

表 2　中国企业 300 强系列企业社会责任发展指数（2011）

2011 年排名	企业名称	企业性质	责任管理	市场责任	社会责任	环境责任	社会责任发展指数
85	内蒙古伊利实业集团股份有限公司	民营企业	12.5	38.6	4.5	28.3	25.3
142	雀巢（中国）有限公司	外资企业	0	14.3	4.5	18.3	10.8
156	通威集团有限公司	民营企业	0	12.9	12.5	0	9.3

2011 年排名	企业名称	企业性质	责任管理	市场责任	社会责任	环境责任	社会责任发展指数
168	箭牌糖果（中国）有限公司	外资企业	8.9	2.9	6.8	23.3	8.5
187	江苏雨润食品产业集团有限公司	民营企业	3.6	11.4	5.7	0	7.3
190	杭州娃哈哈集团有限公司	民营企业	0	22.9	4.5	0	7
206	益海嘉里集团	外资企业	3.6	5.7	5.7	3.3	5.8
245	临沂新程金锣肉制品（集团）有限公司	民营企业	0	4.3	9.1	3.3	3
275	可口可乐（中国）饮料有限公司	外资企业	0	0	0	0	0

资料来源：《中国企业社会责任研究报告（2011）》

三、食品行业上市公司履行社会责任的重要性

食品企业最重要的责任就是给消费者提供质量可靠的产品，接连发生的食品安全事件不断让消费者感到不安。现在食品安全问题不仅仅涉及消费者的生命安全和财产关系，它还关系到社会的经济发展和稳定。本文主要是从经济性的角度来讲食品企业履行社会责任的重要性。

传统理论认为，企业存在的目的是要获得最大的利润，即利润最大化目标，企业的所有经营决策和经营活动都要以此为出发点。但是市场经济条件下，企业要想走得更远，就不仅仅是寻求利润最大化这么简单了，同时还要考虑自身对社会承担的责任。企业承担社会责任已经成为无法抵挡的潮流，成为国际公认的一种管理和经营理念。

（一）有利于企业可持续长远发展

大量实践和研究表明，企业社会责任和企业绩效之间存在着正相关关系，企业主动承担社会责任可以帮助企业提高企业竞争力。国内外的很多学

者通过实证研究得出这一结论，像是普雷斯顿和班农，斯坦维克和斯坦克维克，辛普森和科赫兹，国内的有李立清[5]、谢梦珍[6]等。这一结论给企业采取行动进行经营决策提供了有力的理论支持。企业选择承担社会责任能够在公众心目中树立负责任的企业形象，进而大大提高企业的形象与知名度，在这一过程当中企业的无形资产增加了，竞争能力也得到增强。尤其是对上市公司来讲，这种影响更大，食品行业上市公司如果选择正确积极履行社会责任，其财务上可以表现为股价上涨，成交量增加，随之而来企业价值增加。反之，若是企业无视社会责任，没有严格执行规范操作因此而造成严重的社会影响，公众纷纷失去信心，股价大幅下跌甚至停盘，如2011年双汇瘦肉精事件被曝光后，双汇发展的股票跌8.66元收报77.94元，其股价旋转即跌停，更不用提这一事件对本年利润的影响了。因此食品行业上市公司应该认识到其行为对本公司市价的影响，时刻保持警惕，把好质量关，要知道一旦出现质量问题则会是"牵一发而动全身"的。

（二）未雨绸缪——避免企业在发生危机时承担较高的违法成本

企业积极履行社会责任会带来好的效应，但是如果企业无视企业社会责任或者履行企业社会责任不到位，没有按照合法合规的要求进行生产经营，不去考虑企业的社会责任，企业的损失会是惨重的甚至达到无法挽回的地步。上面说的是企业财务方面的有形损耗，本部分更加突出企业违法违规行为的无形成本。

2008年，在奶粉事件没有被曝光之前，中国品牌资产评估中心做过评定，认为三鹿集团品牌价值高达149.07亿元，但是在事件被报道后，其品牌价值瞬间荡然无存。品牌价值作为企业的无形资产，是企业经过很多年的投入苦心经营才建立起来的，能够显著提高企业的竞争优势，正所谓"打江山容易守江山难"。食品企业，尤其是上市的具有高知名度的企业，其产品一出现问题，就会立刻波及其品牌价值，所造成的损失是无法用数字来衡量的。

四、企业履行社会责任的建议

（一）树立正确的经营理念，强化企业社会责任意识

正确的经营理念会引导企业采取正确的经营行为。现阶段食品行业上市公司普遍缺失社会责任意识，企业经营只向钱看，是导致食品安全事件频繁发生的重要原因，因此有必要把企业的社会责任作为企业文化建设的内容。对于食品行业企业，首要的就是要培养和强化企业社会责任意识，把确保食品质量、保证消费者健康作为企业的基本责任。[7]

（二）政府加强监管力度，社会监督多管齐下

一方面政府要建立食品质量安全的有效奖惩机制，引导企业的经营行为，将企业社会责任具体内容以法律形式给予系统明确的规定。另一方面充分发挥网络、电视、报刊以及社会团体的舆论监督作用，对企业的违法违规行为及时报道，奖惩分明，对企业的行为进行约束、监督，从而为企业履行社会责任营造一个良好的社会氛围。

（三）推行食品质量可追溯体系为履行社会责任提供技术支持

食品质量可追溯体系，是指根据食品包装上的二维编码电子标签，通过网络、电话、短信或超市终端查询机等方式查询食品生产流通全过程等源头信息，从而实现"农场到餐桌"全过程一览无余。[8] 食品质量可追溯体系是确定食品"身份"的有效工具，在产品出现问题时企业可以根据食品质量可追溯体系及时准确查找出导致问题出现的原因并予以改正，从而明确该问题的责任，避免"病急乱投医"的情况。其具体的流程见图1所示。

食品质量可追溯体系提供了从农场到餐桌整个产品流转生产过程中的全部信息，能够支持企业更好地履行社会责任，一方面该系统对企业生产的产品全程追踪，准确提供每一个步骤的信息，帮助企业规范生产经营活动，确保产品安全，保证消费者的人身健康，使食品企业的首要责任得以保证。另一方面，企业构建食品质量可追溯体系才更容易获得社会的信任和认可。企业及其产品也更容易在社会中赢得更高的知名度，这种良好的商业信誉有

助于企业在市场竞争中获得有利地位,并由此转化为持续的经济价值的提升。企业的经济实力提升了，就有更厚实的经济基础来履行社会责任，企业不能很好地履行社会责任，除了主观上没有企业社会责任意识外，就是企业自身发展状况不足以支撑企业履行社会责任。在企业的竞争能力增强后企业才有可能选择履行社会责任，最理想的状态就是企业不断积极履行社会责任，然后得以壮大，进入一个企业社会责任推动的有利循环模式。

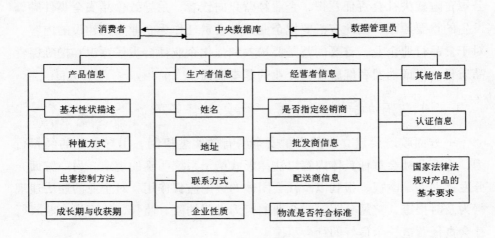

图 1　食品质量可追溯体系流程图

五、结语

食品安全是关乎居民生活和社会稳定的重大问题。食品企业必须严格规范自身行为，强化企业社会责任意识，把社会责任提升到战略的高度，主动履行社会责任。

参考文献

[1] Oliver Sheldon. The Philosophy of Management[M]. London: Sir I. Pitman & sons, Limited, 1930

[2] Bowen, H. R. Social responsibility of the Businessman[M]. New York:

Harper and Row, 1953

[3] Carroll, Archie B. A three-dimensional conceptual model of corporate social performance[J]. Academy of Management Review, 1979, 4

[4] 李立清, 李燕凌. 企业社会责任研究[M]. 北京：人民出版社，2005

[5] 陈佳贵, 黄群慧, 彭华岗等. 中国企业社会责任研究报告（2011）[R]. 北京: 社会科学文献出版社, 2011

[6] 谢梦珍. 企业社会责任与企业绩效研究[D]. 长沙: 中南大学博士论文, 2007

[7] 周利刚. 论食品安全与企业社会责任[J]. 粮食科技与经济, 2010(05)

[8] 周子栋. 基于食品质量可追溯体系的食品企业社会责任研究[J]. 西安财经学院学报, 2012(05)

[6] 邱元炜. 食品安全的强力屏障——可追溯系统[J]. 质量探索, 2007(5)

第八篇 食品安全多元治理在各地的实践

蔬菜出口产地的农药使用行为及其对农民健康的影响
——来自山东省莱阳、莱州和安丘三市的调研证据

王志刚　吕　冰

一、引言

自从 20 世纪 60 年代引发绿色革命以来,农药作为一种重要的生产资料,和化肥、良种及灌溉共同对粮食供给和农业生产发展作出了巨大贡献, 被视为农业生产中的四大核心投入要素之一。[1] 在世界范围内, 由于农药的使用所挽回的农业病、虫、草害等造成的粮食损失所占比例高达 1/3。[2] 更有学者强调, 在通过植物保护所增加的粮食产量中, 农药的贡献超过 80%, 而且在水果和蔬菜的生产中农药的贡献则更大。[3]

但是, 农药的使用却对环境 (大气、土壤和水资源)、食品安全和农业生产者的健康造成了恶劣的影响。农民在田间职业性地接触农药, 特别是不规范地使用农药对其身体健康造成了极大的危害, 农药暴露导致农业生产者长期接触农药、食入含有农药残留超标的农产品, 促使农药在人体内的大量积累, 导致慢性中毒。经过长期累积, 摄取的残留农药会对人体造成异常严重的损害, 如诱发基因突变, 致使癌变、畸形的比例和可能性大大提高。[4]

从 20 世纪 70 年代开始, 国外开始对农药的收益和成本进行分析[5], 之后有关农民的次优选择行为的研究开始出现, 即将农民的次优选择行为解释为农民认知失调, 低估了健康风险。[6] Zilberman 等[7]系统地对农药使用的成本与收益进行了经济学的总结。在此基础上, Zilberman 和 Castillo[8]认为恰恰是生产者的享乐主义 (使用农药时因为不方便而不穿保护服) 和短视行为

导致了农民的非最优选择。Antle 和 Pingali[9]，Crissman 等人[10]以及 Pingali 等人[11]相继研究了与农药相关的生产力和健康之间的权衡问题。之后，国外对农药使用影响方面的研究日益增多，特别是在农药对农业生产者的影响方面[12, 13]。与之相比，国内有关农药方面的研究大多集中在农药对环境、食品安全的影响，农药的过量滥用和使用农药意愿方面[14~19]，而对农民是否规范地使用农药以及农药暴露（pesticide exposure）对农民健康的影响研究相对缺乏。

鉴于此，本文的研究目的在于，通过实地问卷调查，深入研究蔬菜出口产地农药的使用行为及其对农民健康的影响，并在此基础上提出合理的政策建议。

二、调查过程与样本说明

（一）调查设计与样本选择

本研究所用数据来自中国人民大学课题组于 2008 年 6 月下旬在山东省莱阳市、莱州市及安丘市进行的分层立意抽样（stratified purposed sampling）调查，即依次选择山东省（作为蔬菜出口大省）的上述三县级市及其所属乡镇和村庄，然后在各村庄的村委会、主要路口、田间和农民家中拦截农民，并按照流行病学研究的回顾式调查方法，对其进行访谈和问卷调查。

选择山东省，主要是因为该省是我国的农业生产大省，也是著名的蔬菜出口产地。该省历年农民人均纯收入均高于全国平均水平，但其增长趋势与全国平均水平变化一致，所以针对山东省的调查可以反映出我国农民农药使用行为及其对农民健康影响的平均水平。选择上述三市的理由除了考虑调查的可行性，产品种类和农民的收入水平等因素外，还基于如下原因：隶属于潍坊市的安丘市是一个蔬菜业发展历史悠久的市县，现已成为我国最大的蔬菜生产和外销基地，其蔬菜加工，在全国、全省名列前茅，2007 年实现农业增加值 211.8 亿元，出口总额 10.8 亿美元。另外，隶属烟台市的莱州和莱阳两市则是著名的水果、蔬菜之乡。仅莱阳市就有 280 多家以蔬菜为主的食品加工出口企业，年出口蔬菜超过 15 万吨，出口创汇超过 1.5 亿美元，出口量居全国县级市之首。莱阳在农产品生产领域全面实行标准化，相继对 50 多种农产品制定了详细的种植标准和规范，积极开发无公害、绿色和有机农产品生产技术，将农民传统的种植习惯和管理方式制约到严格的制度之下，确保农产品原料无公害有机化。历史上，莱阳芋头、莱州大葱更是远近闻名。以2007年农民人均纯收入来看，莱州市最高（7302元），莱阳市居中（6513元），安丘市最低（5409元）。这一数值的不同可以基本反映出蔬菜出口产地的收入特点。

课题组在莱州、莱阳及安丘共调查了500个农民，最后收回480份问卷，剔除无效样本后，得到有效样本425个，样本有效率达88.5%。有效问卷分别来自莱州162份（38%，驿道镇133份，平里店镇29份）、莱阳97份（23%，百里庄镇23份，龙旺庄28份，照旺庄46份）和安丘166份（39%，安丘市8份，凌河镇45份，贾戈镇17份，城关镇32份，大汶河2份，城关新安街道44份，金冢子18份）。调查问卷的内容涉及农民生活和生产两个方面，包括农民的基本情况、生产经营状况、农药选择、储存及使用情况、农民对农药危害的认知与态度、农药使用对农民健康的影响情况、农民使用生物农药的支付意愿等方面的信息。

（二）样本描述

将有效样本按基本特征进行整理，得到被调查农民的社会人口统计学特征。从整体上看，被调查农民中男性占76%，68%的被调查农民年龄集中在40~60岁，中老年户主居多；85%的被调查农民为初中及以下文化程度；专门从事农产品种植业的占八成多；从事蔬菜种植业的农民的平均种植年限大约为16年，最长的已达到60年以上，其中从事蔬菜种植年限在20年以下的农民约有62%，这反映出当地以蔬菜种植业为支柱的农业产业结构特点。

样本同样反映了农民家庭的生产经营特征。农民的家庭规模平均为3.86人，家庭规模为3~4人的居多，约占60%；户均家庭经营耕地面积6.1亩，户均蔬菜种植面积为3.8亩；只有8%的农民表示计划扩大蔬菜种植规模；被调查农民中仅有14%的农民参加了蔬菜专业合作社，说明当地农民的组织化程度并不高；农民所拥有的地块属于基地或有认证的约占44%，其中无公害认证70户，绿色认证4户，有机认证113户。被调查农民的年均货币收入为2.5万元。其中家庭收入来源单一，仅为种植业的约八成；家庭中有外出打工人员的占17.3%；农民家庭中有两个劳动力的约有2/3。

三、农民对农药危害的认知和态度

为了了解农民对农药危害的认知和态度，我们首先调查了农民认为使用农药是否有危害及其种类。认为农药无危害的占 27%之多，说明农民对农药危害的认识不足，健康意识淡薄。另外，在认为农药有危害的农民中，认为最近几年农村地区的慢性疾病发生率和农药使用有关者最多，其他依次为食物中毒、土壤污染和水源污染等（见表 1）。

表 1　农民对农药危害的认知（N=425 人）

危害	危害种类	人数（人）	比例（%）
有	慢性疾病	91	21.41
	食物中毒	76	17.88
	土壤污染	53	12.47
	水源污染	37	8.71
	大气污染	13	3.06
	其他	39	9.18
无		116	27.29

调查还发现，只有两成农民接受过农药安全使用方面的相关培训；只有一成农民在农业生产经营过程中使用过生物防治技术。这些情况说明政府、农技推广人员和企业在农药安全使用方面的宣传及技术服务工作还不到位。农民的健康意识不足、施药时不采取相应的保护措施、不合理的农药及废弃物处理方式都可能与农民缺乏农药使用知识密切相关。

调查还就农民是否了解 2007 年 1 月 1 日开始禁用的 5 种高毒农药类型（甲胺磷、久效磷、甲基对硫磷、对硫磷和磷铵）进行了询问。结果发现，竟有超过 1/3（36.47%）的农民不了解（根本不了解和不太了解）政府禁用的农药类型。相反，了解的（比较了解和十分了解）却不足 1/3（32.94%，详见表 2）。由此可见，我国农民对政府禁用农药的相关政策及其类型的了解程度很低，这既显示出我国相关政策的执行力度和普及程度不高，同时又反映出农民对禁用农药危害的重视程度不足，有待于进一步提高。

表 2　农民对国家规定禁用的 5 种高毒农药类型的了解程度（N=425 人）

了解程度	人数（人）	比例（%）
根本不了解	56	13.18
不太了解	99	23.29
一般	130	30.59
比较了解	84	19.76
十分了解	56	13.18

四、农民的农药使用行为

（一）农药的购买渠道、地点及其购买时关注的信息

首先，农民主要是通过乡村零售店来获取农药的相关信息，采用该渠道的约占 2/3；其次，根据自己的种植经验来获取农药相关信息的超过半数；此外，被调查农民还通过亲朋好友推荐、电视广告以及公司或基地等介绍来获取农药信息（见表 3）。可见，农药零售店在农民购药选择时发挥着重要的作用，农民大多数信赖当地零售店相关销售人员的推荐，并结合自己的种植经验有选择地购买农药。

表 3　农药信息的获得渠道（可多选，N=425 人）

渠道类别	户数（人）	比例（%）
农药零售店推荐	281	66.12
自己种植经验	236	55.53
亲戚朋友推荐	71	16.71
电视广告	43	10.12
公司或基地介绍	21	4.94

绝大多数的农民到当地农药零售店购买农药（97.65%），这和上文农民获得农药信息渠道的结果基本一致，不难理解；其中，表示自己同时通过合伙批发 2 人、在合作组织购买 1 人以及由公司或基地统一供应的 3 人。另外，表示使用的农药是由公司或基地统一供应仅为 7 人，他们自己向基地说明蔬

菜的病症、严重程度并提出喷施申请，基地公司经过实地查看后决定是否需要喷施农药、喷何种农药及其浓度，并统一配发喷施器具，使用后的器具由公司统一进行清洗处理。

农民在购买农药时，关注标签上的三个最主要信息为"稀释倍数"（82%）、"适用作物"（41%）和"重量或体积"（29%）。相反，对农药的保质期、适用时间和毒性等重要信息关注得很少，甚至还有高达一成的农民根本不关注标签上的任何信息（见表4）。

由此看出，农民在蔬菜种植过程中对农药的使用仅考虑到眼前经济利益，即能否用较少的货币购买到更多的农药。特别值得一提的是，对"毒性"的较少关注显示出农民对于农药使用对人体健康的危害认识和重视程度之低，说明农民的"健康"和"环保"意识淡薄不是个别现象。

表4　农民关注的农药标签信息（可多选，N=425人）

关注内容	人数	比例（%）
稀释倍数	350	82.35
适用作物	173	40.71
重量或体积	121	28.47
保质期	54	12.71
适用时间	51	12.00
毒性	33	7.76
其他情况	4	0.94
不关注	42	9.88

（二）农药的使用、储存及其废弃物处理

农民在购买农药后，严格按照说明稀释农药的的比例仅占四成；近六成的农民没有严格按照说明稀释农药，他们认为农药说明书上的稀释倍数过大，效果不明显，因此他们根据自己的经验加大药量使用。甚至还有小部分农民非常随意地稀释农药（见表5）。

表 5　农民对农药稀释情况（N=425 人）

按照说明稀释农药	人数（人）	比例（%）
严格遵守	179	42.12
不太严格	141	33.18
一般	63	14.82
比较随意	26	6.12
非常随意	16	3.76

　　近七成的农民在喷施农药时会采取一定的防护措施，超过三成的农民不采取任何防护措施。农民的防护措施具体有：长裤长袖（53%）、防水性比较好的衣服或雨披（22.5%）、口罩（12.7%），而采取防护服、长雨靴和眼镜等重要措施的农民并不多，说明即使采取了一定的防护措施，农民对自身的防护措施也不到位。其主要原因在于他们认为对自己的身体影响不大、操作不灵活和浪费时间，说明农民的健康意识淡薄，在施药时存在着享乐主义和侥幸心理（见表 6）。

表 6　农民施药时的自我防护情况（可多选）（N=425 人）

		人数（人）	占总数比例（%）
是否采取防护措施	是	293	68.94
	否	132	31.06
采取的具体防护措施	长裤长袖	225	52.82
	防水性较好的衣服或雨披	96	22.54
	口罩	54	12.68
	防护服	19	4.47
	长雨靴	12	2.82
	眼镜	5	1.17
施药时不采取防护措施的原因	对身体影响不大	79	18.54
	操作不灵活	54	12.67
	浪费时间	29	2.11

　　关于农药废弃物的处理情况，约近半数的农民随手丢弃农药的废弃物，堆放在地头的占 12.5%。只有 17.7% 的农民将废弃物带离田间，15.8% 的农民将废弃物收集到垃圾场，将废弃物焚烧的农民仅为 6.4%。关于农药的储存方式，约有 60% 的农民家里没有专门的农药箱或仓库来储存农药，其中近一半

的农民选择将农药放在家中的隐蔽处，而约有 13%的农民则是随意堆放（见表 7）。这种不当的农药储存方式会直接造成农药的药效下降、环境污染和对人体健康的危害。

表 7　农民对农药物品的处理方式

农药废弃物处理方式（N=423 人）			农药的储存方式（N=424 人）		
处理方式	人数（人）	比例（%）	储存方式	人数（人）	比例（%）
随手丢弃	201	47.52	专门的农药箱和仓库	169	39.86
带离田间	75	17.73	家中隐蔽处	200	47.17
垃圾场	67	15.84	随意堆放	55	12.97
堆放地头	53	12.53			
焚烧	27	6.38			

（三）农药器械的清理及自我清理

调查结果显示，有近 50%的农民在使用农药器械后从未对农药器械进行清洗；而只有不足 20%的农民会将农药器械认真冲洗。经过进一步调查了解到，这些农民多数是基地农民，而清洗器械是基地的要求和规范，农民很少因为考虑到自身健康和环境污染而对农药器械进行清洗。其中，清洗农药器械的农民，约有 23%的农民选择在河流、池塘或水井旁边清洗；约有 33%的农民在灌溉水渠边清理；其余 44%的农民在家里专门的地点对农药器械进行清洗（见表 8）。而超过半数的农民在河流、池塘或水井和灌溉水渠清洗农药器械，这会直接污染河流、水源和土壤。由此可见，农民的环保意识淡薄且对自身健康的关注程度不高。这种毫无规则、随意处理农药器械的行为不仅直接导致环境污染，而且会直接或间接地对人体造成危害。

表 8　农民对农药器械的清理

农药器械的清理方式（N=422 人）			农药器械的清洗地点（N=188 人）		
	人数（人）	比例（%）		人数（人）	比例（%）
从未洗过	206	48.82	河流、池塘或水井	44	23.40
随便洗一下	135	31.99	灌溉水渠	61	32.45
认真冲洗	81	19.19	家里水龙头	83	44.15

此外，约有93%的农民施药结束后会认真洗澡以避免身上沾有残留的农药，而不洗澡的农民占 7%。对于不洗澡的原因，有的人认为其所使用的农药是安全的且施药时防护措施做得到位，没有必要洗澡；有的人认为洗澡比较麻烦，施药后就随便冲一下；有的人甚至认为施药对身体健康没什么影响，无需洗澡。虽然农民对自身健康的直接影响比较关注，但考虑到调查农村的现实生活状况，农民施药后大多只是在家中用清水进行简单的清洗，所以实际施药后洗澡的比例应该远远小于调查值。

五、农药使用对农民健康的影响

（一）总体状况及评价

一般来说，农药使用导致农药暴露，农民职业性接触农药，就会造成对人体健康的危害。从农药的危害来看，可以引起急性的显性症状和慢性的隐性症状。接触低毒性、小剂量的农药症状较轻，表现为头痛、头昏、无力、恶心、精神差；接触高毒性、大剂量的农药则会使接触者产生明显的不适、乏力、呕吐、腹泻、肌颤、心慌等症状；更有严重者会全身抽搐、昏迷、心力衰减甚至死亡。小剂量的农药接触会对人体产生长期的慢性影响，主要有慢性皮炎、男性不育症、免疫系统及内分泌系统障碍，甚至绝症。

本文根据医生的建议，按农民身体各器官的病症程度进行划分并评分，其标准为：4 为无病症，3 为轻度病症，2 为中度病症，1 为重度病症（见表9）。在调查农民对自身的健康评价时，只有约一成的农民认为自身健康非常好；六成的农民认为身体比较好；认为自己身体状况一般的占 1/4；只有约5%的被调查者认为自身健康不好或者比较差。调查结果还显示，喷施农药后，约有三成的农民感到皮肤不适，感到皮肤有接触性皮炎等中度不适的占15%；超过四成的农民感到眼睛不适，其中感到有翼状胬肉突出和视力模糊等中度不适的占 24%；同样有超过四成的农民感到呼吸系统不适，其中感觉胸闷无力等轻度不适的占 26%；超过两成的农民感到消化系统不适，其中在施药时感觉恶心、呕吐、胃口不佳等轻度不适的占 16%；超过三成的农民因神经系统受到影响而休息不好、精神紧张。可见，农药暴露在相当程度上影响着农民身体的健康。

表 9　农药暴露对农民健康影响整体概况（N=425 人）

器官	赋值=病症程度	病症	人数（人）	比例（%）
皮肤	1=重度	皮肤灼伤性损害，表现为红斑水泡、溃疡和坏死等	39	9.18
	2=中度	皮肤接触性皮炎	64	15.06
	3=轻度	痒、痧	23	5.41
	4=好	无不适	299	70.35
眼睛	1=重度	瞳孔缩小、视力急剧下降	48	11.29
	2=中度	翼状胬肉突出和视力模糊	101	23.76
	3=轻度	红肿、充血、分泌物浸出胬肉轻微	33	7.76
	4=好	无不适	243	57.18
呼吸系统	1=重度	肺水肿、重度哮喘、呼吸麻痹	1	0.24
	2=中度	轻度呼吸困难、支气管哮喘	60	14.12
	3=轻度	无力、胸闷（咳嗽，打喷嚏）	110	25.88
	4=好	无不适	254	59.76
消化系统	1=重度	偶尔呕血、便血、突发性下腹剧烈疼痛	4	0.94
	2=中度	灼热、返酸、流涎、腹痛腹泻	35	8.24
	3=轻度	恶心、呕吐、胃口不佳	69	16.24
	4=好	无不适	317	74.59
神经系统	1=重度	昏迷、抽搐、惊厥、神经意识丧失	2	0.47
	2=中度	肌肉震颤、精神恍惚、行走不稳	11	2.59
	3=轻度	头痛、头昏、精神烦躁、手脚感觉麻木	119	28.00
	4=好	无不适	293	68.94

　　在上述整体健康状况的基础上，就施药时采取防护措施与否对农民健康有何异质影响进行了统计学检验。按照使用农药时是否采取保护措施，将农民身体器官的健康状况分两类进行交互分析，求出相关项的算数平均数和整体病症指数（五个器官健康评分的加总）。接着，针对是否采取保护措施对各器官的影响程度差异进行了 T 检验。结果显示，有无保护措施的皮肤症状的平均值之间有显著差异；有无防护措施的眼睛、呼吸、消化系统和神经系统的平均值之间则没有显著差异。从总体上讲，有无防护措施的农民整体健康

指数的平均值之间没有显著差异（见表10）。

表 10　施药时是否采取保护措施对农民身体各器官的平均影响差异

	无保护措施（Mean1, N=138人）	有保护措施（Mean2, N=287人）	T 检验 （H0: Mean1=Mean2）	
			T 值	Pr（T>t）
皮肤	3.3261	3.5261	-2.2896	0.0236
眼睛	3.1667	3.0732	1.0003	0.3189
呼吸系统	3.4058	3.4704	-1.0236	0.3078
消化系统	3.5870	3.6725	-1.4317	0.1545
神经系统	3.6087	3.6725	-1.3092	0.1927
整体健康指数	17.0942	17.4146	-1.5295	0.1284

（二）计量经济学分析

上述分析仅仅是采取防护措施与否这一单一变量的统计学检验。鉴于农民的健康水平受其本身年龄、生活习惯和环境等多种因素的影响，所以下面运用计量经济学模型的分析方法，进一步探讨影响农民健康水平的主要因素。

在健康生产函数中，健康状况（health status，HS）受到卫生健康（health care）、生活方式、环境和遗传因素的影响。[20] 世界卫生组织指出，健康与长寿取决于下列因素：自我保健占60%，遗传因素占15%，社会因素占10%，医疗因素占8%，气候因素占7%。该报告强调加强健康教育、健康保护、健康促进，提倡自我保健和保护。[21] 曾毅、柳立芝进行了关于健康影响因素的分析。[22] 根据以上研究，本文将影响农民健康的主要因素划分为自我行为（施药时是否采取保护措施、2007 年喷洒农药次数以及是否严格按标签稀释农药）、饮食生活方式（是否饮用烟酒等嗜好性产品）、遗传基因（BMI）、社会统计学因素（年龄、种植年限）、医疗卫生因素（当地癌症死亡人数的增减）、环境因素（区域）和自我健康状况评价等。这样，本文建立了如下的健康生产函数：

HS=F（SEHA、DIST、BMI、SOST、MESI、EN、HESE）

其中，SEHA 为自我行为变量、DIST 为饮食生活方式变量、BMI 为遗传基因变量、SOST 为社会统计学特征、MESI 为医疗卫生变量、HESE 为自我健康状况评价、EN 为环境控制变量。本文采用一般线性方程，利用最小二乘法进行参数估计。方程的因变量为身体各器官的健康程度赋值（见表 9）。具体的自变量的设定及其参数的估计结果如表 11 所示。

表 11　健康生产函数的估计结果

	自变量 及其定义	皮肤	眼睛	呼吸系统	消化系统	神经系统	整体健康
自我行为变量	2007 年喷洒次数（实数，次）	0.01 （1.07）	0.00 （0.38）	-0.01* （-1.91）	0.00 （0.20）	-0.00 （-0.15）	-0.01 （-0.38）
	按标准稀释农药(5=严格遵守 4=不太严格 3=一般 2=比较随意 1=非常随意)	-0.01 （-0.18）	-0.07 （-0.87）	0.11 （1.49）	-0.01 （-0.42）	-0.01 （-0.61）	-0.00 （-0.01）
	是否采取保护措施（1=是，0=否）	0.16* （1.69）	-0.23 （-1.45）	0.09 (0.61)	0.06 (0.99)	0.04 (0.93)	0.11 (0.43)
饮食生活方式变量	吸烟(1=是，0=否)	-0.11 （-0.97）	0.00 （0.03）	-0.12 （-0.74）	-0.07 （-0.98）	-0.03 （-0.62）	-0.33 （-1.05）
	饮酒(1=是，0=否)	0.19** （1.97）	-0.07 （-0.43）	-0.15 （-1.03）	0.05 (0.83)	0.01 (0.15)	0.03 (0.10)
遗传因素变量	BMI（m/kg2）	0.02 （0.88）	0.03 （1.02）	0.02 （0.80）	0.01 (1.25)	0.01 (0.94)	0.09* (1.79)
社会统计学特征	年龄（实数，岁）	-0.00 （-0.79）	-0.03*** （-2.84）	-0.02* （-1.86）	-0.01* (-1.69)	-0.01*** (-2.95)	-0.07*** (-3.88)
	种植年限（实数，年）	0.00 （0.59）	0.02*** （2.63）	-0.00 （-0.36）	0.01** (2.18)	0.00 (1.44)	0.04* (2.35)
医疗卫生因素	当地癌症死亡状况（1=增加，0=不增加）	-0.19 （-1.63）	-0.53*** （-2.63）	0.04 (0.23)	-0.21*** (-2.88)	-0.17*** (-2.83)	-1.06*** (-3.19)
自我健康状况评价	自身健康水平（5=非常好 4=较好 3=一般 2=较差 1=非常差）	0.19** （2.52）	0.19 （1.47）	0.13 (1.08)	0.13** (2.60)	0.15*** (3.93)	0.79*** (3.63)

自变量 及其定义		皮肤	眼睛	呼吸系统	消化系统	神经系统	整体健康
环境控制变量	莱阳（1=是，0=否）	0.05 （0.34）	0.46* （1.92）	0.54** （2.54）	0.28*** （3.14）	0.33*** （4.70）	1.64*** （4.16）
	安丘（1=是，0=否）	0.16 （1.27）	0.22 （1.07）	0.44** （2.43）	-0.05 (-0.70)	0.02 (0.32)	0.78 (2.26)
	常数项	2.31*** （3.44）	3.40*** （2.97）	3.06*** （3.06）	3.16*** （7.46）	3.35*** （9.93）	-1.06*** (-3.19)
	R2	0.0581	0.0704	0.0710	0.0924	0.1550	0.1630
	调整后 R2	0.0307	0.0434	0.0440	0.0659	0.1304	0.1386
	F(12，412)	2.12**	2.60***	2.62***	3.49***	6.30***	6.69***

注：*、**、***分别表示在 10%、5%和 1%统计水平上显著。

六、结论和政策建议

经过上述的描述性统计分析和实证研究，本文主要得出以下六点结论：

第一，农民对农药危害的认识不足，健康意识淡薄；农民对政府禁用农药的相关政策及其类型的了解程度很低。这显示出政府相关政策的执行力度和普及程度不高，同时也反映出农民对禁用农药危害的重视程度不足，有待进一步提高。

第二，农民购买农药关注的标签信息依次为"稀释倍数"、"适用的作物"、"重量或体积"，更多的农民没有严格按照标签稀释农药。这说明农民在使用农药时仅考虑到眼前经济利益而不考虑农药对其健康的不利影响。

第三，农民在农药使用过程中存在着侥幸心理和享乐主义，在喷洒农药时有近三成的农民不采取任何保护措施。其主要原因在于农民认为喷洒农药对身体的危害比较小，穿防护服时操作不灵活。

第四，农民对于农药器械的安全处理和环境污染的关注较少。农民在使用农药器械之后很少认真清洗农药器械。而清洗农药器械的农民却多选择在河流、池塘或水井旁边进行。

第五，农药暴露在相当程度上影响着农民的健康生活。喷施农药后，约有三成的农民感到皮肤不适；超过四成的农民感到眼睛不适；同样有超过四成的农民感到呼吸系统不适；超过两成的农民感到消化系统不适；超过三成的农民因神经系统受到影响而休息不好、精神紧张。

第六，不采取保护措施对农民的身体健康造成了一定的危害。采取保护措施对农民的皮肤有着显著的正向影响，而对眼睛、呼吸系统、消化系统和神经系统的影响并不显著；农药的喷洒次数对呼吸系统有着显著的影响；当地的医疗卫生条件对眼睛、消化系统和神经系统的健康具有显著的影响。

综上所述，农民在农药的使用过程中存在着健康意识淡薄、使用不规范等缺陷，这对其身体健康造成了直接的和间接的威胁，究其原因，主要是农民对农药危害的认知水平不足、生产过程中的享乐主义和习惯性行为使然。为此，有必要根据作物生长的不同阶段制定具体的农药使用指南，实行安全的防护措施，加大农药危害的宣传力度，对农民进行正确使用农药的田间培训指导以及强化农药监管部门及时有效的监督机制。

参考文献

[1] 梁文平，郑裴能，王仪等. 21 世纪农药发展的趋势：绿色农药与绿色农药制剂[J]. 农药，1999(9)

[2] 刘长江，门万杰，刘彦军等. 农药对土壤的污染及污染土壤的生物修复[J]. 农业系统科学与综合研究，2002, 18(4)

[3] 顾晓军，谢联辉. 21 世纪我国农药发展的若干思考[J]. 世界科技研究与发展，2003, 25(2)

[4] 王萍，刘丰茂，江树人. 农药接触对农业劳动者健康危害的研究进展[J]. 农药学学报，2004, 2(6)

[5] Pimentel David, John Krummel. Benefits and Costs of Pesticide Use in U.S. Food Production[J]. BioScience, 12(28)

[6] Akerlof, George A., William T. Dickens. The Economic Consequences of Cognitive Dissonance[J]. The American Economic Review, 1982, 3(72)

[7] Zilberman, David, Andrew Schmitz, et al. The Economics of Pesticide Use and Regulation[J]. Science, 1991(253)

[8] Zilberman, David, Federico Castillo. Economic and Health Consequences of Pesticide Use in Developing Country Agricultural:

Discussion[J]. American Journal of Agricultural Economics, 1994, 76 (3)

[9] Antle, John M., Prabhu L. et al. Pesticides, Productivity, and Farmer Health: A Philippine Case Study[J]. American Journal of Agricultural Economics, 1994, 76(3)

[10] Crissman, Charles C., Donald C. Cole, et al. Pesticide Use and Farm Worker Health in Ecuadorian Potato Production[J]. American Journal of Agricultural Economics, 1994, 76(3)

[11] Pingali, Prabhu L, Cynthia B. Marquez, ea al. Pesticides and Philippine Rice Farmer Health: A medical and Economic Analysis[J]. American Journal of Agricultural Economics, 1994, 76(3)

[12] Antle, John M., Donald C. Cole, et al. Further evidence on pesticides, productivity and farmer health: Potato production in Ecuador [J]. Agricultural Economics, 1998(18)

[13] Sunding David, Joshua Zivin. Insect Population Dynamics, Pesticide Use and Farmworker Health[J]. American Journal of Agricultural Economics, 2000, (08)

[14] 张云华, 马九杰, 孔祥智等. 农民采用无公害和绿色农药行为的影响因素分析——对山西、陕西和山东 15 县(市)的实证分析[J]. 中国农村经济, 2004(1)

[15] 黄季焜, 林海, 胡瑞法等. 推广转基因抗虫棉对次要害虫农药施用的影响分析[J]. 农业技术经济, 2007(01)

[16] 黄季焜, 齐亮, 陈瑞剑. 技术信息知识、风险偏好与农民施用农药[J]. 管理世界, 2008(05)

[17] Wang Zhigang, Yanzhen Weng, Shi Zheng, et al. An Empirical Study on Farmers' Pesticide Use in Chinese Export-oriented Regions under Positive List System[C]. The 2nd Euro-Asia Environment and CSR Conference: Towards Sustainability Management, Bangkok, 2007, Oct

[18] Wang Zhigang, Shi Zheng, Chong Huang, et al. A Study on Impacts of the Adoption of Biological Pesticide in Farmer's Performance[C]. Proceedings for the 2008 Euro-Asia Coference on Environment and Corporate Social Responsibility: Tourism, MICE and managementTechnique Section, Tianjin,

China, 2008, January

[19] 李红梅, 傅新红, 吴秀敏. 农民安全施用农药的意愿及其影响因素研究——对四川省广汉市 214 户农民的调查与分析[J]. 农业技术经济, 2007(5)

[20] 舍曼·富兰德, 艾伦·C. 古德曼, 迈伦·斯坦诺. 卫生经济学(第三版)[M]. 北京: 中国人民大学出版社, 2004

[21] 世界卫生组织. 2008 年世界卫生报告[R]. 瑞士洛桑, 2008

[22] 曾毅, 柳立芝. 健康长寿影响因素分析[M]. 北京: 北京大学出版社, 2004

打造食品溯源信息平台，创新食品安全流通监管
——濮阳市工商局食品安全电子监管系统建设情况调研报告

张秀丽　　雷生云

一、前言

党和国家高度重视食品安全问题，将其上升到政治高度来抓，采取了多项措施。按照《中华人民共和国食品安全法》和国务院规定的职责，工商系统对食品流通实施监督管理，工商总局根据《中华人民共和国食品安全法》及《中华人民共和国食品安全法实施条例》等法律法规的规定，建立了《食品市场主体准入登记管理制度》等流通环节食品安全监管的八项制度，制订了《流通环节食品安全监督管理办法》、《食品流通许可证管理办法》。

在这样的大环境、大制度、大背景下，为了进一步做好流通环节的食品安全监管工作，濮阳市工商局经过近几年的摸索与研究，自力更生，自主研发出一套食品安全电子监管系统，该系统具有很好的实用价值，能有针对性地解决市场流通环节食品安全突出问题，值得肯定。为此，天津科技大学食品安全管理与战略研究中心分别于 2011 年 1 月 21 日—23 日和 3 月 11 日—12 日，赴濮阳市工商局对此进行了调研，并总结如下。

二、濮阳市工商局食品安全电子监管系统建设目标的确立

河南省濮阳市工商局食品安全电子监管系统的建设目标是在实践过程中逐步清晰和系统起来的,经过了几个发展阶段:

(一)以建设食品溯源体系为核心目标的阶段

濮阳市工商局之所以开始思考和建设食品安全电子监管系统,直接原因是要应对 2007 年食品安全专项整治工作中凸显出来的问题。2007 年国务院办公厅印发的《全国产品质量和食品安全专项整治行动方案》确定了 8 大工作任务和 20 项工作目标,其中由工商行政管理机关落实的量化任务主要有 3 项,即到 2007 年底,县城以上城市的食品市场、超市 100%建立进货索证索票制度;乡镇、街道和社区食杂店 100%建立食品进货台账制度;彻底解决乡镇政府所在地及县城以上城市小食杂店、小摊点无照经营问题。但是,濮阳市工商局在落实这三项任务的过程中,遇到了监管对象较多且分布范围较广、监管人员素质不一、监管力量不足等困难。

1. 监管范围较广、监管对象较多、监管难度较大

主要表现在:濮阳市面积为 4188 平方公里,人口将近 400 万,其中城镇人口 120 万左右,乡村人口 280 万左右,共有食品经营户 1 万余户,其中超市与食杂店的比例大致为 1:9,小食杂店又不均衡地分布于城镇与乡村。在市场和交通发达的条件下,濮阳市场上的食品除了本地生产的之外,还有大量的外地公司、企业供货,情况较复杂。同时,工商部门又不能通过某一种产品的生产批次来控制整个食品领域的产品质量。

2. 要求农村人口建立规范的索证索票和进货台账制度难度较大

大型食品市场、超市落实进货索证索票制度和进货台账制度的情况较好,但乡镇、农村的小食杂店经营者多数文化水平不高,往往是留守的老人和孩子,要求其建立规范的进货索证索票制度和进货台账制度难度非常大,在专项整治期间,工商监管人员要花费很大精力去指导、手把手地教授甚至代替这些经营户来做台账。

3. 监管力量不足,监管效果停滞

濮阳市工商系统队伍总数为 1 千人左右,食品经营户 1 万余户,表面上

人均监管对象数量不多，但城镇中经营户较为集中，经济发达区块一个监管员要负责五六十户；乡村经营户数量虽少，但布点分散，路途中需耗费较长时间，因此，濮阳市工商系统尽管已经将 70% 的力量放在了基层所，仍然很难实现全面的、及时的监督管理。在可预见的时期内，市场必然进一步繁荣，经营户数量将进一步增长，监管力量的不足问题将更加明显。面对这些具体情况，如果还依靠传统的执法方式，必将出现监管人员疲于奔命、监管效果停滞不前的情形。

濮阳市工商局认真思考和研究了三项量化工作的直接目标之后，认为最核心的一点是要"全面掌握食品来源与流向"。要求进货索证索票、建立进货台账、坚持持证经营，都是为了保证监管部门能够掌控食品经营户的有关情况，将其全部纳入监管视野，一旦发现食品不安全因素，可迅速上溯至流通环节的一级批发商，可迅速下查至最基层的食品经营户。为了实现这一目标，濮阳市工商局选择了批发商作为切入点，因为小规模、分散性的食品经营户需要从批发商处进货，建立了数量少、规模大、能力强的批发商销售台账，从而控制其下级销售商的食品溯源体系。在这一指导思想下，濮阳市工商局开始了电子监管系统的初步架构，由市局建立一个集中电子备案网站，批发代理商以申请注册的账号、密码和验证码登录之后，按照法律法规要求上传索证索票的有关文字和图片等材料进行电子备案，同时建立销售电子台账，由上级供货商登记购货单位的名称、注册号、联系人等信息，将传统的纸质证票和台账转换为电子形式，监管人员可直接从该系统中一目了然地查询到某一批发商供应的食品流向了哪些经营户。

（二）兼容监管与服务双重目标的阶段

在开发食品电子溯源体系的过程中，濮阳市工商局通过摸底排查，收集了较为全面的食品经营户分布信息，并多方征求了意见，在建设目标中兼容进了服务内容，一是为消费者提供查询服务，二是为食品经营户提供低成本、高效率的索证索票、进货台账平台和信用查证平台。

消费者的建议、投诉是发现食品不安全因素的重要渠道，但这类建议、投诉需要建立在对食品信息的充分了解基础之上。为了能够使消费者及时查询到所购买的食品是否出自资质合格的生产者，濮阳市工商局作了统一部署，要求较大规模的经营户设立微机查询台、较小规模的经营户设立电话语音查询机或移动短信查询机，消费者通过扫描或输入食品条码，可连接到濮阳市工商局的数据库，查询到该食品供货商是否在工商部门做了备案，并可查询到该供货商的营业执照、许可证、产品质量检验报告等信息，做到让消费者明明白白地消费。

食品经营户建立索证索票、进货台账制度是《食品安全法》为其设定的义务。在履行这一义务的过程中，规模较小的经营户常常面对文化水平不高、索证索票意识不强、建账能力不足等困难，较大规模的食品市场、超市又因进货、销售数量大，要面对证票数量多、建账人员数量和能力不足等困难。通过电子备案系统，由上级批发商建立销售台账的方式同时为下级经营户建立进货台账，为小规模食杂店免除了很大负担；同时，电子信息的可复制性、互通性等特征，为经营户节约了大量成本，例如一个供货商提供的各类食品，统一使用以扫描、拍照等形式上传在电子监管系统中的一系列电子形式的许可证、质检报告，不需每次进货索要一次票证，经营户免除了大量纸质材料的复印、储存、查找等工作。另一方面，在进行查询终端机现场查询时，经营户若能保证所销售的食品均为已备案厂家生产，本身也是帮助经营户取信于消费者的一项有效措施。

（三）全面整合"八项制度"要求的阶段

2009年8月，工商总局印发了《食品市场主体准入登记管理制度》等流通环节食品安全监管八项制度，濮阳市工商局结合电子监管系统的建设过程，力求将"八项制度"的各个具体要求都整合进这一系统：原有的电子票证、电子销售台账制度本身就是《食品市场质量监管制度》、《食品市场分类监管制度》的主要内容；通过电子监管系统掌握经营户的食品流通许可、登记注册信息，监督其及时进行年检，是落实《食品市场主体准入登记管理制度》的要求；为了保证《食品市场巡查监管制度》的落实，濮阳市工商局为巡查执法人员统一制作了食品安全巡查记录卡，监管员需在查询终端扫描或手工输入专门的食品安全巡查记录卡卡号，并由食品经营者在配套的巡查本上签字确认才可被确认为一次有效巡查，确保巡查员真正履行职责；电子监管系统的设置，还构建了《食品安全预警和应急处置制度》中要求的"食品安全隐患发现机制"，当查询终端上扫描到某一食品的供货商未进行电子备案，则有关信息马上会传送到电子监管系统的后台数据库与分管巡查员手机上，及时发现可能引发的食品安全事故苗头，一旦出现食品安全事故，电子监管系统可迅速查询到该食品被销售向哪一区域，并通知分管巡查员及时处理；通过统一的电子监管系统，食品流通监管机构，内外资企业登记注册、监督机构，个体私营经济监管机构，市场监管机构，广告监督管理机构，消费者权益保护机构，竞争执法、直销监管、商标管理等机构都可以在同一个平台上上传、查询和交流监管信息，高效落实《食品抽样检验工作制度》、《食品广告监管制度》和《食品安全监管执法协调协作制度》的要求。

通过两年多的发展，濮阳市工商局食品安全电子监管系统已经确立了较为完整和系统的建设目标，即以食品溯源创新监管思路，以信息网络创新监管方式，达到"批发源头可控、零售末端可溯、监管责任可查"的流通环节食品安全监管要求。

三、濮阳市工商局食品安全电子监管系统的建设原则

在以上食品安全监管目标的指引下，濮阳市工商局坚持依法监管、权责有限、维护权益、节省成本和动态监管的原则，建设濮阳市工商局食品安全电子监管系统。

（一）依法监管原则

法治时代，食品安全监管必须依法进行，努力实现合法行政、合理行政、程序正当、高效便民、诚实守信、权责统一的依法行政目标。2007 年，《国务院关于加强食品等产品安全监督管理的特别规定》确立了食品经营者履行索证索票、建立购销台账的责任和义务，为濮阳市工商局食品安全溯源监管提供了法律根基；2009 年，《中华人民共和国食品安全法》的颁布实施，进一步强化了食品经营者履行进货查验记录制度的法律责任和义务，为濮阳市工商局食品质量溯源监管方法提供了法律依据；《中华人民共和国食品安全法实施条例》，国家工商总局《食品流通许可证管理办法》、《流通环节食品安全监督管理办法》，以及国家工商总局《食品市场主体准入登记管理制度》等流通环节食品安全监管八项制度，为濮阳市工商局食品安全监管系统的建设提供了更加直接的法律支撑。

（二）权责有限原则

根据"有限政府"理论，只有有限政府才可能是有效政府，无限政府必然是无能政府。而有限政府要求政府的规模、职能、权力和行为方式都受到法律明确规定和有效制约。《中华人民共和国食品安全法》确立了"全程全面监管，生产经营者负首责、地方政府负总责、各监管部门分工协作，社会参与和监督"的监管理念，建立了分工负责与统一协调相结合的食品安全监管体制。濮阳市工商局作为食品安全监管部门之一，主要负责流通环节的食品安全监督管理。濮阳市工商局为提高食品安全监管水平，适应信息时代发展要求，根据食品安全相关法律法规的规定，以工商局的职权范围为限度进行功能设计，针对流通领域的食品安全，实施电子化、信息化和网络化监管。

（三）维护权益原则

工商局掌握着经营者的大量信息资源，而这些信息资源往往涉及经营者的商业秘密，一旦泄漏，将损害经营者的合法利益。因此，流通环节的食品安全监管在实现有效监管的同时，必须能够维护经营者的合法权益。为此，濮阳市工商局立足于濮阳实际，一方面，保证消费者能够快速查询备案信息，保障消费者的知情权，实现消费者对食品安全监督管理；另一方面，从技术上和制度上保证涉及经营者商业秘密的信息的屏蔽性、保密性和可控性，使已经形成的市场竞争秩序不会因此而受到干扰和改变。

（四）节省成本原则

流通环节食品安全监管必须坚持节省成本原则，一要考虑系统研发成本，二要考虑监管成本，三要考虑经营成本。食品安全监管电子系统研发中，濮阳市工商局充分调动现有人力、物力和财力进行食品安全电子监管系统的规划和设计，使得系统研发资源消耗少，并具有自主知识产权；食品安全电子监管系统运行中，监管信息由系统自动生成，统计分析涵盖监管过程中的所有数据，能够及时发现食品安全问题，避免了类似"拉网式排查"现象的出现，大幅降低了监管成本；食品安全电子监管系统使用中，批发商集中完成进货查验记录制度，经营者通过查询设备即时完成进货查验，无需复印大量的证照和记录台账，节约了经营成本。

（五）动态监管原则

流通环节食品安全监管必须坚持动态监管原则。信息时代，信息已经成为物质、能量以外的第三大资源。可以说，谁掌握了信息，谁便掌握了主动，对于关系国计民生的食品安全更是如此。因此，濮阳市工商局运用信息技术手段，建设食品安全电子监管系统，实行网络动态监管。具体地，一要动态监管经营者实时获取日常监管信息，快速统计分析，适时回应公众；二要及时获取突发信息，准确掌握销售流向，迅速控制销售末端，分级应急响应，避免危害蔓延，动态处理突发事件。

四、濮阳市工商局食品安全电子监管系统的功能与制度

濮阳市工商局食品安全电子监管系统的建设，以电子编码技术为基础，采用浏览器/服务器（B/S）模式并借助公共信息网络平台，以实现对于整个食品流通网络中工商监管人员与经营者的双重有效监管为任务。

濮阳市工商局食品安全电子监管系统主要包括四个子系统：食品安全监管图、进货查验电子记录系统、日常监管系统、食品信息查询及在线投诉系统。在较完善的濮阳市工商局食品安全电子监管系统管理制度所提供的制度保障下，四个子系统相互关联，初步搭建起了工商人员监管、食品经营者自律、政企消费者互动的平台，有效提升了食品安全流通环节的监管效能。

（一）构建动态性"食品安全监管图"，整合食品流通许可监管信息与登记注册信息

"食品安全监管图"在其他子系统数据的基础上，有效整合了食品流通许可监管信息与登记注册信息，为整个濮阳市食品流通环节的监管情况提供了生动、透明、及时、有效的概览，有助于快速定位问题食品危及的范围、有效防止问题食品的扩散。

食品安全监管图在濮阳市电子地图的基础上，根据实时的经营信息与监管情况，标明濮阳市各区（县）、每个街道（乡镇）食品经营者的"经营者名称"、"经营者地址"、"经营范围"、"负责人"、"联系电话"、"食品流通许可

证编号"、"监管负责人"、"管辖单位"等信息；并在信用等级评定标准的基础上，结合具体经营者的情况，列出某区域全部经营者的信息等级信息，在维护经营者合法权益的基础上，保障食品安全溯源监管的公开化、透明化。

（二）打造实时性"进货查验电子记录系统"，实现批发商销售台账与零售商进货台账"二账合一"

进货查验电子记录系统以食品批发商为关键溯源用户，通过对全市 900 多家批发商的监管，实现对全市所有零售商的有效监管，实现批发商销售台账与零售商进货台账"二账合一"。

该子系统的核心工作模式是：上一级批发商在销售食品时应建立其电子销售台账，该电子销售台账建立的同时，下一级经营者的进货台账便同时产生。进货查验电子记录系统共设 4 个子模块，记录了经营者从进货查验、查验结果的保存到销售台账的建立过程。

（1）食品进货查验电子记录模块，实现了食品安全源头监管的高覆盖。即食品经营企业首先向当地工商所申请注册电子备案，提交本企业的资质证书，工商所审验合格后分配账号密码。上传食品流通许可证和营业执照等主体信息，注册成功。食品经营企业获取登录权限，将索取的生产厂家证件、合格证明文件上传至濮阳市工商局食品备案数据库，添加下属的二级批发商和零售商的客户资料，然后按照设定的格式建立进销台账，销售台账建立完成后，会自动生成二级批发商或零售商的进货台账，达到"二账合一"效果。二级批发商只需建立自己的销售客户群，为下属的零售商建立销售台账，即可完成食品电子备案的全过程。实行统一配送经营方式的食品经营企业可以由企业总部统一进行食品电子备案。

（2）过期食品、过期证照管理模块，实现了过期食品提前警示功能，一个商场超市经营上万种食品，如何对将要到期的食品发出警示至关重要，利用该系统就可以对食品有效期进行管理，避免出售过期食品，保证了消费者的利益。过期证照的管理具有对已经索证索票证照管理的功能，对将要过期的证照提前发出警示，提醒经营者更换证照。

（3）移动执法终端模块，实现了工商食品监管效能的高质量。执法人员检查食品经营企业食品备案情况时，有三种手段：一是可通过移动手机登录监管系统，实时查询电子备案信息，现场录入巡查记录；二是通过移动手机短信查询功能，将零售商注册号、食品条形码编辑后发送短信，查询备案信息；三是通过濮阳市工商局在零售商设立食品信息查询终端（主要有商场超市设置的电子屏幕查询机、食品经营店设置的电话语音查询机和移动短信查询机）进行检查。

（4）零售商电子查询系统模块，实现了食品安全信息传播的高效率。濮阳市工商局在大中型商场超市前台设立了食品电子备案微机查询终端，消费者只需对所购食品的条形码进行扫描，即可获得食品的备案信息；在中小超市（食品经营店）推行电话语音、移动短信查询机，消费者将所购食品通过条形码扫描仪或将所购食品按照语音提示信息输入，即可快速查询备案信息。此举措，不但方便消费者查询，保障了消费者知情权，而且极大提高了经营者进货查验效率，防范假冒伪劣食品。

（三）运行交互性"食品安全日常监管系统、食品信息查询及在线投诉系统"，掌握全面、准确、及时、客观的监管信息

食品安全日常监管系统、食品信息查询及在线投诉系统这两个子系统相互配合，涵盖《食品安全法》及国家工商总局流通环节食品安全监管八项制度中所规定的工商人员在实际监管过程的主要功能、职责，在监管经营者的同时，也加强了对工商执法人员的监督管理，有助于掌握全面、准确、及时、客观的监管信息。

食品安全日常监管系统的核心工作模式是：将经营者监管与执法人员绩效考核相结合，根据执法人员对经营者的监管信息自动生成对于执法人员进行考核、管理的信息。该子系统涵盖市场巡查管理、商品抽检管理、食品案件管理、应急处置快速反应、监管人员的管理、统计分析功能等子模块，其中，统计分析功能又包含 9 项内容，囊括了流通环节食品溯源监管所需要的主要数据，有利于统计问题食品的流向分布，进而避免以前拉网式排查所产生的时间、人力等成本。

1. 监管人员信息模块

录入濮阳市工商局监管人员的基本信息，包括：姓名、单位、职务、执法证号、巡查卡号、巡查区域、联系电话（必须填入移动手机号码，与应急

预案短信通知相连接）等，并以巡查记录卡第一次有效记录识别监管人员辖区布局图。

2. 食品市场巡查模块

这项内容是反映执法人员日常监管情况的主要内容，巡查记录以表格形式计入以下项目：巡查人员（根据法律规定进行市场巡查必须为 2 人以上，可分为主监管人员、次监管人员，主监管人员为辖区责任人）、巡查时间、巡查地点、巡查频次（以不同信用等级计算）、被巡查单位（与经营者基本信息数据库相连接）、巡查方式（分为重点巡查、专项巡查、日常巡查和其他）。根据食品经营者的信用等级分别给予不同巡查次数：对 A 级户每月至少巡查 1 次、对 B 级户每月至少巡查 2 次、对 C 级户每月至少巡查 3 次、对 D 级户每月至少巡查 4 次。但是遇有特殊情况监管人员要增加巡查频次。

依据国家工商总局《食品市场巡查监管制度》巡查内容包括：经营资格、食品质量准入、食品质量、包装标识、商标广告、市场开办者及其他违法行为。

监管人员使用统一印制的巡查记录本，现场填写经营主体存在的违法行为的代码，并经经营者或其委托人签字确认，到单位后 1 个工作日内把巡查记录录入微机监管系统，作为信用等级评级的依据。

3. 食品抽样检验模块

即各级工商机关对食品经营主体进行抽样检测的信息录入，执法人员进行在抽样检测、结果送达、处理等内容时应及时输入相关信息，主要信息包括：被检经营企业或经营者名称、注册号码、被检食品名称、检验机构、检验结果、成生产产品企业和经营者对不合格食品是否有异议、对不合格食品的处理情况等。对不合格食品，当事人应将其下架退市，工商部门进入案件处罚程序，与案件查办对接。

4. 案件查办模块

该模块数据主要采集于食品市场巡查、食品抽样检测、专项执法行动及投诉举报等发现的违法案件，主要信息包括：案件名称、处罚决定书编号、当事人、注册号码、处理结果等内容。基层工商所办理的案件由基层监管人员负责录入，县、分局各办案机构所处理的食品案件，报消保股备案后有消保股负责录入，转入信用分类模块，并扣 8 分。

5. 食品安全预警和应急处置模块

该模块分突发性食品安全事故处理和上级安排部署有质量问题食品的退市、召回两方面。食品安全事故分Ⅰ级、Ⅱ级、Ⅲ级、Ⅳ级。

Ⅰ、Ⅱ级响应，用短信通知所有监管人员采取行动落实预案布置；Ⅲ、Ⅳ级，由某一个或几个县分局发出短信通知，部分监管人员采取行动落实预案布置。

6. 不合格食品退市模块

该模块主要是在食品市场巡查、质量抽样检测、专项执法行动、经营者自查发现有问题食品后，对不合格食品的下架、退市处理。对退市食品进行统计列表，由市场巡查时录入退市食品名称。

7. 消费者投诉举报处理模块

消费者因购买食品引发的纠纷或举报可以通过登录食品电子监管平台进行网上投诉，系统自动受理后通过短信通知辖区监管人员和食品经营者，监管人员及时了解情况，上报工商所长，待投诉或举报处理完毕，该信息由监管人员录入处理结果，并与信用分类监管模块衔接。

食品信息查询及在线投诉系统借助公共信息网络平台（如网通或电信网络接入服务），通过位于经营场所的终端服务器为消费者提供必要的食品安全监管信息，保障了消费者的知情权与监督权。并且，在向消费者提供相关信息时，屏蔽了涉及商业秘密等信息，切实保障经营者的合法权益。

（四）建立健全相关管理制度，保证食品安全电子监管系统合法、安全、有效运行

濮阳市工商行政管理局相关管理制度为食品安全电子监管系统的有效运行提供了制度保障。这些管理制度在人员配置、信息安全管理、基层贯彻实施等方面提供了必要的支撑（详见表1）。

表1　濮阳市工商局食品安全电子监管系统部分相关管理制度

管理制度	管理目标	管理机构	管理方法
濮阳市工商系统食品等产品电子备案系统实施方案（濮工商[2008]68号）	建立起食品等产品电子备案监管系统，实现流通环节食品等产品从源头到末梢的全过程监管目标	市局、消保科、各县分局、信息中心	成立机构、加强领导，加强学习、完善提高

管理制度	管理目标	管理机构	管理方法
濮阳市工商局关于推行食品等重点产品电子备案监管系统的通知（濮工商[2008]125号）	重点推行电子备案监管系统	市局、各县分局、消保科	加强领导、成立组织，加大处罚力度，加强督察、明确责任
关于为全市工商系统各级食品监管机构配置电子备案检查设备的通知（濮工商[2008]176号）	加快食品电子备案系统的推行步伐，方便统计各级食品安全监管机构对食品电子备案落实情况的查询、监管	市局	配置设备
关于成立一站式食品电子备案系统推行工作领导小组的通知（濮工商[2009]15号）	加快全市流通环节一站式食品电子备案系统的推行步伐	市局	成立一站式食品电子备案系统推行工作领导小组
濮阳市工商局推行一站式食品电子备案系统实施方案（濮工商[2009]19号）	加快全市流通环节一站式食品电子备案系统的推行步伐	市局	在全市流通环节全面推行一站式食品电子备案系统
濮阳市工商行政管理局关于推行一站式食品电子备案系统所需费用的请示（濮工商[2009]27号）	以大力推行一站式食品电子备案系统为重点，建立完善的食品监管电子网络，全面提升流通环节食品安全监管工作水平	市局	向市政府申请费用
濮阳市工商局一站式食品电子备案系统推行工作验收办法（濮工商[2009]146号）	确保一站式食品电子备案系统的推行到位，有效评价全市工商系统电子备案推行成绩，客观、公正地表彰先进、鞭笞后进	市局	验收
濮阳市工商局食品安全巡查记录卡工作管理制度（濮工商[2009]198号）	加强食品市场日常规范化管理，提高食品市场巡查效能	市、县、分局消保工作机构	制定巡查计划，突出巡查重点，完善巡查方式，增加巡查频次，提高巡查效率，层层落实巡查责任等
关于成立全市工商系统食品安全电子监管系统研发、推行工作领导小组的通知（濮工商[2010]26号）	加强组织领导，确保食品安全电子监管系统推行工作扎实开展	市局	成立全市工商系统食品安全电子监管系统研发、推行工作领导小组

管理制度	管理目标	管理机构	管理方法
关于印发《濮阳市工商局推行流通环节食品安全监管系统实施方案》的通知（濮工商[2010]76号）	为使濮阳市工商局流通环节食品安全监管系统快速投入到食品安全监管工作，发挥应有作用	市局	成立组织抓领导，注重实践抓落实，明确分工抓协作，严格责任抓长效，强化包干抓督导，加强学习抓培训
关于印发《濮阳市工商局食品安全监管系统工作管理制度（试行）》的通知（濮工商[2010]77号）	为使食品安全监管系统深入贯彻执行，加强工作指导，规范监管行为	市局	组织实施学习制度，食品经营者信息管理制度，食品市场质量准入监管制度，食品安全日常监管巡查制度，食品经营者信用分类奖惩制度，责任追究制度
关于成立全市工商系统食品安全监管系统推行工作领导小组的通知（濮工商[2010]79号）	加强组织领导，确保食品安全监管系统推行工作扎实开展	市局	成立全市工商系统食品安全监管系统推行工作领导小组
关于印发《濮阳市工商局食品安全监管系统推行工作验收办法》的通知（濮工商[2010]146号）	有效评价全市工商系统食品安全监管系统推行工作	市局	市局督查，交叉互查，复查验收
关于召开全市流通环节食品电子备案试点现场会的通知（濮工商明电[2008]69号）	稳步推进食品电子备案系统	市局、系统主管局长、消保工作机构负责人、500平米以上食品商场超市负责人	介绍食品电子备案系统，试点企业代表做典型发言，领导做重要讲话，奔赴试点企业观摩食品电子备案系统
关于开展食品批发代理商电子备案培训活动的通知（濮工商明电[2008]77号）	加快我市流通环节食品等重点产品电子备案监管系统推行步伐，提高食品等重点产品监管工作效率，真正实现从源头到末梢全方位监管	前期各单位排查摸底的各级批发代理商、已经掌握的周边外省的供货商和直接从生产厂家进货的零售商	分批电视电话会议培训
关于举办全市系统食品电子备案监管系统电视电话培训班的通知（濮工商明电[2008]105号）	加快流通环节食品电子备案系统推行步伐，加强对批发代理商电子备案的监督指导	市局消保科人员、各县、分居消保机构负责人、网络管理员，城区各工商所长及工作人员2名	电视电话培训

管理制度	管理目标	管理机构	管理方法
关于一站式食品电子备案系统推行工作有关问题的通知（濮工商明电[2009]89号）	加强电子备案系统推行工作的指导	市局	通知督查督导发现的问题及解决办法
关于召开全市工商系统食品电子备案推行工作现场会的通知（濮工商明电[2009]102号）	交流全市系统食品电子备案推行工作经验，加快电子备案推行步伐，提高电子备案工作的推行效果	各单位主管局长、消保机构负责人、市局各包干责任科室负责人	推行工作典型经验发言、领导做重要讲话、观摩电子备案推行工作情况
关于做好食品安全电子监管地图前期绘制工作的紧急通知（濮工商明电[2010]23号）	确保食品安全监管电子地图模块的研发成功，需要全系统立即行动，加强配合，抓紧做好前期绘制工作	市局、各县局、分局	工商所要精心绘制辖区地图，县、分局要综合绘制辖区监管图
关于举行全市系统流通环节食品安全监管系统视频培训活动的通知（濮工商明电[2010]52号）	为进一步加强流通环节食品安全监管，把市局研发的食品安全监管系统运用到食品市场监管工作中去，发挥高科技监管作用，提升流通环节食品安全监管水平	市局	讲解食品安全监管系统工作原理；演示操作食品安全监管系统，现场答疑解惑
关于召开全市工商系统推行食品安全监管系统电视电话动员会的通知（濮工商明电[2010]56号）	为加快推行食品安全监管系统，提升流通环节食品安全监管水平	市局	电视电话动员
关于全面落实配备食品安全监管电子设备的通知（濮工商明电[2010]57号）	配备食品安全监管电子设备	各县局、分局	上报设备购置申请
关于做好食品安全监管系统有关问题的通知（濮工商明电[2010]76号）	为做好监管系统的起步运行工作，发挥其应有的监管效能	市局，各县局、分局，市局机关各科室	完成主体录入工作，做好户口认领工作，明确监管主体，加强市场巡查，履行管理职责，修订绩效考核办法，开展调研活动等

五、濮阳市工商局食品安全电子监管系统的特点

濮阳市工商局食品安全电子监管系统在实现动态构建"食品安全监管图"，实时打造"进货查验电子记录系统"，交互运行"食品安全日常监管系统、食品信息查询及在线投诉系统"和建立健全相关管理制度等功能的同时，凸显以下几个特点。

（一）设计思路体现可追溯性：批发源头可控，零售末端可溯

可追溯性是指通过规定的生产、加工和分销阶段来跟踪食品流通的能力。"溯源监管"是濮阳市工商局食品安全监管的一大亮点。食品经营批发商通过将其批发销售客户群及相关食品信息录入进货查验电子记录系统而集中完成进货查验记录制度、建立进货台账，系统则会根据食品经营批发商建立的进货台账自动生成食品经营零售商的销售台账，实现"二账合一"，从而在食品监管信息层面把食品经营零售商紧紧捆绑在食品经营批发商的周围，形成了"溯源监管"。这样，濮阳市工商局食品安全电子监管系统通过重点对所辖的食品经营批发商的动态监管，实现对所辖食品经营零售商的动态监管；通过食品经营零售商，可以迅速追溯到食品经营批发商。

（二）设计理念凸显实用性：结合工商管理实际，打造便捷惠民平台

濮阳市食品安全监管受食品消费者、经营者和监管者素质的制约，特别是他们的业务素质和计算机操作水平制约较大。鉴于此，濮阳市工商局食品安全电子监管系统建设中，充分考虑濮阳市广大食品消费者、经营者和监管者的整体素质状况，用相对简单的操作方法，完成相对复杂的查询、备案和监管程序。

具体地，濮阳市工商局食品安全电子监管系统设计了商场超市设置的电子屏幕查询机、食品经营店设置的电话语音查询机和移动短信查询机，通过这些食品信息查询终端，消费者只需将所购食品的条形码输入或扫描进食品信息查询终端设备就能即刻查到所购食品是否备案，以及备案食品的生产日

期、生产厂家等备案信息。食品经营批发商集中完成进货查验记录制度，零售商通过查询设备即时完成进货查验，电子化的备案信息为食品经营者节省了大量的复印证照、记录台账等成本。基层食品安全监管者只需点击鼠标，勾选或输入数字即可完成系统操作。

（三）系统功能具有双重性：监督管理经营者，绩效评估监管者

食品安全的监督与管理，不仅要对食品经营者采取科学、合法、合理的监管手段，也要对食品安全监管人员采取科学、高效的监督措施。濮阳市工商局食品安全电子监管系统实现了"监管责任可查"，实现了对食品经营者监管与监管者绩效评估的有机结合。

具体地，仅就食品安全日常监管子系统而言：一方面，通过该子系统，濮阳市工商局能够动态地监测到所辖的工商监管人员相关食品安全监管工作动态。因为该子系统几乎涵盖了工商监管人员的监管职责、功能，如商户户口的认领、分配、退回，主体信息的查询、添加、修改、删除，辖区电子地图的管理与维护，市场巡查，商品抽检，食品案件处置，信用等级划分，应急处置情况等。另一方面，通过该子系统，濮阳市工商局可以监测到基层食品安全监管人员是否履行了监管职责，并作为监管人员绩效评估的依据。譬如，在食品零售商处设立的食品信息查询终端（主要有商场超市设置的电子屏幕查询机、食品经营店设置的电话语音查询机和移动短信查询机）具有"考勤机"的功能，食品安全监管人员到所辖的食品零售商处巡查，通过在食品信息查询终端上刷工作卡就能将即时考勤信息反馈回系统监测部门。

（四）系统研发突出独立自主性：充分整合现有资源，拥有自主知识产权

濮阳市工商局食品安全电子监管系统的研发，萌生于"建账难、坚持难"的实际食品安全监管工作的"倒逼"，本着节约成本的原则，濮阳市工商局成立了食品安全电子监管系统研发、推行工作领导小组，研发人员全部来自于濮阳市工商局系统，数据库由河南省工商局提供，系统服务器架构在濮阳市工商局机房，与中国移动、中国联通合作开发移动短信查询机和电话语音查

询机。该系统是在濮阳市食品安全监管工作中经反复实施、验证，广泛征求食品经营者、食品监管者、食品消费者及社会相关方意见，逐步完善提升建成的。

（五）系统响应具有瞬时性：有效运用信息技术，及时应对突发事件

濮阳市工商局食品安全电子监管系统，在对问题食品的查询上，能够在食品安全事故发生的第一时间，通过后台操作查询问题食品，即刻导出问题食品的 Excel 数据，问题食品的生产厂家、批发商、零售商等相关信息将一览无余，快速追根溯源，掌握销售流向，快速控制销售末端，能迅速避免食品安全事故蔓延，同时能为事后问责提供依据；在对事故的应急处置上，通过此系统，能以短信的形式即时通知有关工作人员，第一时间迅速行动，第一时间采取应急措施，第一时间反馈信息。

（六）系统用户具有广泛性：多层次指导培训，推广应用至基层

濮阳市工商局食品安全电子监管系统，应濮阳市食品消费者对食品安全的消费需求，应濮阳市食品经营者的经营需求，应濮阳市工商局食品监管者的监管需求而建，所以，深受濮阳市食品消费者、食品经营者和食品监管者欢迎，减少了系统推广应用的主观因素障碍。

为了使食品消费者能够普遍地应用系统保障自己的合法权益，食品经营者能够较快地应用系统降低经营成本，食品监管者能够较好地应用系统提高监管水平，濮阳市工商局克服了食品经营者和食品监管者的原始数据采集困难、设备配置不足和能力素质多样等问题，应用报纸、电视、广播和网络等多种媒体进行宣传推广，多层次、分批次对食品经营者和食品监管者进行集中培训、巡回培训和现场演示等多种形式的培训指导。

目前，濮阳市食品安全电子监管系统网络运行畅通，数据更新迅速，并在全市范围，甚至乡村等基层部门推广应用，实现了无缝隙、全方位覆盖。

六、濮阳市工商局食品安全监管面临的问题与挑战

濮阳市工商局在综合运用信息技术建设食品安全电子监管系统，提升流通环节食品安全监管实效的过程中，探索出了科学监管的新思路，破解了食品安全监管"建账难，坚持难"的难题，实现了对食品监管者的定量绩效评估等，但电子监管系统的运行仍面临着一些问题与挑战，主要表现在：

（一）食品安全信用档案标准的法律依据及其量化的难题

《食品安全法》第 79 条明确指出县级以上工商行政管理部门"应当建立食品生产经营者食品安全信用档案，记录许可颁发、日常监督检查结果、违法行为查处等情况，并根据食品安全信用档案的记录，对有不良信用记录的食品生产经营者增加监督检查频次"。建立食品生产经营者信用档案，关键在于信用分级的标准化问题。

实践中，濮阳市工商局采用计分制形式对食品经营者的信用等级进行评价，计分依据为市场巡查、案件查办等情况，计分起点为 100 分，只加不扣。依据国家工商总局《食品市场巡查监管制度》，市场巡查的主要内容被具体化为 18 项（其中前 17 项列举出具体的巡查内容，最后 1 项做出兜底性、开放性规定，以防止该标准的不周延性）：（1）查经营资格：①是否无证照经营，②是否亮证照经营，③是否年检验照，④是否超范围经营，⑤从业人员是否有健康证明；（2）查食品质量准入：⑥无制度/制度未上墙，⑦未建立进货查验记录/不健全，⑧未执行不合格食品退市制度；（3）查食品质量：⑨是否经营过期变质食品，⑩是否按照食品标签标注的条件储存食品；（4）查包装标识：⑪内容是否虚假，⑫预包装食品标签是否符合法律标准的规定，⑬是否标明保质期，⑭散装食品无标签/不规范；（5）查商标广告：⑮商标侵权，⑯广告虚假宣传、涉及疾病治疗预防治疗功能；（6）查市场开办者：⑰未履行进场审查义务、制度不全/未落实；（7）查上级下达专项清查或经抽样检验依法判定为不合格的食品；（8）查其他违法经营行为（⑱《食品安全法》第二十八条规定禁止生产经营的食品以及监管人员在巡查时发现的上述未列入的行为）。依据国家工商总局《食品市场分类监管制度》、《关于对企业实行信用分类监管的指导意见》和《个体工商户信用分类监管指导意见》，根据市场巡

查、案件查办的计分情况，对食品经营者的信用实行分类监管，分为 A、B、C、D 四级。A 级为守信食品经营者（95 分以上），即一年中能自觉遵章守法，诚实守信，未发现违法经营行为，被批评教育扣分值 5 分以下的食品经营者；B 级为警示食品经营者（84～94 分），即一年中有违法经营行为，被扣分值 20 分以下（含 20 分，下同）的食品经营者；C 级为失信食品经营者（60～79 分），即一年中发现的违法经营行为，被扣分值在 40 分以下的食品经营者；D 级为严重失信食品经营者（60 分以下），即一年中发现的违法经营行为，被扣分值 40 分以上的食品经营者。

食品经营者信用分级过程中，主要存在三方面问题。其一，市场巡查的 18 项内容中，如何不断类型化第 18 项的兜底性规定，以使该标准在超越地域性获得普适价值的同时，能够结合不同区域的特点而逐步具体化。其二，目前，信用分类监管标准仅是工商系统内部掌握的数据，以加强监管效能；工商管理部门并不对外公布。那么，该标准及信用等级是否应当向市场、消费者公布？其三，如何引入标准化，将信用等级划分及各等级考虑的当量进行具体、细化和可计算？

（二）档案电子化导致的法律难题

第一，《食品安全法》第 39 条要求食品经营者应履行进货查验义务，建立食品进货查验记录制度，进货查验记录保存期限不得少于二年。食品安全电子监管系统通过"进货查验电子记录系统"帮助经营者建立了电子化食品进货查验记录，并保存于系统服务器中，创新了监管方式，节约了经营者的成本，有效落实了《食品安全法》第 39 条的规定。但是，根据《电子签名法》第 6 条规定，只有"进货查验电子记录系统"内电子化的食品进货查验记录"能够有效地表现所载内容并可供随时调取查用"，其"格式与其生成、发送或者接收时的格式相同，或者格式不相同但是能够准确表现原来生成、发送或者接收的内容"，并且"能够识别数据电文的发件人、收件人以及发送、接收的时间"，其才能被视为满足《食品安全法》第 39 条所规定的文件保存的要求。那么，"进货查验电子记录系统"所提供的电子化进货查验记录是否应被认定为满足《电子签名法》第 6 条的规定，而应被视为满足《食品安全法》第 39 条所规定的文件保存要求？

第二，《食品安全法》第 78 条规定，工商行政管理部门对食品经营者进行监督检查，应当记录监督检查的情况和处理结果，监督检查记录经监督检查人员和食品生产经营者签字后归档。食品安全电子监管系统通过"食品安全日常监管系统"实现了该规定的切实落实。实践中，由于不清楚食品安全日常监管系统自身的运行是否足以使电子化监督记录成为《电子签名法》第13条所规定的"可靠的电子签名"，而与手写签名或盖章具有同等法律效力；濮阳市工商局辅之以纸质版的巡查记录本，要求监管人员与经营者签字并归档。这在一定程度上阻碍了节约监管成本之目的的实现。同时，若要求食品经营者制作电子签名，将增加经营者维护电子监管系统的成本，导致经营者积极性下降，给电子监管系统的正常维护与推行带来障碍。因此，为促进日常监管系统的逐步完善与进一步推行，需思考日常监管系统自身的运行是否应当以及如何成为"可靠的电子签名"。

（三）食品安全电子监管系统软硬件维护所导致的法律风险与难题

应用食品安全电子监管系统的食品经营者不再另行保存食品进货查验记录，食品安全电子监管系统服务器中电子化的进货查验记录便成为经营者履行《食品安全法》第39条所规定的进货查验义务的唯一证明。若系统服务器、经营者终端或网络传输平台故障导致进货查验记录损坏或丢失，是否应由濮阳市工商局来承担硬件故障所导致的法律责任？若不应承担该风险，将降低经营者对电子监管系统的信任度，导致电子监管系统的实用性降低。若应承担该风险，则未履行进货查验义务的食品经营者，可通过主张进货查验记录在食品安全电子监管系统运行过程中损坏或丢失而将举证责任转嫁给濮阳市工商局，进而规避《食品安全法》第39条所规定的义务。这将增加工商管理部门的监管成本与风险。实践中，濮阳市食品经营者普遍认为应由濮阳市工商局承担食品安全电子监管系统软硬件维护的全部责任。如此，为促进食品安全电子监管系统的进一步推行，需解决两方面的难题：其一，应如何认定濮阳市工商局保障系统软硬件安全的责任；其二，应如何提高食品经营者履行进货查验这一法定义务的意识。

另外，《国务院办公厅关于进一步加强乳品质量安全工作的通知》（国办发〔2010〕42号）要求"2011年年底前完成婴幼儿配方乳粉和原料乳粉电子信息追溯系统建设和相关标准、法规的制定，并逐步在乳品行业推行电子信息追溯系统"。目前，国务院仅要求各有关部门限时建立乳品质量安全电子信息追溯系统，但随着食品安全监管数量的逐步增多和监管难度的日益加大，全方位地建立食品安全电子信息追溯系统必然成为发展方向。2011 年年初，国家工商总局已经开发了"两项制度电子信息溯源系统"，并要求各地工商行政管理部门在 2011 年 6 月前按其标准建立和完善食品安全电子监管系统，而濮阳市工商局将面临着整合现有信息资源，完善现有食品安全电子监管系统，使之与"两项制度电子信息溯源系统"对接，与各地工商行政管理部门电子监管系统互联互通，进而实现信息资源的充分整合和实时共享，更好地向消费者提供快捷便利的公共服务的现实问题。

七、结语

濮阳市工商局食品安全电子监管系统通过监管方式的电子化、信息化和网络化达到了"批发源头可控、零售末端可溯、监管责任可查"的食品溯源监管要求，功能定位明确、具体，系统设计思路清晰，具体操作简便有效，系统模块功能较为完善，起到了便民、利民的良好社会效果，为工商部门更加切实、有效履行《食品安全法》所规定的职责进行了积极有益有效的探索。在运行与推行过程中面临的难题与风险，尚有待于从行政法规和规章或地方法规和规章的层面予以明确。最后，感谢河南省濮阳市工商局相关领导的支持。

天津市乳制品消费现状分析

王晓凤　张文胜

一、前言

　　牛乳是膳食中蛋白质、钙、磷、维生素 A 和维生素 B_2 的重要来源。牛乳蛋白质含量约为 3%~4%，其中以酪蛋白为主，其余为乳清蛋白、乳球蛋白。牛乳中的碳水化合物主要为乳糖，它对促进钙、铁、锌等矿物质的吸收，调节胃酸、促进胃肠蠕动，促进消化液分泌有重要作用。另外，乳粉是人群普遍缺乏的一种矿物质——钙的最丰富来源，钙对维持骨骼健康和防止骨质疏松起到非常关键的作用。钙对神经传导、肌肉收缩、心跳、血液凝结、能量产生和免疫功能维持也非常关键。所以说乳制品几乎是各个年龄段人群的生活必需品。

　　从 20 世纪 80 年代到 90 年代早期，虽然我国居民的收入大大提高，但是 1987 年到 1997 年期间液态奶人均年消费量只有 4.81Kg，乳制品的消费主要集中在大中城市，被作为"高级食品"由老弱病等少数人消费。[1] 而从 1998 年，随着改革开放以及家庭收入的提高，企业广告效应的影响，大型超市的建成，人们生活方式的改变，乳制品已进入普通家庭中，成为大众消费的食品。乳制品营养丰富而全面，在世界很多国家和地区的膳食结构中占有十分重要的地位，但中国乳制品消费远落后于世界发达国家。本文以天津市消费者为例，从消费者收入变化、乳制品消费量变化的角度探讨乳品消费量的问题。

二、天津市居民收入变化及构成

（一）天津市城镇居民收入变化及构成

表1描述的是2007年至2010年以来天津市城市居民家庭人均收入及构成。我们将居民的收入分为工资性收入、经营净收入、财产性收入、转移性收入，其中工资性收入占居民收入的比重最大，并且有逐步上升趋势，天津市民的工资水平在逐年提高。2010年居民人均工资性收入比2009年增长16.61%，均高于其他三项收入的增幅。与此同时，城市家庭人均总收入也呈上升趋势，2010年比2009年增长14.33%，人均总收入已达26942元。

表1　天津市城市居民家庭人均收入及构成（2007—2010年）

年份 项目（元）	2007	2008	2009	2010
工资性收入	10882.24	12849.73	14389.1	16780.41
经营净收入	800.82	863.52	847.23	931.81
财产性收入	233.01	256.87	305.31	333.17
转移性收入	5912.08	7203.93	8024.04	8896.61
家庭人均总收入	17828.15	21174.04	23565.67	26942

资料来源：《天津统计年鉴（2011）》

（二）天津市农村居民收入变化及构成

表2描述的是2008年至2010年农村居民人均纯收入变化的构成，不难看出，农村居民的收入也呈现出逐年增加的趋势，2010年的收入要比2009年的收入增长10.55%，截止到2010年，天津市农村居民人均纯收入已达到11801元，但是我们又注意到，天津市农村居民与城市居民人均收入有着相当大的差距：城市人均收入是农村人均收入的一倍以上。2010年城市居民工资性收入已达到16780.41元，而农村居民的工资性收入只有6401元，农村居民的收入和购买力需要引起社会各界及政府的关注。

表 2　天津市农村居民人均纯收入（2008—2010 年）

年 份 项 目（元）	2008	2009	2010
工资性收入	5209	5768	6401
家庭经营纯收入	3771	4039	4277
转移性、财产性纯收入	690	868	1123
人均纯收入	9670	10675	11801

资料来源：《天津统计年鉴（2011）》

　　扩大乳品国内需求，最大潜力在农村；实现经济平稳较快发展，基础支撑在农业；保障和改善民生，重点难点在农民。

　　新形势下，三农政策应该继续加以推进，把保持农业农村经济平稳较快发展作为首要任务，围绕稳粮、增收、强基础、重民生，进一步强化惠农政策，增强科技支撑，加大投入力度，优化产业结构，推进改革创新，千方百计保证国家粮食安全和主要农产品有效供给，千方百计促进农民收入持续增长，为经济社会又好又快发展继续提供有力保障。

三、天津市居民乳制品消费现状

（一）天津市城镇居民乳制品消费支出

　　表 3 描述的是 2010 年天津市城市居民人均食品消费性支出构成，其中居民肉禽蛋水产品的支出最多，高达 1468.27 元，调味品的支出最少，只有98.08 元，这与人们日常需求量及食品的单价有着十分重要的关系。乳制品的支出是食品支出中的第六位，2010 年天津市城市居民人均乳制品的消费性支出只有 421.67 元，占食品消费支出的 7%，占人均消费性总支出的 2.5%。

表 3　天津市城市居民人均食品消费性支出（2010 年）

项目	支出（元）
粮油类	627.52
肉禽蛋水产品类	1468.27
蔬菜类	521.49
调味品	98.08
糖烟酒饮料类	635.04
干鲜瓜果类	539.06
乳制品	421.67
其他食品	128.83
饮食服务	1500.49
食品	5940.44
人均消费性总支出	16561.77

资料来源:《天津统计年鉴（2011）》

（二）天津市农村居民乳制品消费量

表 4 描述的是天津市农村居民人均食品消费量，总体来看，农村居民消费量在 2006 年至 2009 年呈缓慢上升趋势,但是 2010 年农村居民的食品人均消费量却只有 414.8kg。作为生活中重要的营养品奶及奶制品，从 2006 年的仅仅 5.7kg 上升到至 2010 年的 8.6kg，增幅达 50.9%。

表 4　天津市农村居民人均食品消费量（2006—2010 年）（单位：Kg）

年份 商品名称	2006	2007	2008	2009	2010
粮食	165.5	160.9	157.8	152.1	147.5
蔬菜及其制品	132.2	134.9	139.2	146.6	140.3
食用植物油	9.3	9.8	10.6	11.3	10.7
食用动物油	0.4	0.2	0.2	0.2	0.1
猪肉	11.2	8.3	8.6	10.3	10.8
牛肉	0.8	1	0.7	0.8	0.8
羊肉	1.4	1.5	1.1	1.6	1.6
家禽	0.6	1.1	1.3	1.2	1.3
肉禽制品	1.3	1.1	1.2	1.5	1.8
蛋类及其制品	17.6	17.6	18.2	21.3	21.7

年份 商品名称	2006	2007	2008	2009	2010
奶及其制品	5.7	6.2	6.5	7.7	8.6
水产品	14.8	16.4	17.1	19.1	19.9
水果及其制品	32	32.1	33.3	36.5	36.1
食糖	0.7	0.7	0.7	0.7	0.8
白酒	3.5	3.1	3.5	3.8	3.6
啤酒	6.9	7.7	6.4	9.9	9.2
总消费量	403.9	402.6	406.4	424.6	414.8

资料来源：天津统计年鉴（2011）

仅就 2007 年来讲，天津市城镇居民人均鲜奶消费量仅为 29.38 公斤[2]，也就是说天津市民每人每天消费的鲜奶仅有 0.08 公斤，远远低于全球平均水平，农村居民乳制品人均消费量为 6.15 公斤，仅为全球全年人均 95 公斤牛奶消费量的 1/3，而发达国家全年人均牛奶消费量超过 200 公斤[3]，与倡导的"每天一斤奶，强壮中国人"的目标更是相差甚远。而本市居民的购买力完全能够满足牛奶消费要求，因此，消费观念和习惯是造成鲜奶消费量低的原因之一。[4] 人们早餐都习惯吃大饼、油条、老豆腐、锅巴菜等，有喝奶习惯的市民比例较小，特别是成人，有饮奶习惯的比例极低。

四、结论与建议

本文分析了天津市居民的收入及乳制品消费现状。经分析发现，第一，天津市人均收入呈上升趋势，城镇居民和农村居民的收入来源主要为工资性收入，虽然农村居民的收入在逐步上升，但是与城镇居民收入相比还是有较大差距。第二，天津市乳制品产量的生产在过去的 10 年中实现的量的跳跃式发展，但是在近三年的时间里，乳制品的产量围绕每年 70 万吨呈现稳定波动形式。第三，天津市消费者对乳制品的营养价值概念认识不强，由于多方面的原因（消费习惯、乳制品知识、收入等），天津市乳制品的消费量与世界平均水平有着很大的差距，天津市农村与城镇的乳制品消费量相比也有着很大的差距。

针对本文分析得到的结论，提出以下建议：

（1）继续实行并加强"三农政策"的有关策略方针，把农民增收工作放到首位。[5]要想建成小康社会，必须实现农村全面小康建设。加大对农业的支持保护力度，稳定发展农业生产，强化现代农业物质支撑和服务体系，推进城乡经济社会发展一体化，积极扩大农村劳动力就业。对当前农民工就业困难和工资下降等问题，各地区和有关部门要高度重视，采取有力措施，最大限度安置好农民工，努力增加农民的务工收入。引导企业履行社会责任，支持企业多留用农民工，督促企业及时足额发放工资，妥善解决劳资纠纷。坚持开发式扶贫方针，制定农村最低生活保障制度与扶贫开发有效衔接办法。实行新的扶贫标准，对农村没有解决温饱的贫困人口、低收入人群实施全面扶贫政策，尽快稳定解决温饱并实现脱贫致富，重点提高农村贫困人口的自我发展能力。继续增加扶贫资金投入，加大整村推进力度，提高劳动力转移培训质量，提升产业化扶贫水平。充分发挥行业扶贫作用，继续动员社会各界参与扶贫事业，积极开展反贫困领域国际交流合作。

（2）加大对民族乳品企业的扶持力度。增加对乳品企业财政补贴。目前农业部出台了生鲜乳收购站机械设备购置补贴政策，对奶站的规范管理和质量控制起到了一定作用，但并没有从根本上解决问题。建议政府直接对乳品企业进行补贴，规定每收购一公斤奶，政府予以一定额度的补贴。在给予乳品企业补贴的情况下，要求其收购鲜奶的价格必须与政府商定的合理价格收购。乳品企业不亏损了，自然就可以收更多的鲜奶，奶农也会因此有合理的收入。政府和金融部门实行倾斜政策，对乳品企业给予贷款支持，对奶农给予饲料供应方面的资金支持。同时建议调整降低县级财政上缴比例，增加地方可用财力，新增财力主要用于支持奶农和乳品企业的发展。再次是技术投入，加快研究能够快速检测乳品质量，特别是三聚氰胺的检测设备，降低成本，加快速度，减少鲜奶的存放等待时间，从而提高乳品质量。

（3）扩大内需，启动全市"学生奶"和"新品放心奶"进万家活动。海河乳业是全市的学生奶定点生产企业，承担着县区的鲜奶销售重任。但是消费萎缩严重制约着企业的正常生产，直接影响着奶农的鲜奶出售。为此，开展"新品放心奶"进万家活动，进机关、进学校、进企业，增强乳品企业的发展信心，同时培育干部职工的喝奶消费习惯。建议在全市范围内开展"学生奶"和"新品放心奶"进万家活动，全市财政供养人员每人每天一袋奶。

（4）大力宣传乳制品相关知识，提升公众对乳品的消费信心。胡锦涛同志曾经指出：牛奶本身就是温饱之后小康来临的健康食品，不仅小孩要喝，老人要喝，最重要的是中小学生都要喝上牛奶，以提升整个中华民族的身体素质。"'三鹿奶粉'事件"发生后，党和政府十分重视，国务院及时出台了《乳品质量安全监督管理条例》，在全国范围内加强乳品质量管理，有效地提高了乳品质量。天津奶业管理有关部门要及时向公众宣传乳制品营养知识和国家出台的相关政策及取得的成效。"'三鹿奶粉'事件"的洗礼，使乳品企业、奶农的质量安全意识明显提高，质量管理进一步加强，生产的各种乳制品都进行批批检验，保证消费者能够喝上"放心奶"。在这方面应形成一个强大的舆论，重振大家对乳品的消费信心。

参考文献

　　[1] Frank Fuller, Jinkun Huang, Hengyun Ma, et al. Got Milk? The rapid rise of China's dairy sector and its future prospects[J]. Food Policy, 2006, 31(3)

　　[2] 天津统计年鉴[M]. 北京: 中国统计出版社, 2011

　　[3] 联合国粮食及农业组织[EB/OL]. [2012-10-15]. http://www.fao.org/.

　　[4] 王志刚. 食品安全的认知和消费决定: 关于天津市个体消费者的实证分析[J]. 中国农村经济, 2003(4)

　　[5] 中共中央国务院关于 2009 年促进农业稳定发展农民持续增收的若干意见 [EB/OL]. [2008-12-31]. http://www.gov.cn/jrzg/2009-02/01/content_1218759.htm

南开大学出版社网址：http://www.nkup.com.cn

投稿电话及邮箱：   022-23504636   QQ：1760493289
                                          QQ：2046170045(对外合作)
邮购部：   022-23507092
发行部：   022-23508339   Fax：022-23508542

南开教育云：http://www.nkcloud.org

App：南开书店 app

　　南开教育云由南开大学出版社、国家数字出版基地、天津市多媒体教育技术研究会共同开发，主要包括数字出版、数字书店、数字图书馆、数字课堂及数字虚拟校园等内容平台。数字书店提供图书、电子音像产品的在线销售；虚拟校园提供 360 校园实景；数字课堂提供网络多媒体课程及课件、远程双向互动教室和网络会议系统。在线购书可免费使用学习平台，视频教室等扩展功能。